甲状腺常见疾病
中西医诊治精要

主编 温伟波 范 源 王 砚

科学出版社
北 京

内 容 简 介

随着近年来甲状腺疾病患病率的迅猛增长，中西医结合诊治甲状腺疾病的疗效优势尤为显著，本书主要论述临床中甲状腺常见疾病的中西医结合诊治，涉及七个篇章，第一章至第四章主要介绍了甲状腺疾病现代概述、甲状腺解剖、激素分泌与生理、现代检查诊断技术、瘿病中医论治概述等内容。第五章对甲状腺功能亢进症、甲状腺功能减退症、桥本甲状腺炎、亚急性甲状腺炎、甲状腺结节、甲状腺癌六个甲状腺常见疾病的诊治分别进行论述，属于本书的精要部分。对于目前甲状腺疾病诊治的热点及难点，第六章论述了妊娠期及产后甲状腺疾病的诊治精要，第七章论述了甲状腺相关疾病的诊治精要。

本书可供广大中医、中西医结合临床工作者、医学生、医学爱好者参考阅读。

图书在版编目（CIP）数据

甲状腺常见疾病中西医诊治精要 / 温伟波，范源，王砚主编. —北京：科学出版社，2019.5

ISBN 978-7-03-061186-4

Ⅰ. ①甲… Ⅱ. ①温… ②范… ③王… Ⅲ. ①甲状腺疾病–常见病–中西医结合–诊疗 Ⅳ. ①R581

中国版本图书馆 CIP 数据核字（2019）第 087873 号

责任编辑：鲍 燕 / 责任校对：王晓茜
责任印制：李 彤 / 封面设计：北京图阅盛世文化传媒有限公司

科学出版社 出版
北京东黄城根北街 16 号
邮政编码：100717
http://www.sciencep.com

北京盛通商印快线网络科技有限公司 印刷
科学出版社发行 各地新华书店经销

*

2019 年 5 月第 一 版 开本：787×1092 1/16
2022 年 4 月第五次印刷 印张：12
字数：285 000

定价：69.00 元
（如有印装质量问题，我社负责调换）

本书编委会

主　编　温伟波　范　源　王　砚

编　委　（按姓氏笔画排序）

王　砚　王柔钧　毛晓雯　孙朝辉

李　杨　李　莉　李　斌　李倩雯

张　芸　陈　烁　范　源　迪娜·塔吾列

罗　艳　赵　杰　钱　锐　徐　业

徐燕红　曹拥军　淦家荣　温伟波

谢雪华　解海雪

秘　书　谢雪华

序

近年来甲状腺疾病发病率快速升高，且原因不完全明确，引起临床医生关注。甲状腺功能亢进症、甲状腺功能减退症、桥本甲状腺炎、亚急性甲状腺炎、甲状腺结节、甲状腺癌等甲状腺疾病严重危害人类身体健康，甚至危及生命。

中西医结合治疗甲状腺疾病具有一定优势，我们在临床上要找到结合点，建立结合思维，发挥结合优势。甲状腺疾病归属内分泌代谢病，具有内分泌失调和代谢失常两方面病态。内分泌失调的关键是激素分泌水平失调。太过、不及皆当病，阳盛则阴病，阴盛则阳病，补不足损有余，是中医学对激素分泌水平失调总的认识。中医学十分重视人体脏腑经络和各种"道路"的"通畅"，经脉流行不止，环周不休，若五脏元真通畅，人即安和。机体失去通畅，是代谢失常的重要原因。因此，运用中医学的针灸疗法、推拿疗法、药物疗法治疗内分泌代谢病时，着力点要放在疏通经络、打通道路上。

内分泌代谢病与情志失调有密切关系，或是情志失调导致内分泌代谢病发生，或是内分泌代谢病发生后导致情志失常。中医学的情志疗法可广泛运用在内分泌代谢病治疗中。

温伟波教授长期致力于内分泌代谢病的临床研究，多次在全国中医、中西医结合内分泌代谢病学术会议上介绍心得、交流体会，我深受启发。我曾请教著名内分泌代谢病专家、国医大师卢芳教授，如何做才有可能成为国医大师，卢老师指出，除了"学经典、做临床、跟名师"外，还要"常著说、善演讲"，在著书立说时总结提高，在演讲授课时交流进步。温伟波教授是著名内分泌代谢病专家，也是一名优秀的医院管理者，且在繁忙的医院管理的同时，不忘初心，著书立说、治病救人，更是难能可贵，因此欣然为温伟波教授新书作序。

中国中西医结合学会副会长　李显筑

2018 年 10 月 22 日于哈尔滨

前　言

甲状腺疾病是临床较为常见的疾病，当前社会受生活方式、饮食习惯、社会环境等多种因素的影响，全球范围内，甲状腺疾病发病率呈逐渐升高趋势，严重影响了患者的生活质量及生命安全。据保守估计，目前我国有超过2亿甲状腺疾病患者，然而甲状腺疾病相关知识知晓率非常低，整体规范治疗率不足5%。

我国比较常见的甲状腺疾病包括甲状腺功能亢进症、甲状腺功能减退症、桥本甲状腺炎、亚急性甲状腺炎、甲状腺结节、甲状腺癌等。目前单纯用西医或中医诊治甲状腺疾病时效果常不尽人意，而将两者的优势进行互补，使用中西医结合的方式治疗甲状腺常见疾病，往往能取得较好的疗效。例如，治疗甲状腺功能亢进症，抗甲状腺药物治疗同时联合中医辨证施治可加快患者症状的缓解，缩短疗程，明显降低复发率，相关研究发现经中西医结合治疗后，患者的免疫功能状态有明显改善。同样，大部分甲状腺功能减退症患者服用甲状腺激素替代药物治疗时仍然会出现乏力嗜睡、便秘、食少纳差、体重增加等症状，如果配合中药治以扶正益气、调和阴阳、调理肝脾肾等，对临床症状方面的改善具有显著效果。甲状腺结节目前西医以观察为主，必要时行手术治疗，而中医治以化痰消结，对其生长有一定的抑制作用，亦有部分患者甲状腺结节经治疗后消除。甲状腺癌术后辅以中医治疗，可改善患者生活质量，并减轻甲状腺癌放化疗不良反应。

国内对甲状腺疾病的认识及诊疗技术有很大的进展，在甲状腺常见疾病的诊治上应符合当今时代发展的要求，突出中西医结合的特点，但又不同于中西医内容的混杂，分析甲状腺疾病的发病机理（制）、影响因素和治疗方法，包括现代医学治疗措施和中医药治疗方法、妊娠及产后甲状腺疾病的诊治、甲状腺疾病的预防与健康管理措施等。目前国内在中西医结合诊治甲状腺疾病方面的专著较少，为了系统地介绍中西医结合诊治甲状腺常见疾病的内容，我们尽力收集新近发表的相关权威论著，总结提炼我们对甲状腺常见疾病中西医结合诊治的认识及经验，编撰了本书，力争做到内容实用、重点突出、体例新颖、条理清晰，希望能被临床真正参考使用。

本书共七章，主要论述临床中甲状腺常见疾病的中西医结合诊治，第一章至第四章介绍了甲状腺疾病现代概述、瘿病中医论治概述、甲状腺解剖、激素分泌与生理、现代检查诊断技术等内容。第五章对甲状腺功能亢进症、甲状腺功能减退症、桥本甲状腺炎、亚急性甲状腺炎、甲状腺结节、甲状腺癌六个甲状腺常见疾病的中西医结合诊治分别进行论述，在中医论治方面，密切结合临床工作的需要，从病因病机、辨证论治、中成药、名老中医经验、中医其他特色治疗方面做了较为详尽的阐述。对于目前甲状腺疾病诊治的热点及难点，第六章论述了妊娠期及产后甲状腺疾病的诊治精要；第七章论述了甲状腺相关疾病的诊治精要，如甲状腺相关眼病、甲状腺疾病与骨质疏松症、甲状腺疾病与心血管疾病等，特别在中医诊治方面，主病、次病如何辨证论治，本章中均有详细论述，提升了本书内容的全面性、完整性。

本书具有较强的科学性、先进性和临床实用性，可供各级中医院及中西医结合医院的内分泌科医师，特别是甲状腺疾病专科医师，以及大中专医学院校学生工作、学习时参考使用。

限于我们自身的学术水平，书中不足之处，敬请广大读者批评指正。本书参考了许多甲状腺相关专著，引用了相关的图和表，在此对原作者表示衷心的感谢。在本书的编写过程中，得到了科学出版社的大力支持、帮助和指导，在此表示由衷的感谢和诚挚的敬意。

编 者

2018 年 10 月

目　　录

第一章　概　述

第一节　甲状腺疾病流行病学

甲状腺疾病是临床较为常见的疾病，当前社会受生活方式、饮食习惯、社会环境等多种因素的影响，全球范围内，甲状腺疾病的临床发病率正呈逐渐升高趋势，且发病对象逐渐向年轻化方向发展，严重影响了患者的生活质量及生命安全。在我国比较常见的甲状腺疾病有甲状腺功能亢进症（甲亢）、甲状腺功能减退症（甲减）、桥本甲状腺炎、亚急性甲状腺炎、甲状腺结节、甲状腺癌等。据保守估计，目前我国有超过 2 亿的甲状腺疾病患者，然而甲状腺疾病知晓率非常低，整体规范治疗率不足 5%。

中华医学会内分泌学会 2010 年进行的《社区居民甲状腺疾病流行病学调查》显示，我国甲亢患病率为 1.3%，甲减患病率为 6.5%。

桥本甲状腺炎的发病率也逐年上升，其患病率占人群的 1%～2%，约占甲状腺疾病的 22.5%，好发于 30～50 岁人群，其中男性发病率为 0.08%，女性发病率为 0.35%。

亚急性甲状腺炎患病率为 0.5%～6.2%，年发病率为 4.9/10 万人。亚急性甲状腺炎发病具有群体性和季节性的特点，常继发于上呼吸道感染，且易复发，据统计复发率可达 11%～47%，虽该病为自限性疾病，3～6 个月可自行缓解，但部分患者可最终发展为永久性甲减。

甲状腺结节的患病率也呈逐年上升趋势，其发病率为 19%～46%，女性比男性更易患甲状腺结节。在初次触诊中获得的甲状腺结节检出率为 3%～7%。在使用灵敏度并非最高的手提便携式 B 超筛查情况下，居民甲状腺结节患病率就已高达 12.8%。而在高分辨率 B 超检查中获得的甲状腺结节的患病率可高达 20%～76%，其中甲状腺恶性结节占 5%～15%。据研究统计，在我国 10 个城市自 2006 年到 2010 年间的调查中，甲状腺结节的患病率从 10.2%增加到 18.6%。

甲状腺癌是内分泌系统和头颈部肿瘤中最常见的恶性肿瘤，在近 20 年里，我国甲状腺癌发病率一直呈上升趋势，其新发病例数占全球新发病例数的 15.6%，死亡数占 13.8%，女性发病率普遍高于男性，城市男女发病性别比为 1：3.2，农村男女发病性别比为 1：3.85。2010 年全国甲状腺癌发病率为 4.12/10 万，男性 1.93/10 万，女性 6.42/10 万；同期全国甲状腺癌死亡率为 0.34/10 万，男性 0.23/10 万，女性 0.46/10 万。甲状腺癌发病率在 0～14 岁处于较低水平，女性从 15 岁开始快速升高，在 45～54 岁年龄组达到高峰；男性从 15 岁缓慢上升，60～64 岁达到高峰。

第二节　甲状腺疾病常见危险因素

近年来，甲状腺疾病的发病率呈上升趋势。因此，了解和认识甲状腺疾病常见危险因素，加强甲状腺疾病的防治工作，具有十分重要的意义。

（一）遗传易感性

自身免疫性甲状腺疾病（AITD）常有明显的家族聚集现象。对孪生子的研究表明，同卵双生者毒性弥漫性甲状腺肿（格雷夫斯病）的显性率为30%～60%，异卵双生者为3%～9%，均明显高于一般患病率。此外，甲状腺乳头状癌（PTC）也与遗传有关，一级亲属甲状腺癌（TC）史是甲状腺癌的高危因素，甲状腺乳头状癌的分布具有家族聚集性，一、二级亲属和一般人群的患病率差异有统计学意义，存在一级亲属＞二级亲属＞一般人群的规律。遗传性甲状腺疾病的遗传方式与基因所在的染色体有关，其遗传方式多种多样，既可能是常染色体显性遗传，亦可能是常染色体隐性遗传，尚有呈多基因遗传的。

（二）感染因素

据统计，AITD患者在发病前有细菌或病毒感染者明显高于对照组，表明感染在AITD发病中所占的重要地位，且多种病原微生物感染均可诱发AITD。对不同人群甚至不同的个体来说，诱发AITD的致病微生物可以是不同的。但是感染与AITD的关系并非简单的因果关系，病原微生物通过直接或间接作用，影响免疫反应的每一个步骤，诱发、维持或促进自身免疫反应。

（三）碘的摄入

碘摄入量异常是甲状腺疾病的重要危险因素之一。碘是人体甲状腺合成甲状腺激素的主要原料，人体对它的摄入量与甲状腺疾病的发生成"U"形关系，即碘摄入不足或过多均可导致甲状腺疾病的患病率增加。临床发现补碘后，特别是碘过量时会使AITD加重或诱发AITD变为显性。另外，碘过量还与甲状腺毒性结节、非毒性多发性甲状腺结节有一定关系，多项研究证实，碘摄入量异常会对甲状腺的结构、功能造成影响，并在甲状腺癌的发生、发展过程中起到重要作用，已成为甲状腺癌的独立危险因素。

（四）吸烟因素

吸烟也是甲状腺疾病常见的环境影响因素。吸烟可以使桥本甲状腺炎患者甲减发生率增加。国外调查了桥本甲状腺炎女性患者，发现吸烟者76.4%患甲减，而非吸烟者仅有34.8%患甲减。在碘摄入量较低时，吸烟主要表现为抗甲状腺作用，而当碘摄入量较高时，吸烟则有诱发自身免疫性作用，吸烟成为AITD的危险因素之一。在国外病例对照研究中发现，Graves病患者吸烟率为48%，而正常对照组仅为28%，两者有显著性差异。同时，吸烟不仅能增加Graves病发生的危险性，也能增加Graves眼病发生的危险性，并且吸烟者突眼表现更为严重。甚至有研究发现孕妇产后甲状腺炎的发生也与重度吸烟有关。

（五）心理因素

早在1895年法国人Crawford就认识到心理因素在甲亢中的作用，他认为持续性焦虑和突然惊吓可引起甲亢。有研究发现，甲亢患者在发病前 12 个月经历了较多的负性生活事件，因此可以推测负性生活事件及遗传是甲亢患者的危险因子。有些精神因素可以作为一种非特异性促进因素激活遗传或体质上的易感倾向，其途径可能是通过中枢神经系统影响免疫系统，如某些神经递质、细胞因子含量的改变，进而引起甲状腺的功能异常。

（六）妊娠分娩

女性妊娠分娩影响甲状腺自身免疫反应的程度。机体的免疫活性在孕前、孕后及产后存在生理性的改变。在孕期，孕妇的免疫活性处于被抑制状态，分娩后免疫活性恢复甚至超过正常水平。流行病学资料显示大约 10%的产后妇女发生 AITD。

（七）性别与年龄

据统计，几乎所有甲状腺疾病的发病率均为女性高于男性，且多见于成年后发病，但各年龄段均可发病。来自于 AITD 动物模型的研究表明，雌激素或孕激素可以加剧甲状腺炎的程度，所以认为女性激素在甲状腺疾病中扮演着重要角色。此外，随着年龄增长，甲状腺结节的患病率会不断增高，年龄可作为甲状腺结节的独立危险因素。

（八）射线与微量元素

某些微量元素如铁、锌、硒、铜缺乏可引起甲状腺肿大，其中硒元素对免疫系统有调节及抗炎症作用，同时对 AITD 也有保护作用。硒蛋白在甲状腺抗氧化系统及甲状腺激素的合成、活化、代谢过程中发挥重要作用，硒缺乏还可诱发 AITD 发生。电离辐射是甲状腺结节形成和肿瘤发生的重要危险因素，其中头颈部接受放射线外照射是甲状腺癌发病的重要因素，在常规的诊断性医疗中，如 CT 的使用，会使甲状腺乳头状癌的发生率有所提高；尤其对于儿科患者，医疗照射产生的不良反应更为敏感。

第三节 甲状腺疾病与碘的摄入

在人体必需的微量元素中，碘有"智慧元素"之称，它是合成甲状腺激素的主要原料，而甲状腺激素参与了人体的生长发育、营养及物质代谢、能量代谢、维持和调节体温等各个环节，广泛地调控着生命过程。掌握好碘的摄入，不仅对甲状腺激素的合成及分泌有着至关重要的影响，而且与甲状腺形态及多种甲状腺疾病的发生、发展及转归息息相关。

一、碘的分布与摄入、吸收与代谢

（一）碘的分布与摄入

碘以可溶性化合物形式存在于自然界中，其随水流而流动，水由高处流向低处，因此陆地上碘的分布规律为深山区＜半山区＜平原＜沿海，这也就是碘在大部分土壤、岩石和淡水中含量较低，而在海水中可达到 50μg/L 的原因。对于人体而言，碘的摄入主要来自于食物和饮水，因为世界各个地区的环境和饮食不同，使得人体对碘的摄入量也存在一定的差异。一名健康成人体内的碘的总量约为30mg（20～50mg），其中70%～80%存在于甲状腺，人们每天需要约65μg碘来维持甲状腺激素的合成。碘摄入量与甲状腺疾病之间呈现"U"形关系，因此人体长期的摄碘过少或过量都会引起一系列甲状腺疾病的发生。

（二）碘的吸收与代谢

人体摄入碘后，以无机碘（碘化物）的形式在胃和十二指肠的上皮细胞中被吸收，进入血循环系统后，主要被甲状腺利用，极少部分被肺部、皮肤黏膜吸收获得，最终经肾脏和消化道代谢排出，其中肾脏排出量占90%，因此，尿碘基本反映了碘的摄入量，是评价碘营养状态的重要指标。

二、碘缺乏与甲状腺疾病

（一）碘缺乏与碘缺乏病

碘缺乏病（iodine deficiency disorders，IDD）是指机体因缺乏微量元素碘而引起一系列疾病或危害的总称，碘是人体不可缺少的微量元素之一，长期缺碘可导致不同形式的碘缺乏病，主要包括地方性甲状腺肿、胎儿流产、早产、死产、克汀病、亚克汀病、单纯性耳聋和甲状腺先天性异常等。充足碘的摄入在生命的所有阶段都是必需的，特别在怀孕期间，碘摄入不足会对胎儿的大脑发育及孩子早期的神经发育产生不良影响。而所有人群，碘缺乏时都有可能患甲状腺肿大，导致生活质量降低。若机体长期处于碘缺乏状态，其甲状腺功能可发生临床或亚临床的减退。

（二）碘缺乏与地方性甲状腺肿

地方性甲状腺肿是指机体在碘缺乏时，甲状腺组织发生代偿性反应并导致病理性损伤。碘摄入量不足会引起甲状腺激素的合成不足，进而由腺体产生的甲状腺素（T_4）与三碘甲状腺原氨酶（T_3）的比例会降低，这会刺激垂体释放的促甲状腺激素增加。由于反馈调节，促甲状腺激素会不断地刺激甲状腺滤泡上皮细胞，而长时间的刺激会造成甲状腺上皮细胞的过度增生，表现为甲状腺肿，通常缺碘性甲状腺肿是可逆的，可以通过碘的补充恢复正常。

（三）碘缺乏与甲状腺癌

甲状腺因摄碘不足而发生代偿性促甲状腺素（TSH）水平升高，长期慢性的刺激导致甲状腺滤泡上皮细胞增生，进而出现Graves病、结节性甲状腺肿、非典型增生，甚至演变为甲状腺癌。目前有研究认为，低碘可导致甲状腺滤泡状癌和甲状腺未分化癌患病率上升，而乳头状癌患病率下降。

三、碘过量与甲状腺疾病

（一）碘过量与甲状腺肿

长期摄入过量的碘可引起甲状腺肿，短期服用大剂量含碘食物及药物亦可导致一过性的甲状腺肿大。其原因可能和碘阻断效应（Wolff-Chaikoff 效应）有关，高碘状态下人体内钠-碘转运体数量减少、活性减低，使碘转运减少，甲状腺激素合成受阻，垂体反馈性分泌 TSH，刺激甲状腺滤泡上皮细胞增殖，最终导致甲状腺组织肿大。研究发现，人群碘摄入量不同，其甲状腺肿的表现形式亦不相同，碘缺乏地区甲状腺肿以结节型为主，而碘过量地区的甲状腺肿表现为弥漫性肿大，多为 I～Ⅱ度，且甲状腺质地较为坚硬。

（二）碘过量与甲亢

碘是合成甲状腺激素的原料，小剂量的碘可预防单纯性甲状腺肿；大剂量碘有抗甲状腺作用，主要是抑制甲状腺激素的释放。此外大剂量碘还能抑制甲状腺激素的合成。但碘的抗甲状腺作用有自限性，腺泡细胞内碘离子浓度高到一定程度后，细胞摄碘能力自动降低，因而失去上述效应，病情又可复发。补充过多的碘，则可引起 T_3、T_4 合成与释放增多而导致甲状腺功能亢进，因此碘摄入过多引起的甲状腺功能亢进称为碘甲状腺功能亢进症（iodine induced hyperthyroidism，IIH）（简称碘甲亢）。碘甲亢不同于 Graves 病，其主要发生于缺碘地区人群，可有以下几种情况：一是见于缺碘地区甲状腺肿患者补碘后引起甲亢，尤其是中重度缺碘地区明显增高。二是轻度缺碘或非缺碘地区甲状腺功能正常的甲状腺肿患者服碘后引起的甲亢。三是原有甲亢患者经治疗好转后服碘引起复发。经过流行病学调查，碘甲亢的发生与补碘水平增加过高、过快有一定关系。由此可见，根据监测结果因地制宜地调整碘盐生产时的加碘浓度，可以最大限度避免碘甲亢。

（三）碘过量与自身免疫性甲状腺疾病

自从部分国家实行全民食盐碘化（universal salt iodization，USI）政策后，全球的碘缺乏性疾病发病率逐渐下降，与此同时，AITD 的发病率却在上升，早在 1989 年就有相关碘过量可以激发甲状腺免疫疾病发生的报道。AITD 包括桥本甲状腺炎（Hashimoto thyroiditis，HT）和 Graves 病，其发生主要是因为可引起自身免疫的 T 淋巴细胞、B 淋巴细胞异常活化，此类细胞活化后产生的抗体可与机体正常细胞抗原特异性结合，而引起甲状腺损伤。有研究表明大量长期的补碘，不仅会促进碘缺乏的个体产生甲状腺自身抗体，而且还会使AITD 患者发生甲减的风险增加，原因在于快速增加碘的摄入会导致 Tg 抗原性增加，进而引起甲状腺自身免疫性增加。

（四）碘过量与甲减

如今是否补碘及补充碘量多少，已成为国内外甲状腺专家的热门研究话题，曾有国内流行病学研究表明少量补碘会增加甲减，但是也不能食用无碘盐，且碘摄入过量可引起甲状腺功能减退的发病率升高，主要原因是自身免疫性甲状腺炎。另外，通过观察不同摄碘水平的人群和地区与甲状腺疾病的关系，发现持续高碘的摄入增加了患甲状腺功能减退的风险。在碘缺乏地区通过补碘至碘超足量，促进了亚临床甲减发展为临床甲减。其主要机制在于，碘摄入过量可抑制碘离子转化作用，降低甲状腺激素水平，从而导致甲状腺自主调节机制存在缺陷，甲状腺不能发生碘脱逸，最终引起甲状腺功能减退。

（五）碘过量与甲状腺癌

甲状腺癌是一种常见的内分泌肿瘤，可分为乳头状癌、滤泡状癌、未分化癌和髓样癌四类，其中乳头状癌和滤泡状癌占主导地位。国内外已有大量流行病学研究表明，碘摄取过量是诱发甲状腺癌发生的独立危险因素，且有主流观点认为不同背景下甲状腺癌类型明显不同，甲状腺滤泡状癌在碘缺乏地区发病率明显高于碘充足地区，而甲状腺乳头状癌却相反。关于甲状腺癌的发病机制，目前国内外普遍认为，一是人类白细胞抗原——Ⅱ类基因异常表达与高碘水平在甲状腺癌病情发展中起到重要的协同作用；二是高碘诱发甲状腺细胞凋亡，甲状腺细胞无限制增生；三是高碘可损伤甲状腺细胞形态功能。因此，大量碘摄入会影响甲状腺正常生理功能，导致甲状腺激素分泌异常，进而使得机体自身免疫系统紊乱，特别是碘过量可导致促甲状腺激素升高，进而诱发甲状腺癌的发生。

四、碘营养评估

我国自 1996 年起实行全民食盐加碘政策以来，我国居民的碘营养状态发生了变化，相应的带来了甲状腺疾病谱的改变，引发了公共卫生问题。尿碘、甲状腺大小、血清甲状腺素、促甲状腺激素和 Tg 可用于评估碘营养。其中尿碘浓度测定是特异性和敏感性最高、检测有效、简便易行的监控方式。2001 年，WHO、联合国国际儿童基金会和国际防治碘缺乏病理事会首次提出了人类足量碘摄入、超足量碘摄入和过量碘摄入的定义和剂量范围：①尿碘中位数（median urinary iodine，MUI）$<20\mu g/L$，摄入量不足，重度碘缺乏；②MUI 为 $20\sim49\mu g/L$，摄入量不足，中度碘缺乏；③MUI 为 $50\sim99\mu g/L$，摄入量不足，轻度碘缺乏；④MUI 为 $100\sim199\mu g/L$，碘摄入足量，适宜；⑤MUI 为 $200\sim299\mu g/L$，摄入量超足量，易感个体有发生 IIH 危险；⑥MUI$\geqslant300\mu g/L$，碘摄入过量，有发生 IIH 和 AITD 的危险。我国曾两次调整盐碘浓度，目的是通过全民食盐加碘既能持续消除 IDD 又将碘摄入量增加引起的不良反应降到最低。目前我国专家推荐碘摄入适宜量为 $150\sim300\mu g/d$；敏感人群的碘摄入量不宜超过 $500\mu g/d$。全世界大多数国家和地区推行食盐加碘政策防治甲状腺疾病，而随着碘摄入增加，一些甲状腺疾病的患病率却有所增加。因此，补碘要区域化、个体化、科学化，尤其是甲状腺疾病患者，在有条件的情况下进行血碘、尿碘的检测及膳食评估，制定个体化膳食方案，对防治甲状腺疾病具有重大意义。

参 考 文 献

白耀. 2003. 甲状腺病学—基础与临床[M]. 北京：科学技术文献出版社.

陈志丹，陈德杰，程瑾. 2016. 甲状腺癌相关危险因素分析[J]. 中国肿瘤，25（6）：433-437.

关海霞，滕卫平. 2001. 第十二届国际甲状腺大会会议纪要[J]. 中华内分泌代谢杂志，17（1）：61.

赫捷，陈万青. 2012. 中国肿瘤登记年报[M]. 北京：军事医学科学出版社：105-108.

胡凤楠，滕晓春，滕卫平，等. 2002. 不同碘摄入量地区居民甲状腺肿和甲状腺结节的流行病学对比研究[J]. 中华地方病学杂志，21（6）：464-467.

姜海霞. 2016. 碘对甲状腺疾病影响及机制的研究进展[J]. 中华实用诊断与治疗杂志，30（7）：639-641.

廖二元. 2012. 内分泌代谢病学[M]. 北京：人民卫生出版社：448.

刘宇飞，孙全富. 2013. 电离辐射照射与甲状腺结节关系研究进展[J]. 中国职业医学，40（5）：469-471.

陆再英，钟南山. 2007. 内科学[M]. 北京：人民卫生出版社：591-599.

桑仲娜，张万起，董作亮，等. 2008. 不同碘摄入水平与人群甲状腺疾病关系[J]. 中国公共卫生，24（8）：952-954.

孙嘉伟，许晓君，蔡秋茂，等. 2013. 中国甲状腺癌发病趋势分析[J]. 中国肿瘤，22（9）：690-693.

吴红彦，唐芳，刘玉倩，等. 2017. 甲状腺结节的流行病学研究进展[J]. 预防医学论坛，23（1）：77-79.

杨雷，郑荣寿，王宁，等. 2014. 2010年中国甲状腺癌发病与死亡情况[J]. 中华预防医学杂志，48（8）：663-668.

于园，冯波. 2015. 碘与甲状腺疾病的研究进展[J]. 药物与临床，12（9）：45-48.

张方华，闫胜利. 2008. 硒与自身免疫性甲状腺疾病[J]. 国际内分泌代谢杂志，28（4）：237-239.

张瑞丽，王士杰，单保恩，等. 2009. 碘与人体健康的关系及临床应用[J]. 河北医药，31（5）：578-580.

郑荣寿，张思维，吴良有，等. 2012. 中国肿瘤登记地区2008年恶性肿瘤发病和死亡分析[J]. 中国肿瘤，21（1）：1-12.

中华医学会内分泌分会. 2008. 中国甲状腺疾病诊治指南-甲状腺炎[J]. 中华内科杂志，47（9）：784-785.

中华医学会内分泌学分会，中华医学会外科学分会内分泌学组，中国抗癌协会头颈肿瘤专业委员会，等. 2012. 甲状腺结节和分化型甲状腺癌诊治指南[J]. 中华内分泌代谢杂志，28（10）：779-797.

周建玉. 2016. 甲状腺结节的超声诊断应用价值[J]. 中外医学研究，14（30）：52-54.

Gharib H，Papini E，Paschke R，et al. 2010. American association of clinical endocrinologists，associazione medici endocrinologi，and European thyroid association medical guidelines for clinical practice for the diagnosis and management of thyroid nodules：executive summary of recommendations[J]. Endocrine Practice Official Journal of the American College of Endocrinology ＆ the American Association of Clinical Endocrinologists，33（5）：287-291.

Horn Ross P L，Morris J S，Lee M，et al. 2001. Iodine and thyroid cancer risk among women in a multiethnic population：the bay area thyroid cancer study[J]. Cancer Epidemiol Biomarkers Prev，10（9）：979-985.

Liu C. 2009. Chronic lymphocytic thyroiditis[J]. Int J Endocrinol metab，19（1）：57-59.

PE，PMP. 2011. Eponym：de Quervain thyroiditis[J]. Eur J Pediatr，170（4）：427-431.

Ristic Medic D，Piskackova Z，Hooper L，et al. 2009. Methods of assessment of iodine status in humans：a systematic review[J]. Am J Clin Nutr，89（6）：2052-2069.

Rohner F，Zimmermann M，Jooste P，et al. 2014. Biomarkers of nutrition for development-iodine review[J]. J Nutr，144（8）：1322-1342.

Sawka A M，Goldstein D P，Brierley J D，et al. 2009. The impact of thyroid cancer and post-surgical radioactive iodine treatment on the lives of thyroid cancer survivors：a qualitative study[J]. PLoS One，4（1）：4191-4195.

Shan Z，Chen L，Lian X，et al. 2016. Iodine status and prevalence of thyroid disorders after introduction of mandatory universal salt iodization for 16 years in China：a cross-sectional study in 10 cities[J]. Thyroid，26（8）：1125-1130.

Teng W，Shan Z，Teng X，et al. 2006. Effect of iodine intake on thyroid diseases in China[J]. N Engl J Med，354（26）：2783-2793.

Teng X，Shan Z，Chen Y，et al. 2011. More than adequate iodine intakemay increase subclinical hypothyroidism and autoimmune thyroiditis：a cross-sectionalstudy based on two Chinese communitieswith different iodine intake levels[J]. Eur J Endocrinol，164（6）：943-950.

Tomas HB，Laszlo B. 2012. Twin studies as a model for exploring the aetilolgy of autoimmune thyroid disease[J]. Clinical Endocrinology，76（4）：457-464.

WHO/IARC. 2014. World cancer report 2014[M]. Lyon：IARC Press：738-750.

Xu K，Zhang M X. 2010. Hashimoto's thyroiditis immune mechanism research andsignificance[J]. Journal of Xianning university （medical edition），24（1）：85-88.

Zhong H，Du J，Wang X X，et al. 2015. The prospective study on thyroid carcinoma correlated with urine iodine level in Urmuqi region [J]. Cancer Research and Clinic，27（2）：95-97.

Zhu Y Z，Chen X J，Zhang H H，et al. 2013. Epidemiological analysis of differentiated thyroid cancer in geographical regions with different iodine intake levels [J]. Chinese Journal of General Surgery，22（11）：1450-1455.

Zimmermann M B，Boelaert K. 2015. Iodine deficiency and thyroid disorders[J]. Lancet Diabetes Endocrinol，3（4）：286-295.

第二章 甲状腺解剖、激素分泌与生理

第一节 甲状腺解剖学

甲状腺是人体最大的、最表浅的内分泌腺。甲状腺在进入青春期时即发育完全。正常成人甲状腺重20~25g，触诊时不能触及。女性甲状腺体积较男性略大。如果甲状腺重量超过30g，触诊时即可触及。

甲状腺由左、右两个侧叶和峡部组成，近似"H"形。甲状腺侧叶宽2.5cm，高5cm左右，峡部大多为方形，长宽各约2cm，在个体、性别、年龄、地区间都有差别，妊娠期和授乳期略大。正常人甲状腺也存在一定的变异，其中以峡部缺失及出现锥体叶最为常见。

甲状腺的两侧叶分布于喉下和气管上的前外侧，上极平甲状软骨中点，下至第5~6气管软骨。有的侧叶下极可伸向胸骨柄的后方，称为胸骨后甲状腺。其峡部一般贴覆于第2~4气管软骨前面。甲状腺前面由浅入深依次为皮肤、浅筋膜、颈筋膜浅层、舌骨下肌群和气管前筋膜。侧叶的后外侧与颈动脉鞘及鞘内的颈总动脉、颈内静脉、迷走神经及颈交感干相邻。甲状腺侧叶的后内侧与喉、气管、咽、食管及喉返神经等相邻。甲状腺肿大时可出现一些相应的症状，如果压迫喉返神经，会引起声音嘶哑。肿大的甲状腺向后压迫气管，引起呼吸困难，严重时向后压迫食管，引起吞咽困难。甲状腺如果向后外方压迫交感干，可出现患侧瞳孔缩小、上睑下垂和眼球内陷。

气管前筋膜包绕甲状腺形成腺鞘，又称甲状腺假被膜。甲状腺自身的外膜称为真被膜或包膜，亦称纤维囊。纤维囊伸入甲状腺内，将甲状腺分成大小不等的小叶。腺鞘与纤维囊之间的间隙称为囊鞘间隙，内有疏松结缔组织、血管、神经及甲状旁腺。在甲状腺两侧叶和峡部后面，腺鞘增厚并与甲状软骨、环状软骨及气管软骨环的软骨膜融合，形成甲状悬韧带，甲状腺还可通过其固定带内的小血管从气管的动脉得到血供。甲状悬韧带将甲状腺固着于喉及气管壁上，故吞咽时甲状腺可随喉上下移动。甲状腺上下移动为判断甲状腺是否肿大及判断颈部肿块是否与甲状腺有关的依据之一。正常情况下，甲状腺即使在吞咽时亦不能看见。喉返神经常穿过甲状悬韧带或在甲状悬韧带的后面经过，甲状腺手术时偶可损伤喉返神经。

甲状腺的血供十分丰富，甲状腺的动脉血供主要来自两对甲状腺上动脉及甲状腺下动脉，有少部分人存在甲状腺最下动脉。喉动脉、气管动脉及食管动脉亦有小分支抵达甲状腺。上述这些动脉都在甲状腺的表面分支进入腺体的深部，在滤泡周围形成毛细血管床。正常人甲状腺每分钟的血流量为100~150ml，平均每克组织每分钟的血流量为4~6ml，为人体平均血供的50倍左右。甲状腺的静脉始自滤泡周围静脉丛，汇合成甲状腺上、中、下三对静脉。甲状腺的淋巴管很丰富，淋巴液由滤泡周围丛引流至颈深部、胸骨后、气管及喉前部淋巴结。

甲状腺的神经支配同样很丰富，在滤泡之内及其周围有神经纤维形成的密网，神经纤维有交感神经及副交感神经两种，前者起源于颈部交感神经节，随血管进入甲状腺内；后者起源于迷走神经，经由喉上神经而抵甲状腺。喉返神经在甲状腺附近经过，并无纤维支配甲状腺。

第二节　甲状腺激素的生物合成和释放

甲状腺激素的合成过程包括三个步骤：碘的传递、碘的活化和酪氨酸碘化与甲状腺激素合成。甲状腺激素在甲状腺滤泡内合成，合成原料是碘和酪氨酸。甲状腺激素的生物合成和释放是一个连续的多步过程，包括 Tg 的合成和加工、Tg 在胞内的转运、Tg 的分泌、碘酪氨酸的形成、T_3 和 T_4 的形成、Tg 的摄取、Tg 的降解及甲状腺激素的释放等步骤。正常情况下，这些步骤都能有序、协调地进行，使得甲状腺激素能正常地合成、释放。

（一）Tg 的合成和分泌

Tg 的加工处理与其在胞内的转运过程是同步进行的，目前对于 Tg 分泌的过程仍认识不多。正常情况下，Tg 的分泌和摄取是相等的，维持动态平衡。

（二）一碘酪氨酸（MIT）和二碘酪氨酸（DIT）的形成

分泌到滤泡腔的 Tg 在甲状腺过氧化物酶（TPO）的作用下发生碘化。碘化就是碘加到 Tg 的酪氨酸残基形成 DIT 和 MIT 的过程。在碘化过程中，无机碘结合到 Tg 上成为有机碘，所以 Tg 的碘化过程实际上就是碘的有机化过程。

（三）T_3 和 T_4 的形成——偶联

T_3 和 T_4 的形成是通过 MIT/DIT 和 DIT 的偶联而完成的。偶联反应也发生于 Tg 上，而且偶联反应也是在 H_2O_2 存在的情况下由甲状腺过氧化酶（TPO）催化。分子内偶联可能是碘甲腺原氨酸合成的主要形式。

（四）Tg 的摄取

合成后的 T_3 和 T_4 存在于 Tg 分子上，这些带有 T_3 和 T_4 的 Tg 位于滤泡腔内，它们只有重新回到甲状腺滤泡上皮细胞内进一步处理才能释出 T_3 和 T_4。携带甲状腺激素的 Tg 重新回到甲状腺滤泡上皮细胞内的过程称为摄取。Tg 的摄取可通过吞噬作用完成。吞饮时，顶端细胞膜先伸出伪足，将一部分滤泡腔内的胶质包裹起来，形成较大的胶滴。胶滴由顶部向细胞内迁移，最后与溶酶体融合，经溶酶体酶水解后释出 T_3 和 T_4。

Tg 的摄取还可通过胞吞作用而实现。Tg 摄取的次序，"后来先处理"假说认为，新碘化的 Tg 为溶解状态且靠近界面，因此易于被摄取。那些没有及时摄取的 Tg 逐渐远离界面，进入胶质中，并逐渐浓缩。大多数 Tg 呈浓缩的多聚体状态，它们离细胞膜-胶质界面远，只有在缺碘或受到 TSH 刺激时才被摄取，很大程度上它们可能就是 Tg 的贮库。

微吞饮有两种方式：非特异性液相内吞和受体介导的内吞。非特异性液相内吞为组成性过程，其速度取决于局部 Tg 浓度，不受调节，无可饱和性。受体介导的内吞需要 Tg 受体参与，是一种特异的、可调节性过程，具有可饱和性。受体介导的内吞在 Tg 摄取中的作用越来越受到重视，它可能是甲状腺细胞摄取 Tg 的一种特殊形式，具有生理意义。滤泡腔内的 Tg 与滤泡上皮细胞顶端细胞膜的脱唾液酸糖蛋白受体结合后可通过受体介导的内吞作用而内化到细胞内，从而实现滤泡上皮细胞对 Tg 的摄取。

另外一个大分子糖蛋白 megalin 是另一种研究得比较多的 Tg 受体。TSH 可刺激滤泡上皮细胞表达 megalin。甲状腺 megalin 的主要功能是介导。Tg 的跨吞是指 Tg 与 megalin 结合后通过内吞作用内化到细胞内，但并不进入溶酶体内降解，而是绕过溶酶体释放到细胞外，进入血循环。跨吞的 Tg 不在溶酶体内降解，因此可在一定程度上减少甲状腺激素的释放，起调控作用。正常情况下，甲状腺 megalin 的表达水平较低，外周血中 Tg 水平也较低。在某些情况下，TSH 水平升高，刺激甲状腺滤泡上皮细胞表达 megalin，外周血 Tg 水平随之升高。约 50% 的自身免疫性甲状腺炎及约 10% 的 Graves 病患者外周血可检出抗 megalin 抗体。

（五）碘化 Tg 的降解

研究显示一种具有外肽酶活性的组织蛋白酶 H 样蛋白酶 TPI 可降解碘肽释放出 T_4。组织蛋白酶 B 也具有外肽酶活性，它可作用于 Tg 的氨基端，产生 T_4 二肽。T_4 二肽被溶酶体二肽酶 I 降解，释出游离的 T_4。溶酶体二肽酶 II 则介导其他部位 T_4 的释出。总体来说，目前对碘化 Tg 在溶酶体内降解释出甲状腺激素的过程了解仍不多。

（六）甲状腺激素的释放

碘化的 Tg 在甲状腺滤泡上皮细胞溶酶体内降解释放出游离的甲状腺激素，以及 MIT、DIT 及氨基酸，游离的甲状腺激素穿过溶酶体膜进入细胞质中，然后再穿过基底侧细胞膜，到达细胞间液，最后透过毛细血管壁，进入血循环中。

传统的观点认为，甲状腺激素为亲脂性化合物，可自由透过生物膜，因此甲状腺激素的跨膜转运无需特殊的转运系统。正常成人每日分泌 50～150μg 甲状腺激素，T_4 远远超过 T_3，约占甲状腺激素的 90% 以上，但 T_3 的生物活性比 T_4 高 5 倍。

第三节　甲状腺激素的转运与代谢

甲状腺激素的转运包括跨膜转运和血液中转运两方面的内容，而跨膜转运又包括甲状腺激素转运出甲状腺滤泡上皮细胞和进入靶细胞两个环节。

甲状腺激素属于亲脂性分子，在血浆中的溶解度很低，它们需要和甲状腺激素结合蛋白结合在一切，以利于其在血液中转运。根据是否与血浆载体结合，血液中的甲状腺激素分为游离和结合两部分。游离状态的激素和结合状态的激素可互相转化，两者之间保持动态平衡。

血液中 99% 以上的甲状腺激素都处于结合状态，游离激素只占很少一部分。只有游离状态的甲状腺激素才能进入靶组织细胞，发挥生物学作用，处于结合状态的甲状腺激素没有生物学活性，必须同载体蛋白解离重新回到游离状态才能发挥生物效应。结合态的激素可作为巨大的贮库，甲状腺激素与其血浆载体结合形成大分子复合物可减少其从尿中丢失，甲状腺激素的血浆载体可起到缓冲的作用，有助于减轻血浆游离甲状腺激素水平的波动。

甲状腺激素的代谢是指甲状腺激素在体内的代谢包括脱碘和非脱碘两个方面。脱碘是甲状腺激素在体内最重要的代谢方式，它既可使甲状腺激素激活，又可使之失活。血中 T_4 的半衰期为 6～7 天，T_3 的半衰期为 1～1.5 天。肝、肾、垂体、骨骼肌是甲状腺激素降解的主要部位。脱碘是 T_4 和 T_3 降解的主要方式，80% 的 T_4 在外周组织脱碘酶作用下生成 T_3 和反式三碘甲状腺原氨酸（rT_3），成为血液中 T_3 的主要来源。

第四节　甲状腺激素的生理作用

甲状腺激素的作用非常广泛，对许多器官细胞都有影响，可以说当甲状腺激素过量或不足时机体没有任一器官和组织能不受其害。甲状腺素的主要作用是促进物质与能量代谢，促进生长和发育。T_3 与 T_4 均具有生理作用，T_4 在外周组织中可转化为 T_3，而且后者活性较大，以往认为 T_4 通过 T_3 才起作用，现知 T_4 不仅是 T_3 的激素原，而且本身也具生理作用，约占全部甲状腺激素的 35%。还发现甲状腺激素作用的细胞核受体，存在 T_3 和 T_4 两种结合位点，只是 T_3 结合位点的亲和力较 T_4 高 10 倍。

一、甲状腺激素对生长发育的影响

甲状腺激素具有促进组织分化、生长与发育成熟的作用，也是维持机体正常生长、发育不可缺少的激素。特别是对脑和骨的发育尤为重要。

（一）甲状腺激素对中枢神经系统的影响

甲状腺激素对于中枢神经系统的正常发育是必不可少的，胚胎期及出生后早期如果缺乏甲状腺激素将造成永久性脑损害，严重者可引起智力低下、运动功能障碍及耳聋等症，即克汀病。早已证明 T_3 是神经细胞分化、增殖、移行，以及神经树突和突触、神经鞘膜发育生长的必要激素之一。神经细胞和胶质细胞的生长、神经系统功能的发生与成熟、脑血流量的正常供应均有赖于正常水平的甲状腺激素。

实验动物出生后如立即摘除甲状腺，其大脑的生长将严重受损，脑重量减轻，脑体积缩小。甲减时脑主要的生化改变有氧耗降低，葡萄糖的转运降低、代谢减少。

甲状腺激素不仅影响胚胎期脑的发育，对已分化成熟的神经系统的活动也有作用。甲状腺激素可使交感神经系统兴奋，因此甲亢患者中枢神经系统兴奋性明显增高，表现为失眠多梦、注意力不易集中、肌肉颤动等；相反甲减患者中枢神经系统兴奋性降低，出现记忆力减退、行动迟缓、表情淡漠等症状。

（二）甲状腺激素对骨骼的影响

甲状腺激素刺激骨化中心发育、软骨骨化和长骨生长，生理水平的甲状腺激素对骨的线性生长有正性作用。但甲状腺激素影响骨生长的机制较为复杂，它一方面通过胰岛素样生长因子 I 间接发挥作用，另一方面可直接影响骨细胞，发挥直接作用。甲状腺激素过多虽然在一段时间内加速骨生长，但同时也使骨龄增加，严重者生长板和颅骨骨缝提前闭合，此种个体成年身高反而低于正常。

甲状腺激素既促进骨形成，又促进骨吸收，总的效应是使骨转换加快。过量甲状腺激素对破骨细胞的作用超过成骨细胞，导致骨吸收超过骨形成，这在皮质骨更为明显，引起骨量丢失、骨小梁及骨皮质变薄，最后导致骨质疏松和骨折。儿童期甲状腺激素不足，可引起骨骺骨化中心出现的时间推迟、骨骺闭合延迟、骨龄延迟、生长停滞、身材矮小。

（三）甲状腺激素对心血管系统的影响

甲状腺激素使心输出量增加，血管舒张，降低血流阻力，增加血流量，使收缩压升高，舒张压降低，脉压加大。例如，甲亢的患者常出现心率增快，心肌收缩力增强，增加心脏做功，其机制是 T_3、T_4 能增加心肌细胞膜上 β 受体的数量及对儿茶酚胺的亲和力。

（四）甲状腺激素有促组织分化、生长和发育的作用

有研究观察到切除蝌蚪的甲状腺，其生长发育停滞，不能变成蛙。若及时给予甲状腺激素，又可恢复生长发育，长出肢体，尾巴消失，躯体长大，又发育成蛙。如给正常蝌蚪加用甲状腺激素，由于过快成熟变成一个侏儒蛙。

在儿童生长发育过程中，甲状腺激素和生长激素具有协同作用，如缺乏甲状腺激素，则会影响生长激素发挥正常作用，从而导致侏儒症。这可能与甲状腺激素能增强生长激素介质的活性及增加骨更新率的作用有关。

二、甲状腺激素对代谢的影响

（一）甲状腺激素对物质代谢的影响

1. 甲状腺激素对糖代谢的影响 甲状腺激素使糖代谢速率加快，糖的吸收、利用，以及糖原的合成与分解均加速，肝糖原异生也增加。甲状腺激素也增加细胞对葡萄糖的摄取及代谢。甲状腺激素对血糖的影响较为复杂，既使葡萄糖在肠道的吸收加快并刺激糖异生，使血糖升高；同时也增加外周组织对葡萄糖的利用，使血糖降低，但总的效应是使血糖升高（尤其是餐后血糖）。

2. 甲状腺激素对蛋白质代谢的影响 甲状腺激素对蛋白质代谢的影响是双向的，生理剂量下增加蛋白质的合成；超生理大剂量甲状腺激素则促进蛋白质的分解，造成负氮平衡。甲状腺功能减退时，蛋白质合成减少，组织间隙中含大量黏蛋白，黏蛋白可吸附水分和盐类，从而引起黏液性水肿。故其作用受剂量、机体甲状腺功能状态及蛋白质摄入量的影响。如果膳食中有足够的蛋白质，则甲状腺激素促进蛋白质的分解；如果膳食中蛋白质含量不

足，则甲状腺激素促进体内蛋白质的合成。

3. 甲状腺激素对脂代谢的影响 甲状腺激素可诱导一些生脂关键酶，从而增加脂肪酸的合成。甲状腺激素增加胆固醇的生物合成，同时也促进胆固醇降解和排泄，而且后者作用超过其对合成的促进作用，故总的效应是使血胆固醇水平降低。因此，甲亢患者血胆固醇水平降低，而甲减患者血浆胆固醇升高。

另外，甲状腺激素可影响钙、磷代谢。甲亢时可引起负钙、负磷及负镁平衡，但血浓度一般正常。生理剂量的甲状腺激素有利钠排水作用。甲状腺功能减退时，组织间隙中含大量黏蛋白，黏蛋白可吸附水分和盐类，水钠潴留，从而引起黏液性水肿，补充甲状腺激素可促进水的排泄。

（二）甲状腺激素对产热的影响

机体每时每刻都在产生和散发热量，两者处于平衡从而保持正常的体温。细胞的各种代谢活动必须在稳定的温度范围内进行，因此维持正常的体温至关重要。如果机体的产热超过散热，则体温升高，反之则体温降低。

机体的产热包括必然产热和随意产热两个部分。必然产热指的是机体正常生命活动时所产生的热量，主要构成基础代谢率，在维持体温方面具有重要的作用。随意产热是机体适应环境变化的过程，如环境温度降低时，仅靠必然产热是不能维持正常体温的，这时机体就通过随意产热来增加总产热量。

甲状腺激素刺激必然产热，从而增加基础代谢率。它可通过促进物质代谢及肌肉收缩而增加产热，这一效应约占甲状腺激素产热效应的10%。T_3的产热作用比T_4强3～5倍，但作用持续时间较短。甲状腺激素具有显著的产热效应，可提高机体的耗氧量和产热量。例如，甲亢的患者产热量增加，基础代谢率升高，怕热、多汗，体温偏高。相反，甲减的患者产热量减少，基础代谢率降低，怕冷，体温偏低。

（三）甲状腺激素对其他内分泌腺体的影响

1. 对性腺的影响 甲状腺功能对生殖功能和性腺影响是多方面的。女性甲状腺功能亢进时常有月经稀少甚至闭经；甲状腺功能低下时可有月经不规则，闭经和不育，即使受孕也易流产，影响胎儿智力发育。动物实验表明甲状腺功能减低时有卵巢萎缩，发情周期延长或缺如，卵泡发育停滞，附性器官退化，生殖力明显减退。在男性，严重的甲状腺功能减低患者如克汀病患者其男性生殖器睾丸、阴茎、阴囊发育不全，睾丸不降、第二性征不出现或不明显，并有性欲下降，精子数下降。正常的黄体生成素（LH）和卵泡刺激素（FSH）的分泌需要有正常的甲状腺激素水平存在。动物实验表明甲状腺功能减低时，睾丸曲细精管发生退行性变。

2. 对肾上腺的影响 给动物甲状腺激素，肾上腺明显肥大，重量增加。切除甲状腺后肾上腺会萎缩。甲状腺激素使肾上腺增大的原因，可能是前者使机体对皮质激素的需要增加。甲状腺功能亢进患者尿中17-羟皮质内固醇增加，就是一个佐证。而切除肾上腺的动物给甲状腺激素会缩短其寿命。黏液性水肿患者皮质醇的合成减少，故严重的黏液性水肿患者给予糖皮质激素治疗是有益的。

（四）甲状腺激素对其他激素的影响

T_4调控肾上腺素的糖原分解作用也是双向性的，小剂量加强而大剂量抑制。T_4能促使胰岛素降解，并加强儿茶酚胺对胰岛素分泌的抑制作用，故甲亢患者可有血糖轻度升高，而甲减患者容易对外源性胰岛素过度敏感。甲减时低血糖引起生长激素分泌增多的反应减弱。T_4能促进垂体分泌生长激素，与生长激素协同调节幼年期的生长发育。研究表明，当有足够的T_4存在时，生长激素才能充分发挥作用；甲状腺激素还能提高组织细胞对IGF-I的反应。

第五节　甲状腺功能的调节

甲状腺功能的调节包括下丘脑-腺垂体对甲状腺的调节及甲状腺激素对下丘脑和腺垂体的反馈调节。此外，甲状腺还存在一定程度的自身调节并受自主神经活动的影响。

一、下丘脑-垂体-甲状腺轴

下丘脑促甲状腺激素释放激素（TRH）和 TSH 可增加甲状腺激素的分泌；同时甲状腺激素对垂体 TSH 及下丘脑 TRH 也有反馈作用，而 TSH 也反馈地抑制 TRH 分泌，由此构成下丘脑-垂体-甲状腺轴，是甲状腺功能调节中最直接、最重要的调节系统。下丘脑-垂体-甲状腺轴为经典的内分泌功能轴之一。

（一）TSH 分泌的调节

同其他垂体激素一样，TSH 也呈脉冲式释放。在人类，2～4h 释放 1 次。TSH 的分泌还具有昼夜节律性，晚 23 时至凌晨 4 时 TSH 的分泌最为活跃。很多因素可影响 TSH 分泌的昼夜节律。库欣综合征、抑郁症及严重的全身性疾病均可使 TSH 的分泌减少，并损害其昼夜节律。甲亢可使 TSH 分泌受抑，其昼夜节律亦消失。

下丘脑分泌的 TRH 具有强大的促进 TSH 分泌的作用。持续输注 TRH 可观察到双相反应：早期促进垂体内已存在的 TSH 的释放，晚期则通过促进 TSH 的生物合成而增加其分泌。

甲状腺激素对垂体 TSH 的分泌具有强烈的抑制作用，发挥这一作用的是 T_3，T_4需转变为 T_3 始可发挥作用。垂体 TSH 细胞内含有 T_3 受体，T_3 与 T_3 受体结合，抑制 TSH 的合成和分泌。T_3 可减少下丘脑 TRH 的释放，这是 T_3 抑制 TSH 分泌的另一机制。T_3 对 TSH 分泌的抑制作用具有双相反应：早期抑制储存的 TSH 的释放，晚期则通过抑制 TSH 的生物合成而降低其分泌。

通常情况下，T_3 对 TSH 的反馈抑制作用和 TRH 对 TSH 的兴奋作用是相互制约、共同协调腺垂体 TSH 的分泌释放。

（二）垂体 TSH 对甲状腺的影响

下丘脑的 TRH 细胞分泌 TRH，促进腺垂体 TSH 细胞的功能，调节其对甲状腺激素反馈作用的敏感性。垂体分泌的 TSH 半衰期很短，约 1h，但它对甲状腺的影响极为广泛，涉及甲状腺的各个方面。

1. TSH 对甲状腺的影响 已有观察报道大鼠和小鼠在胚胎第 16 天开始有 TSH 及其受体的表达。TSH 并非胚胎期甲状腺发育所必需，但在出生后的甲状腺发育中具有一定的作用。TSH 可增加甲状腺细胞的代谢，增加甲状腺滤泡细胞内葡萄糖氧化，并使磷脂转换率增快。TSH 可使甲状腺内的血管扩张、血流加速，故增加甲状腺的血流。长时间给予 TSH 还会促进甲状腺内的血管增生。

2. TSH 促进甲状腺激素合成的影响 TSH 可增加 Tg 的合成；增加碘的转运；使 H_2O_2 的生成增加；增强 TPO 活性，从而加速碘的有机化并促进 DIT 和 DIT/MIT 的缩合。

3. TSH 对甲状腺激素释放的影响 TSH 的早期效应是促进甲状腺激素的释放，TSH 的晚期效应是促进甲状腺激素的合成。

4. TSH 对甲状腺细胞生长和凋亡的影响 TSH 可促进甲状腺滤泡细胞的增殖和生长，可使甲状腺滤泡细胞由立方形转变为高柱状。TSH 还可抑制甲状腺细胞凋亡。

二、甲状腺的自身调节——碘对甲状腺功能的调节

除了上述下丘脑、垂体对甲状腺进行调节及甲状腺激素的反馈调节外，甲状腺本身还另有调节能力。在缺乏 TSH 或其水平不变的情况下，这种调节依然存在，称为自身调节。这种调节能使机体适应碘的供应变化，调节对碘的摄取与合成及释放甲状腺激素的能力。当然这种调节比较缓慢而且有一定限度。

在没有神经和体液因素影响情况下，甲状腺还可以根据血碘水平调节其自身对碘的摄取能力及合成甲状腺激素的能力，称为甲状腺的自身调节。机体通过调整甲状腺摄碘功能以适应碘摄入量的变化。缺碘的情况下，由于碘的缺乏，甲状腺激素的合成减少，使得垂体 TSH 的分泌增加，增强甲状腺的摄碘功能，以代偿碘的不足。反之则垂体 TSH 的分泌减少，使得甲状腺功能维持在正常范围。但是，甲状腺的这种调节能力是有限的。如果碘严重缺乏且持续较长时间，使机体的碘库存耗尽，那么血甲状腺激素水平将降低，出现甲减。

早在 20 世纪 20 年代就发现高剂量的碘在体内可抑制甲状腺激素的合成，降低甲状腺功能。大剂量碘对甲状腺内碘有机化的阻断作用称为 Wolff-Chaikoff 效应。Wolff-Chaikoff 效应具有时间依赖性，仅持续 26～50h，随后甲状腺就适应了高碘状态，碘的有机化遂恢复，称为脱逸现象。Wolff-Chaikoff 效应及脱逸现象构成了高度特异而灵敏的甲状腺自身调节机制，既避免了过量碘负荷带来的有害影响，也保证了适量的碘用于激素的合成。大剂量碘还抑制甲状腺激素的释放，其机制尚不很清楚，碘对甲状腺激素释放的抑制作用具有重要的临床意义，这是临床用大剂量碘剂治疗甲亢危象的理论基础。

三、其他调节途径

其他调节途径即自主神经-甲状腺轴的调节。甲状腺细胞膜上分布有 α 和 β 肾上腺素能受体及 M 胆碱酶能受体。去甲肾上腺素可激活甲状腺细胞中的腺苷酸环化酶，而 α 受体阻断剂酚妥拉明可阻断此作用。目前研究认为下丘脑-腺垂体-甲状腺轴主要调节甲状腺激素水平的稳态，而自主神经主要在内、外环境变化引起机体应急反应时对甲状腺的功能起调节作用。

四、药物对甲状腺功能的影响

药物可以在不同水平影响甲状腺功能：影响甲状腺激素的合成、分泌；通过影响甲状腺激素与载体的结合即影响结合蛋白的水平或者影响甲状腺激素与结合蛋白的亲和力，而影响其血清浓度；影响靶细胞摄取甲状腺激素或影响甲状腺激素的代谢；直接在靶细胞水平影响甲状腺激素的作用。有些药物只在某一个水平影响甲状腺功能，有些药物则同时在几个水平影响甲状腺功能，例如，硫酰胺类抗甲状腺药物、锂剂、胺碘酮既影响甲状腺激素的合成和分泌又影响其作用。一些如氨基水杨酸的氨基杂环化合物和取代酚类可抑制甲状腺激素的合成；地塞米松可抑制外周 T_4 向 T_3 转化；钙通道阻滞剂可抑制细胞摄取 T_3；利福平和苯妥英钠可加速甲状腺激素的代谢。不过，这些药物的作用一般都不太强。

参 考 文 献

陈家伦. 2015. 临床内分泌学[M]. 上海：上海科学技术出版社.
葛军波，徐永健. 2016. 内科学[M]. 8 版. 北京：人民卫生出版社.

第三章　现代检查诊断技术

第一节　甲状腺功能试验

一、血中甲状腺激素水平

甲状腺激素有五种存在形式即三碘甲状腺原氨酸（T_3）和甲状腺素（T_4）；游离三碘甲状腺原氨酸（FT_3）和游离甲状腺素（FT_4）；以及无生物活性的反式三碘甲状腺原氨酸（rT_3）。血流中 99.95%的 T_3 和 T_4 与甲状腺结合球蛋白（TBG）结合，仅有少量以游离状态存在的甲状腺激素，结合和游离甲状腺激素为总三碘甲状腺原氨酸（TT_3）和总甲状腺素（TT_4）。

（一）甲状腺激素正常参考值及临床意义

甲状腺激素正常参考值及临床意义，如表 3-1 所示。

表 3-1　甲状腺激素正常参考值及临床意义

测定物质	正常参考值	临床意义
总三碘甲状腺原氨酸（TT_3）	1.1～3.0pmol/L（RIA 法） 0.61～1.63pmol/L（TRFIA 法） 1.2～3.1pmol/L（CLIA 法）	甲亢↑；甲减↓
总甲状腺素（TT_4）	65～169nmol/L（RIA 法） 50～124nmol/L（TRFIA 法） 66～181nmol/L（CLIA 法）	甲亢↑；甲减↓
游离三碘甲状腺原氨酸（FT_3）	2.2～6.8pmol/L（RIA 法） 3.3～8.5pmol/L（TRFIA 法） 3.1～6.8pmol/L（CLIA 法）	甲亢↑；甲减↓。结果不受 TBG 影响
游离甲状腺素（FT_4）	10.3～25.7pmol/L（RIA 法） 6.6～24.8pmol/L（TRFIA 法） 12～22pmol/L（CLIA 法）	甲亢↑；甲减↓。结果不受 TBG 影响
促甲状腺素（TSH）	0～10mIU/L（RIA 法） 0.3～5.5mIU/L（IRMA 法） 0.27～4.2mIU/L（CLIA 法）	原发性甲减↑；继发性甲减↓；甲亢↓
抗甲状腺球蛋白抗体（TgAb）	<30%（RIA 法） <115IU/ml（IRMA 法）	慢性淋巴性甲状腺炎↑
抗甲状腺微粒体抗体（TMAb）	<20%（RIA 法） <34IU/ml（IRMA 法）	慢性淋巴性甲状腺炎↑

续表

测定物质	正常参考值	临床意义
促甲状腺受体抗体（TRAb）	<5U/L（RRA 法） <13U/ml（IRMA 法）	Graves 病↑
甲状腺结合球蛋白（TBG）	<20μg/ml（RIA 法）	TBG↑受多种因素影响：甲状腺大小、损坏程度及激素。甲状腺炎↑；^{131}I 治疗分化型甲状腺癌随访，转移或复发↑
反式三碘甲状腺原氨酸（rT_3）	0.43～1.15nmol/L（RIA 法）	甲亢↑；甲减↓：低 T_3 综合征

注：RIA 法，放射免疫法；IRMA 法，免疫放射分析法；TRFIA 法，时间分辨荧光分析法；CLIA 法，化学发光免疫分析法；RRA 法，放射受体分析法

1. 甲状腺功能亢进症（甲亢） 甲状腺激素的测定是诊断甲亢非常灵敏、准确的方法，尤其是甲亢发病的早期。临床症状、体征不典型的患者，测定血清 TT_3、TT_4 和 FT_3、FT_4 能够及早明确诊断，较甲状腺摄 ^{131}I 率测定简便、快捷，能直接观察血中甲状腺激素的水平。TT_3、TT_4 常受到 TBG 增高因素和疾病的影响，如妊娠期、口服避孕药、抗肿瘤药物治疗、淋巴瘤、遗传性 TBG 增多及能产生激素的肿瘤等。FT_3、FT_4 则不受 TBG 的影响。一般情况下，甲亢患者 TT_3、TT_4 和 FT_3、FT_4 的升高相平行。但是，在甲亢早期或 T_3 型甲亢的患者中血清 TT_4、FT_4 可能正常，而 TT_3、FT_3 水平升高。因此，诊断甲亢时以测定 TT_3、FT_3 水平较为灵敏。对药物性甲亢，测定 TT_4、FT_4 水平较 TT_3、FT_3 水平灵敏。

2. 甲状腺功能减退症（甲减） 甲减时 TT_4、FT_4 和 TT_3、FT_3 测定值通常是降低的。早期甲减或亚临床甲减患者，血清中的 T_4 转化 T_3 增多，使之维持机体的生理功能，往往 TT_4、FT_4 水平较 TT_3、FT_3 更为灵敏。rT_3 在诊断低 T_3 综合征时有一定价值，该病早期常表现为 TT_3、FT_3 降低，rT_3 水平升高。

3. 亚急性甲状腺炎 该病的早期阶段由于炎症对甲状腺滤泡的破坏，使过多的甲状腺激素释放到血液，出现暂时性血清 TT_4、FT_4 和 TT_3、FT_3 水平升高，此时测定甲状腺摄 ^{131}I 率是降低的，两者呈"分离现象"。如病情未得到控制，随着疾病的进展，血清 TT_3、TT_4 和 FT_3、FT_4 水平又可降低。亚急性甲状腺炎发病期间和治疗过程测定血清 TT_3、TT_4 和 FT_3、FT_4 变化，有助于诊断和观察病情进展及判断治疗效果。

4. 甲状腺肿大 甲亢是引起甲状腺肿大的主要原因之一，除此之外，还有一些甲状腺病变也可引起甲状腺肿大，如单纯性甲状腺肿、慢性淋巴细胞性甲状腺炎等。所以甲状腺肿大是多数甲状腺疾病共有的特征，仅从临床症状和体征有时很难鉴别，测定血清甲状腺激素水平能够提供一定帮助。单纯性甲状腺肿大，血清 TT_3、TT_4 和 FT_3、FT_4 一般正常或偶有 TT_4、FT_4 轻微升高，表现为 T_4/T_3 比值升高。慢性淋巴细胞性甲状腺炎所致的甲状腺肿大，约有 50%患者血清 TT_3、TT_4 和 FT_3、FT_4 降低，同时伴有甲状腺相关抗体的升高和 TSH 降低等。

5. 甲状腺疾病治疗后的疗效评价 甲亢、甲减经过有效治疗，病情得到缓解后，可以根据血清 TT_3、TT_4 和 FT_3、FT_4 水平，适时调整药物的用量。还可通过测定 TT_3、TT_4 和 FT_3、FT_4 水平，观察和了解治疗中及治疗后的变化。

（二）TSH 测定

1. TSH 测定值　IRMA 法测定 TSH 正常参考值：0.3～5.5mU/L。目前国内多采用发光免疫分析、时间分辨等高灵敏和特异检测技术，可测定 TSH 水平到 0.001mU/L。

2. 临床意义

（1）甲减的诊断：临床测定血清 TSH 有助于原发性甲减的诊断，尤其对新生儿期和幼年型原发性甲减的早期诊断更为重要。原发性甲减 TSH 值增高，FT_4 水平降低，FT_3、FT_4 可以在正常范围。亚临床型甲减血清 FT_3、FT_4 正常或 TT_3、TT_4 正常偏低，而 TSH 增高。继发性甲减多是由下丘脑或垂体病变引起，所以血液中的 TSH 水平明显降低，FT_3、FT_4 也低于正常。

（2）甲亢的诊断：甲亢、毒性结节性甲状腺肿、自主性高功能性甲状腺腺瘤等疾病，可分泌过多甲状腺激素，反馈性抑制 TSH 的分泌。高灵敏性 TSH（sTSH）测定方法可更敏感地诊断亚临床甲亢，其指标为 TT_4、FT_4 和 TT_3、FT_3 均正常，TSH 减低。

（3）甲亢治疗和甲减替代治疗后监测与评价：甲亢应用抗甲亢药物或 ^{131}I 治疗后血清甲状腺激素和 TSH 的恢复顺序，首先是 TT_4、FT_4 恢复正常，其次为 TT_3、FT_3 恢复正常，最后 TSH 恢复正常。甲亢治疗后是否治愈，观察 TSH 水平正常与否是非常重要的一项指标。另外，当甲亢患者在治疗中处于亚临床甲亢阶段时，测 TSH 水平，对了解病情是否控制或稳定有一定的临床指导意义。

甲减患者经甲状腺激素替代治疗 1 个月后观察 TSH 水平，可以了解甲状腺激素替代剂量应用情况，适时调整剂量，防止发生药物性甲亢。

二、甲状腺相关抗体测定

（一）甲状腺相关抗体测定值

临床常用的与甲状腺有关的自身抗体主要为抗甲状腺球蛋白抗体（TgAb）、抗甲状腺微粒体抗体（TMAb）、抗甲状腺过氧化物酶抗体（TPOAb）、促甲状腺激素受体抗体（TRAb）。RIA 法的正常参考值：TgAb<30%，TMAb<20%，TPOAb<35U/ml。RRA 法：TRAb<5U/L。

（二）临床意义

1. TgAb、TMAb 和 TPOAb 测定的意义　主要用于自身免疫性甲状腺疾病的诊断和鉴别诊断。其中桥本甲状腺炎的阳性率，TgAb 在 70%～80%，TMAb 可高达 90%。Graves 病的阳性率在 50%～85%。单独测定 TgAb 值也可作为甲状腺癌术后复发和 ^{131}I 治疗后疗效观察的指标之一。近几年来研究证明，甲状腺过氧化物酶（TPO）为甲状腺微粒体抗原（TM）中的主要成分，TPOAb 也被认为是 TMAb 的主要成分之一。测定 TPOAb 值的意义与TMAb 相一致，并且较 TMAb 能更为直接地诊断和鉴别甲状腺自身免疫性疾病。

2. TRAb 测定的意义　广义的 TRAb 包括促甲状腺激素受体刺激性抗体（TSAb）和促甲状腺激素刺激阻断性抗体（TSBAb），但是在存在临床甲亢的前提下，一般可以将狭义的 TRAb 视为 TSAb，因此，实验室 TRAb 的测定，我们一般指 TSAb 的测定。Graves 病 TRAb 的阳性率很高，可达 80%～90%，尤其是未经治疗的 Graves 病，TRAb 阳性率可以高达 95%。因此，测定 TRAb 水平对鉴别 Graves 病和桥本甲状腺炎有一定价值，后者仅有 10% 的患者 TRAb 阳性。同时，在 Graves 病妊娠妇女中，母体 TSAb 是新生儿发生甲亢的直接致病性抗体，因为 TRAb 可以通过胎盘，妊娠 7～9 个月母体高水平 TSAb 是后代发生甲状腺功能紊乱的危险因子，因此 TRAb 的测定可以预测 Graves 病妊娠妇女胎儿或新生儿发生甲亢的风险。另外，TRAb 测定对 Graves 病抗甲状腺药物治疗效果和缓解程度可提供一定依据。抗甲状腺药物治疗后 TRAb 转为阴性预示甲亢治疗效果佳，缓解时间持久，复发率低。反之，预示容易复发。

三、甲状腺碘功能测定原理

甲状腺组织具有特异性摄取和浓聚碘的能力，放射性 ^{131}I 与食物中的稳定性碘具有相同的生化性质和生物学特性，可以经胃肠吸收随血液进入甲状腺，参与体内碘的代谢。根据甲状腺摄取碘的速度及数量，从而了解甲状腺摄碘功能。当空腹口服示踪剂 Na^{131}I 后，利用甲状腺摄取和浓聚 ^{131}I 及 ^{131}I 发出 γ 射线的特点，可在体外探测甲状腺浓聚 ^{131}I 的速度及数量，判断甲状腺的功能状态。

（一）适应证及禁忌证

1. 适应证

（1）甲亢 ^{131}I 治疗前剂量的计算。

（2）甲亢和甲减辅助诊断。

（3）亚急性甲状腺炎或慢性淋巴细胞性甲状腺炎的辅助诊断。

（4）了解甲状腺的碘代谢或碘负荷情况，鉴别诊断高碘性甲状腺肿和缺碘性甲状腺肿。

（5）用于甲状腺激素抑制试验和甲状腺兴奋试验。

2. 禁忌证　妊娠期、哺乳期妇女。

（二）方法

1. 检查前准备　本法与碘代谢有关，检查前患者停用影响甲状腺摄 ^{131}I 的食物和药物：食物如海带、紫菜、海蜇、海鱼、虾等，根据食用量的多少需停用 2～4 周；含碘的药物如碘化物、复方碘溶液、含碘片等，可抑制摄 ^{131}I 率，根据服用量多少和时间长短，须停服 2～8 周；影响甲状腺功能药物，如甲状腺片、抗甲状腺药物，可影响摄 ^{131}I 率，须停服 2～4 周；某些中药，如海藻、昆布、贝母、牛蒡子、木通等也能抑制摄 ^{131}I 率，根据服用量的多少和时间长短，须停服 2～6 周。检查当日早晨须空腹。

2. 标准源的制备　^{131}I 溶液 185kBq（5μCi），加至直径为 2.5cm、高 18cm 的圆柱形玻璃管内，加水至 30ml，然后将试管置于石蜡制成的颈模型中，作为检测的标准源。

3. 检测方法　患者口服 ^{131}I 溶液 185kBq，于服 ^{131}I 后 3h、6h、24h（或 2h、4h、24h）用甲状腺功能仪的 γ 闪烁探测器在颈前分别测量甲状腺部位的放射性计数，每次 60s。测量前先测定室内自然放射性本底和标准源的计数。以时间为横坐标，摄 ^{131}I 率为纵坐标绘制甲状腺摄 ^{131}I 率曲线。

（三）正常图形和诊断标准

因地域不同及食物、饮水中含碘量不同，故不同地区的人群摄 ^{131}I 率不同，但总的规律是随时间逐渐上升，24h 达到高峰。一般 2h 为 10%～25%，4h 为 15%～30%，24h 为 25%～50%。此外，正常青少年和儿童的甲状腺摄 ^{131}I 率较成年人高，因此，对青少年和儿童的甲亢和甲减的诊断标准应结合年龄来考虑。正常人的甲状腺摄 ^{131}I 率随时间延长逐渐上升，24h 达到高峰（图 3-1）。

甲状腺摄碘率的计算：甲状腺摄 ^{131}I 率%$=\dfrac{\text{甲状腺计数}-\text{本底}}{\text{标准源计数}-\text{本底}}\times100\%$ （3-1）

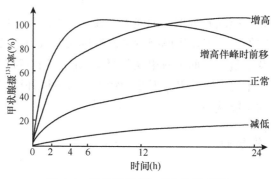

图 3-1 甲状腺摄 ^{131}I 率曲线示意图

（四）临床应用

（1）本法主要用于因甲亢准备接受 ^{131}I 治疗的患者，在用 ^{131}I 治疗之前，根据甲状腺摄 ^{131}I 率情况计算 ^{131}I 治疗剂量。

（2）大多数甲亢患者的甲状腺摄 ^{131}I 率增高，而且摄 ^{131}I 率高峰提前出现。虽本法对甲亢的诊断率可达 90%左右，但本法属体内法，检查前须禁碘，检查时间较长，一般不作为首选方法，且摄 ^{131}I 率的高低与病情严重程度不一定平行，也不宜用作监测甲亢用药剂量和疗效的评价。

（3）亚急性甲状腺炎由于甲状腺滤泡受到破坏，甲状腺摄 ^{131}I 率明显降低，此时因储存于甲状腺滤泡中的甲状腺激素释放入血，引起周围血中甲状腺激素水平增高，出现摄 ^{131}I 率与甲状腺激素的分离现象；但在其恢复期摄 ^{131}I 率可正常或增高。

（4）单纯性甲状腺肿：如青春期、妊娠期或哺乳期的甲状腺肿患者多属机体碘需求量增加，造成碘相对不足。地方性甲状腺肿患者由于机体处于碘饥饿状态，两者都表现为甲状腺摄 ^{131}I 率增高，但无高峰前移，可与甲亢鉴别。结节性甲状腺肿可正常或增高。

（五）注意事项

（1）严格控制含碘的药物、食物及甲状腺功能药物的影响是本项检查质控的关键。

（2）各实验室应根据各自所用的设备条件和检测技术，建立自己的正常参考值。

（3）摄 ^{131}I 率测定也可采用两个时间点，但应包括 24h 摄 ^{131}I 率。

（4）受检者服用量必须与标准源放射性活度相同。

（5）若短期内同一患者重复测量摄 ^{131}I 率，宜在口服前先测定甲状腺部位摄 ^{131}I 率残留本底，计算时予以扣除。

四、甲状腺浓聚 ^{99m}Tc 的功能

正常甲状腺由于合成甲状腺激素的需要，具有浓集碘的功能。锝为碘的同族元素，亦能被正常甲状腺吸附，但不参加甲状腺激素的合成。高锝酸盐（^{99m}TcO$_4$）具有良好的物理特性（短半衰期、能量适中、发射单一的 γ 射线、辐射剂量小等优点），故目前临床上常规使用 ^{99m}TcO$_4$ 进行甲状腺显像。应用放射性碘或 ^{99m}TcO$_4$ 作示踪剂进行扫描，能显示甲状腺的位置、形态、大小及放射性分布情况。锝不能被有机化，故 ^{99m}Tc 甲状腺显像只能反映甲状腺的摄取功能，甲状腺局部发生病变时，浓集碘和吸附锝的功能常有改变。分化好的甲状腺癌及其转移灶，仍可有不同程度的聚碘功能。但寻找异位甲状腺和甲状腺癌转移灶时，仍宜用 ^{131}I 或 ^{123}I 为佳。

适应证：①了解甲状腺的位置、大小、形态及功能状态；②甲状腺结节的诊断与鉴别诊断；③估计甲状腺质量。

使用高锝酸盐无特殊禁忌。

五、甲状腺合成与释放激素的速度测定

甲状腺吸取碘后很快合成甲状腺激素并储存于滤泡腔内，每日以很慢的速度（约 1%）分泌入血液。甲亢时合成与释放激素的速度均加快，^{131}I 转换率、蛋白结合 ^{131}I、丁醇提取 ^{131}I 就是反映这一过程的试验。

主要介绍蛋白结合碘（PB^{131}I）及转换率（CR）。PB^{131}I 与 PBI 的含义不同，PBI 代表血液中甲状腺激素的浓度；而 PB^{131}I 代表 ^{131}I 引入体内后一定时间内，出现于血液中的被 ^{131}I 标记的甲状腺激素的量（不包括原来已存在于血液中的甲状腺激素的量），因此是反映甲状腺合成与分泌激素速度的指标。由于进入血液的甲状腺激素是与血浆蛋白结合，所以测量的是与蛋白质结合的 ^{131}I 标记的甲状腺激素的量。其结果是以每升血浆中这种标记激素的放射性占所给 ^{131}I 的总放射性之百分比来表示。转换率是服示踪剂 ^{131}I 24h 后，血浆中 ^{131}I 标记激素与血浆总 ^{131}I 之比。

测定方法：受试者口服 30～70μCi ^{131}I，24h（或 48h）后取静脉血，离心分离血浆，取 2ml 血浆测其放射性，之后用 20%三氯醋酸沉淀其中的蛋白，去除血浆中的无机 ^{131}I（去除血浆无机 ^{131}I 尚可用离子交换树脂或透析法），重复用 2.5%三氯醋酸洗涤 3 次，用 2mmol/L NaOH 溶解沉淀，然后测量其放射性。标准源取受试者服用量的 1/2000，与血标

本在相同条件下测量，并按式 3-2 计算 PB^{131}I 及 CR。

$$PB^{131}I\ (\%/1ml\ 血浆) = \frac{2ml血浆中PB^{131}I计数率 \times 500}{标准源计数率 \times 2000} \times 100\% \tag{3-2}$$

$$CR\ (\%) = \frac{2ml血浆中PB^{131}I计数率}{2ml血浆计数率} \times 100\% \tag{3-3}$$

CR 是血浆中有机与无机 ^{131}I 之间的比值，测定的时间采用服 ^{131}I 后 24h，如时间延长，所有碘皆是与蛋白结合的有机碘了。血液中 PB^{131}I 于服 ^{131}I 后 48h 达高峰，直到 96h 保持相对恒定，所以若只采用 PB^{131}I 两项指标，一般于 48h 或 72h 取血测定。可采用 24h 取血，同时测 CR 及 PB^{131}I。对于疑难病例或要排除操作技术误差，可继续测量 48h 或 72h PB^{131}I，如该位明显上升则为甲亢。

诊断指标：PB^{131}I 24h CR 正常上限为 75%，>75% 为甲亢；>0.2%/1ml 血浆者为甲亢。当 CR<75% 时，PB^{131}I>0.24%/1ml 血浆也可诊断为甲亢。48h PB^{131}I 正常上限各医院报告不一，其范围为 0.27%~0.4%/1ml 血浆，一般多采用 0.27%/1ml 血浆为正常上限。

本法对甲亢的诊断符合率较高，正常与甲亢间很少交叉，对甲亢诊断率可达 95% 以上。甲减与正常间交叉大，所以不用于诊断甲减。甲亢 ^{131}I 治疗或次全切除治愈后，以及自主性功能亢进性结节甲状腺功能正常者，PB^{131}I 也往往升高，这是由于甲状腺体积缩小，甲状腺内有机碘库也相应缩小，^{131}I 标记的甲状腺激素在甲状腺内被稀释的程度小了，亦即分泌出来的甲状腺激素的放射性高了，因而分泌入血液的甲状腺激素总量虽然未增多，而 PB^{131}I 值增高了。甲亢经抗甲状腺药物治愈者，PB^{131}I 值也可维持高水平。用 PB^{131}I 及 CR 值来判断甲亢治疗后甲状腺功能是否恢复正常是不可靠的。慢性淋巴性甲状腺炎患者，由于碘代谢异常，血液内非甲状腺激素成分的有机碘化物增加，以及碘化 Tg 进入血液致 PB^{131}I 值增高，临床上虽然表现甲状腺功能正常甚至出现甲减症状，但 PB^{131}I 却升高。

所有含碘物质、抗甲状腺药物等影响甲状腺吸 ^{131}I 的因素均影响本结果，所以试验前要停药。

第二节　其他实验室检查

在临床上血清甲状腺激素水平测定是最常用的评价甲状腺功能状态的方法，但在一些特殊的情况下，测定体液（排泄物）中甲状腺激素及其代谢物的水平，可弥补仅仅进行血清检测时的不足，具有一定的意义。

一、尿液甲状腺激素测定

因为经肾小球滤过甲状腺激素主要为游离部分，故检测 24h 尿液中排出的甲状腺激素的总量，可间接估算血液中游离激素的浓度。甲亢患者中尿液甲状腺激素水平升高，甲减患者则降低，而怀孕期和非甲状腺疾病的甲状腺功能异常（低 T_3 综合征）时甲状腺激素水平正常。在大量蛋白尿和肾功能受损的患者中，该项检查结果可能受到影响。

二、羊水甲状腺激素测定

血液中检测到的所有碘化甲腺原氨酸，均可在羊水中检测到。羊水甲状腺激素测定作为临床应用的一种方法，主要用于先天性甲状腺疾病和对接受抗甲状腺药物治疗的孕妇进行监测。

三、脑脊液甲状腺激素测定

与血清水平相比，人类脑脊液中 TT_4、TT_3 水平降低到 1/50，但 FT_4、FT_3 水平与血清水平相似。与血清甲状腺激素水平变化相一致，甲亢时 TT_4、FT_4 水平增高，甲减时降低，严重的全身性疾病时 rT_3 水平增高。

四、乳汁甲状腺激素测定

乳汁中 TT_4 水平为 $0.03\sim0.5\mu g/dl$，TT_3 水平为 $0.15\sim3.1nmol/L$（$10\sim200ng/dl$），rT_3 水平为 $15\sim460pmol/L$（$1\sim30ng/dl$）。由此可见，几乎是不可能通过乳汁给患有甲减的婴儿提供足够量的甲状腺激素，以缓解其症状。

五、唾液甲状腺激素测定

只有一些分子量较小的非肽类激素的游离部分能够经唾液腺分泌，故测定其在唾液中的水平似乎是一种简单的、能够直接反映循环游离激素水平的方法。但唾液甲状腺激素与血清 FT_4 水平的相关性并不理想。

六、渗出液甲状腺激素测定

临床上获得的各种浆膜腔积液可测定其甲状腺激素水平，其与血清激素水平有较好的相关性，但要注意蛋白质浓度的影响。

七、尿碘测定

在不同的个体之间，在同一个体的不同时期，碘摄入量可能波动较大，适量饮食碘摄入对维持甲状腺激素的正常分泌和甲状腺功能正常极其重要，测定甲状腺内的碘含量，可提供长期碘平衡的指标。目前已有一些检测方法可评估机体碘营养水平。例如，测定血液、乳汁、甲状腺组织及尿液中碘含量。但由于取材困难，这在临床实际工作中难以做到。鉴于机体摄入的碘主要经过肾脏从尿液排泄，而尿液取样方便，故测定尿碘水平已成为主要的方法。

对于个体而言，尿碘测定可提供碘摄入不足或过多的依据。但要注意其仅仅反映近期碘摄入状况。在妊娠期由于肾小球滤过率增加，肾脏对碘的清除增加，尿碘增多，可使结果产生偏差。对于某个特殊人群而言，观察群体尿碘水平变化可从流行病学上提供一个碘营养状况的重要指标。世界卫生组织（WHO）和国际控制碘缺乏病理事会（ICCIDD）推荐的标准为人群（儿童）尿碘中位数在 100～199μg/L 时，该人群碘营养适宜（optimal）。碘摄入不足可导致地方性甲状腺肿、克汀病流行，而碘摄入过多则存在诱发碘甲亢和自身免疫性甲状腺疾病增加的风险。

八、毛发碘测定

有研究显示，毛发碘似乎可以成为目前能够反映人长期碘营养状况的一个比较合理和健康的生物学指标。近年有研究发现毛发碘小于 0.1～0.15μg/g 时会出现明显的碘缺乏，大于 2.0μg/g 时代表过量的碘摄入，研究推测适量的碘摄入水平应该是毛发碘摄入饱和度为 0.565～0.739μg/g 时。

九、降钙素的测定

降钙素是甲状腺滤泡旁细胞 C 细胞分泌的。甲状腺髓样癌（MTC）是甲状腺滤泡旁细胞的恶性肿瘤，约占甲状腺癌的 5%。C 细胞增生可以是 MTC 微小癌的早期组织学发现。降钙素是 MTC 较敏感且特异的肿瘤标志物，MTC 几乎都呈阳性表达且水平升高，在未经刺激的情况下，血清降钙素＞100pg/ml，则提示可能存在 MTC。血清降钙素测定的临床应用：主要用作 MTC 的肿瘤标志物，诊断 MTC 及进行 MTC 术后随访监测。

十、与甲状腺激素在组织中作用相关的生理生化改变

甲状腺激素功能变化可以引起细胞内多种酶的活性及血液生化指标的改变，但这种改变缺乏足够的特异性，仅作为了解甲状腺功能状态的辅助指标。

（一）血清肌酸磷酸激酶测定

肌酸磷酸激酶（CPK）存在于体内多种组织中，骨骼肌为主要部位，其次为心肌、脑组织和甲状腺，其他组织中含量很少。临床上急性心肌梗死时，血清 CPK 水平升高，已为人们所熟知。在甲状腺疾病，尤其是合并肌病时可伴有 CPK 水平增高，但要鉴别酶的变化是心肌梗死引起还是黏液性水肿所致，必须测定其同工酶。严重的甲减患者，常有血清 CPK 水平增高，可数倍高于正常值范围，随着甲减症状控制，CPK 也逐渐恢复正常。测定血清 CPK 及其同工酶水平对诊断、鉴别诊断及病情的监测有一定的意义。

（二）血清胆固醇测定

甲状腺激素对胆固醇的合成、排泄、降解均有影响，既促进合成，又促进降解和排泄。总体而言，甲状腺激素促进胆固醇降解的作用大于合成。因此，甲亢患者血清胆固醇水平

下降，甲减时则相反血清胆固醇水平升高。

（三）血糖测定

由于甲状腺激素对糖代谢有明显的影响，故甲亢或甲减患者常可伴发糖代谢紊乱。通常情况下，空腹血糖的变化尚不明显，甲亢时一些患者OGTT（口服葡萄糖耐量试验）曲线较陡峻，可出现糖耐量受损（IGT）或典型糖尿病样的曲线，而甲减患者可出现 OGTT 曲线低平。

第三节　影像学检查

一、甲状腺显像

1950 年，扫描仪首次应用于甲状腺扫描，开拓了脏器显影的新技术。放射性碘或锝进入体内后，能很快浓聚于甲状腺，因此临床上广泛应用放射性碘与锝作甲状腺扫描的显影剂。用扫描仪或 γ 照相机显像就可显示甲状腺的形态、位置、大小，并根据放射性分布，判断腺体的功能状况。当甲状腺局部发生病变时，病灶区蓄积碘和吸附锝的功能常发生改变，因而可协助临床进行诊断。目前临床上常用的甲状腺显像剂有三种，即高锝酸盐（$^{99m}TcO_4$）、^{131}I 和 ^{123}I。^{131}I 半衰期较长，射线能量较高，患者辐射剂量较大，临床上主要用于诊断异位甲状腺或甲状腺癌转移灶。^{123}I 为纯 γ 射线发射体，物理半衰期较短，射线能量适中，对患者辐射剂量小，是理想的显像剂。但 ^{123}I 需回旋加速器生产，价格昂贵，限制了其在临床上的应用。TcO_4 显像的特异性不如 ^{131}I 高，但由于 ^{99m}Tc 具有良好的物理特性（短半衰期、能量适中、发射单一的 γ 射线、辐射剂量小等优点），故目前临床上常规使用高锝酸盐（$^{99m}TcO_4$）进行甲状腺显像。

甲状腺显像包括动态和静态显像。

（一）甲状腺动态显像

1. 原理　甲状腺动态显像（thyroid angiography）又称甲状腺血流显像或甲状腺核素血管造影。由静脉血管"弹丸"式注射后，$^{99m}TcO_4^-$将迅速通过心脏，进入甲状腺动脉系统灌注到甲状腺组织，其在甲状腺的血流量和流速可反映甲状腺的功能。用 γ 相机或 SPECT，快速连续记录显像剂随动脉血液流至甲状腺和被甲状腺摄取的动态变化影像，从而获得甲状腺及病灶部位的血流灌注和功能状况，结合甲状腺静态图像，判断甲状腺病变的血运情况。

2. 方法　患者取仰卧位，探头尽可能贴近患者颈部皮肤，以"弹丸"式注射 $^{99m}TcO_4^-$ 370～740MBq（体积 0.5～1.0ml），同时以 2s 一帧的速度，采集 20 帧，20min 后做静态显像。如果一侧甲状腺有结节，则自对侧肘静脉注射，以免静脉回流的放射性核素掩盖甲状腺结节。

3. 正常图像　正常情况下，注射显像剂 8～12s 可见双侧颈动脉对称显像，颈动脉显影后 2～6s 甲状腺开始显像，其放射性强度低于颈动脉影像，待颈动脉影消退后，随时间延长甲状腺影逐渐清晰，放射性分布均匀。颈动脉—甲状腺平均通过时间为 2.5～7.5s。

4. 适应证

（1）甲亢和甲减时的甲状腺血流灌注。

（2）了解甲状腺结节部位血运情况，帮助判断甲状腺结节性质等。

5. 临床应用

（1）评价甲状腺功能：甲亢患者动态像，颈动脉—甲状腺通过时间为 0～2.5s，甲状腺与颈动脉几乎同时显影，其放射性强度明显高于颈动脉；甲减时，甲状腺摄取功能减低，血流通过时间延长，颈动脉显影后甲状腺区不显影或显影不清。

（2）甲状腺结节良恶性的鉴别诊断：甲状腺静态显像为"冷结节"时，若甲状腺动态显像示结节处血流灌注增加，则甲状腺恶性可能性较大；若结节不显影或略显影，提示甲状腺良性病变可能性较大；如果甲状腺静态显像为"热结节"，而动态显像结节处血流灌注增加，则可能为自主性高功能性腺瘤。

（二）甲状腺静态显像

1. 原理 正常甲状腺组织能特异地摄取和浓聚碘离子用以合成和储存甲状腺激素。因此放射性碘引入人体后，即可被有功能的甲状腺组织所摄取，在体外通过显像仪（γ相机或 SPECT）探测从甲状腺组织内所发出的 γ 射线的分布情况，获得甲状腺影像，了解甲状腺的位置、形态大小及功能状态，用于诊断或鉴别诊断某些甲状腺疾病。

锝和碘属于同族元素，也可被甲状腺摄取和浓聚，因此放射性锝（$^{99m}TcO_4^-$）也可用于甲状腺显像。只是 $^{99m}TcO_4^-$ 不参与甲状腺激素的合成，且锝还能被其他一些组织摄取（如唾液腺，口腔、鼻腔、胃等的黏膜），故特异性不如放射性碘高。

2. 方法

（1）患者准备：用放射性碘作显像剂时，检查前应停用含碘食物及影响甲状腺功能的药物，检查当日空腹。其他显像剂无需特殊准备。

（2）显像方法：甲状腺 $^{99m}TcO_4$ 显像：静脉注射显像剂 20～30min 后进行甲状腺显像。患者取仰卧位，伸展颈部，充分暴露甲状腺。常规采集前后位影像，必要时采集斜位或侧位图像。临床上怀疑甲状腺结节而平面显像不能明确诊断或伴结节性甲状腺肿等特殊情况时，需做断层显像，同时采用 SPECT/CT 行图像融合。

3. 适应证

（1）了解甲状腺的位置、大小、形态及功能状态。

（2）异位甲状腺的诊断。

（3）甲状腺结节功能及性质的判定。

（4）寻找甲状腺癌转移灶。

（5）甲状腺术后残余组织及其功能的估计。

（6）甲亢 ^{131}I 治疗前估算甲状腺重量。

（7）判断颈部肿块与甲状腺的关系。

（8）甲状腺炎的辅助诊断。

4. 禁忌证 妊娠、哺乳期妇女禁用 ^{131}I 显像。

本章彩图
扫码

（三）常见甲状腺图像

1. 正常图像　正常甲状腺位于颈前，多呈蝴蝶形，分左、右两叶，居气管两侧，两叶的下 1/3 处由峡部相连,有时峡部缺如。正常甲状腺每叶长约 4.5cm，宽约 2.5cm，重 20～25g。双叶内显像剂分布大致均匀，因为正常甲状腺双叶中部厚、边缘和峡部组织较薄，故显像上边缘及峡部显像剂分布较淡（图 3-2）。图 3-2 中 A 图显示甲状腺血流灌注相，甲状腺血流灌注正常，未见血流异常减低、增高灌注影。B 图显示甲状腺静态相，甲状腺双侧叶显影清晰，位置、形态、大小未见异常，放射性分布均匀。双叶发育可不一致，有多种变异形态，至一叶或峡部缺如。约 17% 的正常人在峡部上缘或一叶内侧向上伸出一似锥体的部分，称之为锥体叶。正常甲状腺显像图峡部伸出锥体叶。

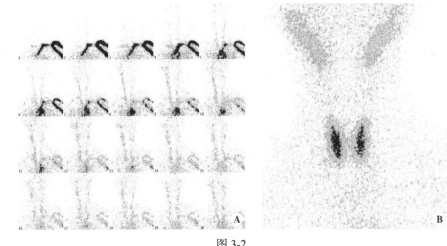

图 3-2

A. 正常甲状腺血流灌注相；B. 正常甲状腺静态相

2. 异常图像　主要表现为甲状腺位置、大小、形态和显像剂分布异常。位置异常常见于异位甲状腺，大小异常可表现为甲状腺体积的增大或减小，形态异常多表现为甲状腺形态的不规则或不完整，显像剂分布异常可表现为弥漫性分布增高、减低和局灶性分布异常。如图 3-3 示甲状腺血流灌注减低，甲状腺摄锝功能低，显影不清。如图 3-4 示甲状腺肿大，血供增多，摄锝功能增强，符合甲亢表现。

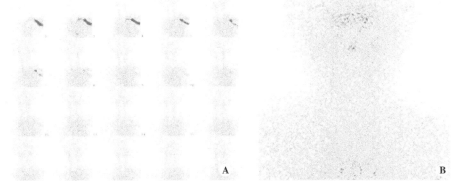

图 3-3

A. 甲状腺区血流灌注减低；B. 甲状腺静态相甲状腺显影不清摄锝功能差

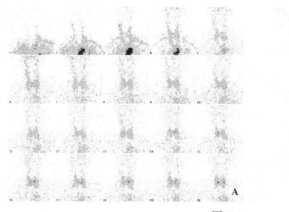
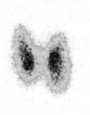

图 3-4

A. 动态相甲状腺血供增多；B. 静态相甲状腺摄锝增强

3. 甲状腺结节的功能及性质的判定 甲状腺显像图上的显像剂分布，可以反映结节的状态。根据甲状腺结节摄取显像剂的情况，可将结节分为四种类型，即"热结节"（hot nodule）、"温结节"（warm nodule）、"凉结节"（cool nodule）、"冷结节"（cold nodule）。"热结节"也称高功能结节，"温结节"称为功能正常结节，"凉、冷结节"称为低功能或无功能结节。约 90% 的甲状腺结节核素显像时表现为低功能结节。判断甲状腺结节功能时，$^{99m}TcO_4$ 和 ^{131}I 显像结果绝大部分一致，但有 3%～8% 的结果不一致，即 $^{99m}TcO_4$ 显像表现为"热结节"或"温结节"的病变，^{131}I 显像时可为"凉结节"或"冷结节"。其原因目前认为是，病变结节存在碘有机化障碍，但尚具有摄取显像剂的能力。$^{99m}TcO_4$ 显像是在静脉注射显像剂 20min 后进行，它反映甲状腺摄取锝的功能；而 ^{131}I 显像是在口服显像剂后 24h 进行，它反映的是甲状腺摄碘及碘的有机化过程，因此出现了 $^{99m}TcO_4$ 显像和 ^{131}I 显像不一致的情况。

"热结节"（结节显像剂分布增高）见于高功能自主性甲状腺腺瘤、先天一叶缺如的功能代偿。"温结节"（结节显像剂分布无异常）见于功能正常的甲状腺瘤、结节性甲状腺肿、甲状腺炎。如图 3-5 静态相示甲状腺左侧叶显影清晰，位置正常，形态增大，放射性摄取明显增高；右侧叶未见显影，提示甲状腺左叶高功能腺瘤。

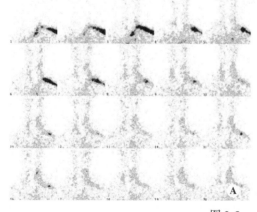

图 3-5

A. 动态相甲状腺左叶血供增多；B. 静态相甲状腺左侧叶高功能腺瘤

"凉结节"（结节显像剂分布降低）见于甲状腺囊肿、甲状腺瘤囊性变、大多数甲状腺癌、慢性淋巴细胞性甲状腺炎、甲状腺结节内出血或钙化等。"冷结节"（结节几乎无显像剂分布），常见疾病同凉结节。如图3-6图A示甲状腺血流灌注相，甲状腺血流灌注减低。图B示甲状腺静态相，甲状腺双侧叶显影清晰，位置、大小未见异常，右侧叶偏外侧放射性减低区（箭头示），提示甲状腺冷结节。

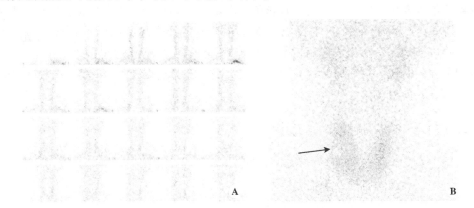

图 3-6

A. 动态相甲状腺"凉结节"；B. 静态相甲状腺右侧叶"冷结节"

4. 异位甲状腺的诊断 异位甲状腺常见部位有舌根部、喉前、舌骨下、胸骨后等。甲状腺显像图像表现为正常甲状腺部位不显影，上述部位显影，影像多为团块样。异位甲状腺多功能较低，若用 $^{99m}TcO_4$ 显像有可能被较高的生理本底和组织衰减所掩盖，因此临床主张用 ^{131}I 进行显像。本法有助于舌根部和甲状腺舌骨部位肿物的鉴别诊断。发现上纵隔内肿物，若其能摄取，则提示来自于甲状腺，多为颈部甲状腺肿大向胸腔内延伸或先天性位置异常；若不摄取甲状腺显像剂，不能完全排除胸骨后甲状腺肿，因其摄 ^{131}I 或 $^{99m}TcO_4$ 的功能较差而不显像。如图3-7示舌根部异位甲状腺影像。

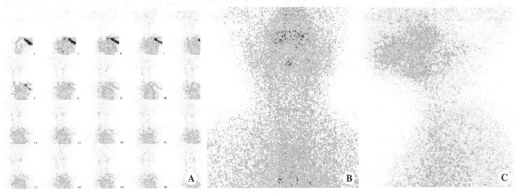

图 3-7

A. 血流相舌下异位甲状腺小片状放射性摄取；B. 舌根部异位甲状腺正位相；C. 舌根部异位甲状腺侧位相

二、甲状腺超声检查

（一）甲状腺超声检查方法概述

超声检查具有无痛苦，无辐射，方便快捷，准确可靠等优点，被越来越广泛地应用于甲状腺疾病的诊断中。甲状腺运用实时彩色超声诊断仪高频探头进行检查，探头一般采用线阵式，频率≥7.5MHz或≥7～12MHz的超宽频带探头及变频探头。如有条件，可运用宽景成像、弹性成像、萤火虫成像等技术，以提高甲状腺疾病诊断的准确性。

常规采取仰卧位，可在肩部及后颈部垫枕，头部充分后仰，充分暴露颈部。检查时也可嘱患者头部转向对侧。

（二）正常甲状腺超声声像图

甲状腺左右叶位于气管两旁，中间有峡部相连，呈"蝶形"。超声纵横切面浅面有皮肤、皮下组织、颈前浅肌层、胸锁乳突肌等组织结构；深面有甲状软骨、气管、食管等组织结构（图3-8）。正常甲状腺超声声像图为均匀分布的中等回声；上下径（长）：4～6cm，左右径（宽）：2～2.5cm，前后径（厚）：1～2cm，峡部厚度<0.3cm（图3-9）。彩色多普勒血流信号（CDFI）显示少量分布的彩色点状血流。频谱多普勒（PW）显示甲状腺上动脉收缩期峰值流速（Vs）为20～40cm/s。

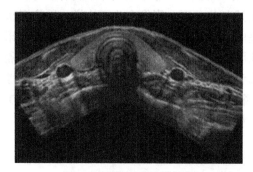

图3-8　正常甲状腺横切面

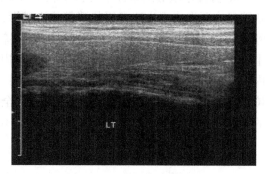

图3-9　正常甲状腺纵切面

（三）主要疾病的超声诊断

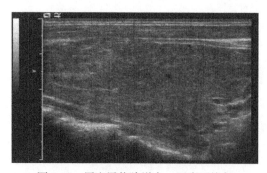

图3-10　甲亢甲状腺增大，回声不均匀

1. Graves病甲亢

（1）声像图表现

1）甲状腺弥漫性、对称性、均匀性增大。增大明显者，可压迫颈部血管及气管。

2）内部回声稍低，分布不均匀（图3-10）。

3）CDFI示甲状腺内整体血流丰富、增多，典型特征性表现为"火海征"（图3-11）。PW示甲状腺上动脉峰值流速增高，呈高速低阻血流频谱，Vs>70cm/s（图3-12）；甲状腺上动脉内径增宽。

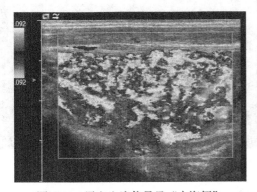 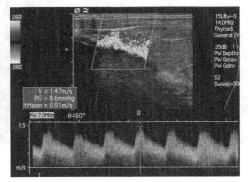

图 3-11　甲亢血流信号呈"火海征"　　　　图 3-12　甲亢：上动脉流速明显增高，约 147cm/s

（2）鉴别诊断

1）单纯性甲状腺肿：甲状腺弥漫性肿大，但内部回声均匀，CDFI 及 PW 示血流及流速无显著增加。

2）结节性甲状腺肿：非对称性肿大，双侧甲状腺内出现多发性结节。CDFI 无甲亢"火海征"特征性表现。但若合并甲亢时，血流信号显著增加。

3）甲状腺腺瘤：甲状腺内部出现肿块，肿块周边有声晕，CDFI 示周边及内部见丰富血流信号。

2. 单纯性甲状腺肿

（1）声像图表现

1）甲状腺弥漫性、均匀性增大。

2）甲状腺内部回声大致正常，分布均匀，无结节及肿块。

3）CDFI：正常，少量分布点状血流信号，血流无明显增加。

（2）鉴别诊断

1）Graves 病：甲状腺回声分布不均匀，CDFI 示血流信号丰富，呈"火海征"，甲状腺上动脉流速增高。

2）结节性甲状腺肿：非对称性肿大，腺体内出现多发性结节。

3）颈部肿瘤：甲状腺形态结构正常。

3. 结节性甲状腺肿

（1）声像图表现

1）双侧甲状腺肿大，可不对称，表面不光滑。

2）腺体内见多发性大小不等的结节。结节表现复杂多样，有实性、囊性、囊实混合性结节；内部可合并钙化、纤维化等。有些完全失去正常甲状腺结构，呈无数弥漫分布结节状。实性结节多为等回声，边界清楚、规整，无包膜。囊实混合性结节多为等-无混合回声，边界清楚，典型声像图表现为疏松"海绵状"或"蜂窝状"。囊性结节为无回声或低回声，边界清楚，规整。结节如合并钙化则出现斑片状强回声；如合并出血，可伴有疼痛，囊性结构内出现低回声（图 3-13、图 3-14）。

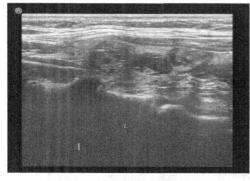
图 3-13 结节性甲状腺肿（1）

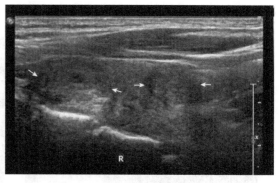
图 3-14 结节性甲状腺肿（2）

3）CDFI 示多数结节血流信号较少，但部分结节周边及内部均可有较丰富血流信号。

（2）鉴别诊断

1）单纯性甲状腺肿：甲状腺弥漫性、均匀性增大，内部回声大致正常，分布均匀，无结节及肿块。

2）甲状腺腺瘤：多为单发，有包膜，周边有明显低回声晕。CDFI 示周边环绕血流信号。

3）甲状腺癌：通过结节形态、边界、内部回声、有无钙化、CDFI 等进行鉴别（具体详见本节甲状腺癌部分）。

4. 甲状腺腺瘤

（1）声像图表现

1）甲状腺内单发结节，圆形、类圆形，边界清楚、光滑，有包膜，周边有完整低回声晕（图 3-15）。

2）肿物内部回声可为稍低回声或等回声，回声均匀。如合并有囊变，显示肿物内部不规则无回声区（图 3-16）。

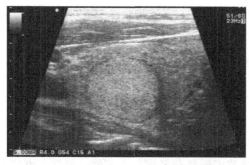
图 3-15 甲状腺腺瘤，周边有低回声声晕

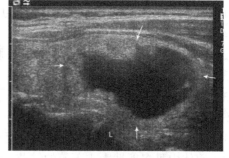
图 3-16 甲状腺腺瘤囊性变

3）CDFI 示周边环绕血流信号，呈"花环征"，内部血流多丰富（图 3-17）。

（2）鉴别诊断

1）结节性甲状腺肿：多发结节，无包膜，周边无低回声晕，内部回声复杂多变。CDFI 示多数血供较少，周边无环绕血流信号。

2）甲状腺癌：边界模糊、不规整，向周围正常甲状腺组织浸润。内部回声不均匀，可有沙粒状微小钙化。CDFI 示内部出现新生穿支血管，高阻力血流频谱。

5. 甲状腺癌

（1）声像图表现

1）甲状腺内异常肿块回声，多为单发，患侧甲状腺可增大。

2）肿块边界不清，形态不规整，纵横比＞1。与周围正常组织界线不明，挤压侵犯周围组织（图3-18）。

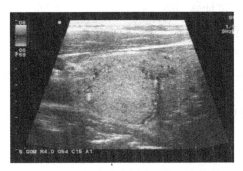 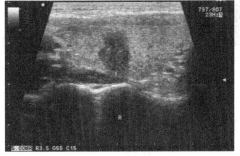

图3-17　甲状腺腺瘤周边环绕血流信号　　　　图3-18　甲状腺癌

3）多为低回声，少数可呈等回声或高回声，内部回声分布不均匀。

4）肿块内部可发生坏死、出血或囊性变，局部呈不均质回声或囊实混合性回声。

5）肿块内部出现微小钙化，典型表现为呈簇状分布的微小钙化。若为大钙化伴声影，要注意声影中可隐藏微小钙化。

6）CDFI示内部丰富血流信号，多引出高阻型动脉血流。

7）可伴有颈部淋巴结转移。淋巴结呈圆形或不规则形，髓质消失或偏心，内部可有微钙化，血流信号分布紊乱。

8）TI-RADS评分标准后述。

（2）鉴别诊断

1）甲状腺腺瘤见表3-2。

2）结节性甲状腺肿见表3-2。

3）亚急性甲状腺炎：患者有低热，局部压痛等临床症状。有上呼吸道感染病史。药物治疗后，病灶可明显缩小或消散。

表3-2　甲状腺腺瘤、结节性甲状腺肿、甲状腺癌的鉴别诊断

项目	甲状腺腺瘤	结节性甲状腺肿	甲状腺癌
形态	椭圆形、圆形	椭圆形、圆形	不规则形
纵横比	＜1	＜1	＞1
有无包膜	有	无	无
边界	清晰，周边低回声晕	清晰	不清晰
内部回声	均匀高回声、等回声，伴囊性变，可有不规则无回声区	不均质，回声复杂多样。实性结节多为等回声；混合性结节为"海绵样"、"蜂窝样"；囊性结节为低-无回声	不均质低回声、极低回声
有无微钙化	无	无	有
CDFI	周边环绕血流信号	周边少量血流	内部丰富血流，有穿支血流

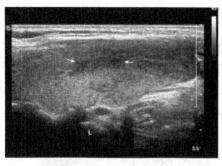

图3-19 亚急性甲状腺炎，片状低回声区

6. 急性化脓性甲状腺炎

（1）声像图表现：甲状腺肿大，早期为低回声，分布均匀。后期形成脓肿时，为不规则无回声或低回声区。

（2）鉴别诊断：可超声引导下穿刺，既可明确诊断，又可抽液引流治疗。

7. 亚急性甲状腺炎

（1）声像图表现

1）甲状腺轻-中度肿大，可双侧对称，也可单侧。

2）腺体内出现低回声病灶，边界模糊不清，成片状弥散分布，无结节感、无占位效应（图3-19）。

3）探头扫查时有明显压痛。

4）CDFI示病灶区血供丰富，低阻血流。

（2）鉴别诊断

1）甲状腺癌：无压痛，血流多为高阻（RI＞0.7）。亚甲炎多继发于上呼吸道病毒感染，病程短，有压痛，血流多为低阻。

2）急性化脓性甲状腺炎：有脓毒血症感染症状，脓肿形成可见无回声区。

8. 桥本甲状腺炎

（1）声像图表现

1）双侧甲状腺对称性弥漫性肿大，峡部增厚明显（图3-20）。轮廓包膜不规整。后期甲状腺体积明显缩小。

2）腺体内部回声减低，回声不均匀，呈弥漫性分布网格状、条状高回声纤维化改变（图3-21）。

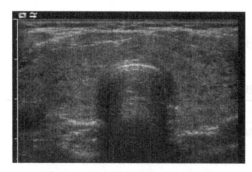

图3-20 桥本甲状腺炎，峡部增厚

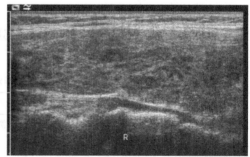

图3-21 桥本甲状腺炎，呈"细网格状"

3）CDFI示腺体内丰富血流信号，但不及甲亢典型表现"火海征"（图3-22）。甲状腺上动脉流速增高，Vs＜60cm/s，不及甲亢增高明显。

（2）鉴别诊断

1）亚急性甲状腺炎：病灶呈局限性，非对称性。超声与局限型桥本甲状腺炎病难以鉴别，可结合临床及实验室检查，必要时活检以鉴别。

2）甲亢：双侧甲状腺弥漫性增大，峡部不明显。血流信号极丰富，呈"火海征"，甲状腺上动脉流速明显增高，Vs＞70cm/s。

（四）甲状腺结节超声诊断进展

甲状腺结节的良恶性鉴别，以声像图为基础，从肿块边界、形态、内部回声、微钙化、血流情况等方面进行观察评估。超声造影能实时观察结节微循环灌注情况,从而进行肿瘤血流动力

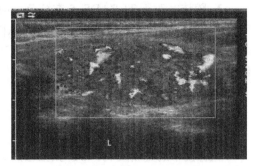

图3-22 桥本甲状腺炎，血流信号丰富

学研究。研究发现：单发恶性甲状腺结节造影模式表现为形态不规则，边界不清，无明显增强或不均匀低增强、延迟增强，整个造影增强程度低于周边正常甲状腺。有助于鉴别甲状腺结节良恶性。萤火虫成像能显示出二维超声未能显示的微钙化，还能鉴别疑似钙化的真伪，为甲状腺结节的良恶性鉴别提供依据。超声引导下细针穿刺细胞学（FNAC）检查可为临床提供较为可靠的病理学诊断依据。

（五）甲状腺结节 TI-RADS 评分（2017 版）标准及临床评价

以形态、边界、回声、性质、钙化等各项指标进行每项评分（表3-3），然后计算总分，根据总分值评定 TI-RADS 分类。

1. 每项评分　详见表3-3。

表3-3　甲状腺结节 TI-RADS 评分表

评分	形态	边界	回声	性质	钙化
0分	纵横比<1	光滑不确定	无回声	囊性	无
1分			高回声、等回声	囊实混合性	粗大钙化
2分		分叶状、不规则状	低回声	实性	边缘钙化
3分	纵横比>1	向外侵犯	极低回声		点状钙化

2. TI-RADS 评定

（1）TI-RADS 1（总分 0 分）：良性。

（2）TI-RADS 2（总分 2 分）：恶性风险<2%，良性。

（3）TI-RADS 3（总分 3 分）：恶性风险<5%，低度可疑恶性，结节≥2.5cm 行 FNAC 检查。

（4）TI-RADS 4（总分 4~6 分）：恶性风险 5%~20%，中度可疑恶性，结节≥1.5cm 行 FNAC 检查。

（5）TI-RADS 5（总分≥7 分）：恶性风险≥20%，高度可疑恶性，结节≥1.0cm 行 FNAC 检查。

注：对直径<1cm 的结节不建议穿刺活检。对 0.5~0.9cm 的 TI-RDAS 5 类结节，可酌情穿刺。

3. 随访　对于 TI-RADS 5 类结节，应在前 5 年内，每年随访一次；TI-RADS 4 类结节应在第 1、2、3、5 年分别随访；TI-RADS 3 类结节在第 1、3、5 年分别随访一次。若 5 年内结节大小无明显变化，可停止随访；若结节显著增大，但未达到 FNAC 检查标准，则继续随访。

三、甲状腺 CT 检查

随着技术的更新发展，CT 扫描已成为甲状腺疾病诊断最为重要的方法之一，不但能够发现、确定病变范围，还能展现病变内部结构、组成成分与周围结构的关系及侵犯范围等，多期动态增强扫描及能谱 CT 还有助于区分病变的良恶性。

（一）甲状腺 CT 正常表现

正常甲状腺因富含碘，其密度明显高于颈部其他软组织，平均 CT 值约（100±10）HU，表现为下颈部喉与气管前外侧，边缘光滑均质的高密度软组织结构，分为左右两叶，中间有峡部相连。增强扫描甲状腺呈现快速持续明显强化，CT 值为 140～200HU。

（二）甲状腺良性病变

1. 桥本甲状腺炎　又称慢性淋巴细胞甲状腺炎，属自身免疫性疾病，可伴有其他自身免疫性疾病。主要表现为甲状腺弥漫性对称性增大，弥漫性密度减低，与周围组织分界清晰，边缘规则锐利，增强扫描呈不均匀强化或不强化。

2. 化脓性甲状腺炎　甲状腺一侧叶或双叶增大，内可见不规则形低密度影，边缘模糊，增强扫描病变呈周边环形强化，内部为低密度区，可有分隔。

3. 亚急性甲状腺炎　是最多见的甲状腺炎性病变，多在上呼吸道感染或病毒性腮腺炎后发病，以 20～50 岁女性多见。甲状腺一侧叶或双叶增大，内可见不规则形低密度影，CT 值约 40HU，边缘模糊，常累及一侧包膜。增强扫描动脉期病变轻度强化，低于正常甲状腺，静脉期及平衡期病变强化程度逐渐提高，但始终低于正常甲状腺组织。可累及邻近结构出现渗出和积液。

4. 单纯性甲状腺肿　是由多种原因引起的弥漫性非毒性甲状腺肿，是由于碘缺乏使甲状腺激素分泌不足，促甲状腺激素分泌增多，甲状腺滤泡上皮增生，滤泡内胶质堆积而使甲状腺肿大，又称地方性甲状腺肿。甲状腺呈轻度或中度弥漫性肿大，密度正常或减低，边缘清晰。

5. 结节性甲状腺肿　是单纯性甲状腺肿的后期表现，好发于中年人，以女性多见。甲状腺呈对称性或不对称性增大，密度不均匀，边缘清晰，周围脂肪间隙清晰。腺体内见多发、散在、规则低密度结节，常伴有斑片状或粗颗粒状钙化。增大的结节可位于甲状腺内也可突出于腺体外。结节可有出血，密度增高。气管受压移位，管腔变窄。增强扫描动脉期轻度强化或无强化，密度低于周围腺体，静脉期强化程度稍增高。当结节短期迅速增大、形状不规则、边界不清，密度明显不均匀，且有沙粒状钙化时，应考虑恶变可能。

6. 甲状腺腺瘤　是最多见的甲状腺良性肿瘤，分滤泡型、乳头型和混合型三类，以滤泡型最多见,乳头型具有恶性倾向。以 20～40 岁女性多见。通常为单发结节,包膜完整,边缘光滑清楚,呈缓慢性膨胀性生长,周围甲状腺正常。肿瘤内常伴有出血、纤维化和钙化。增强扫描肿瘤实质部分中度强化,囊变出血部分无强化。

(三)甲状腺恶性病变

甲状腺腺癌在人体内分泌性恶性肿瘤中居首位。病理类型主要有乳头状癌、滤泡癌、未分化癌及髓样癌,以乳头状癌最常见。多见于老年女性。甲状腺呈不规则低密度结节或团块,密度高低混杂,形态不规则、边缘模糊,后期甲状腺癌常突破包膜,侵及周围结构。病变内出现囊变伴有明显强化的乳头状结节为甲状腺乳头状癌的特征表现,约 25% 的甲状腺乳头状癌呈现此特征。15%～18% 的甲状腺癌出现颗粒状小钙化,可以作为恶性病变定性指征。增强扫描呈轻度至中度不均匀强化,囊变区无强化,乳头状癌实性结节明显强化。颈部淋巴结转移是甲状腺恶性病变定性诊断的可靠间接诊断指标,甲状腺癌早期既可有颈部淋巴结转移,多至颈深下组淋巴结;并常具有原发灶的某些特点,如颗粒状小钙化等(表 3-4,表 3-5)。

表 3-4 甲状腺癌的 TNM 分期

T 原发肿瘤
单发肿瘤
多灶肿瘤(按最大的一个肿瘤计算其最大径)
T_X 原发肿瘤无法评估
T_0 无原发肿瘤证据
T_1 肿瘤局限于甲状腺内,最大径≤1cm
T_2 肿瘤局限于甲状腺内,肿瘤最大径>1cm,但≤4cm
T_3 肿瘤局限于甲状腺内,肿瘤最大径>4cm
T_4 肿瘤无论大小,超出甲状腺包膜
N 区域淋巴结
包括颈部及上纵隔淋巴结
N_X 区域淋巴结不能显示
N_0 无区域淋巴结转移
N_{1a} 同侧颈淋巴结转移
N_{1b} 双侧、中线、对侧颈部或上纵隔淋巴结转移
M 远处转移
M_X 远处转移无法评估
M_0 无远处转移
M_1 有远处转移

表 3-5 不同甲状腺癌的临床分期

分化型癌(乳头状或滤泡癌)			
年龄小于 45 岁,(无Ⅲ、Ⅳ期)			
Ⅰ期	任何 T	任何 N	M_0
Ⅱ期	任何 T	任何 N	M_1
年龄大于 45 岁			
Ⅰ期	T_1	N_0	M_0
Ⅱ期	T_2, T_3	N_0	M_0
Ⅲ期	T_4	N_0	M_0
	任何 T	N_1	M_0
Ⅳ期	任何 T	任何 N	M_1

续表

髓样癌			
Ⅰ期	T_1	N_0	M_0
Ⅱ期	T_2, T_3, T_4	N_0	M_0
Ⅲ期	任何T	N_1	M_0
Ⅳ期	任何T	任何N	M_1
未分化癌			
全部未分化癌均属Ⅳ期			

鉴别甲状腺病变性质时需综合考虑病灶数目、边缘、密度、强化方式、钙化及颈部淋巴结等各种 CT 征象。结节性甲状腺肿及甲状腺炎等良性疾病静脉期强化程度多高于动脉期，甲状腺癌静脉期强化程度多低于动脉期，一般来说，病灶出现钙化、伴有颈部淋巴结肿大（尤其是出现囊变、钙化、密度较高且明显强化）应首先考虑甲状腺癌；单发病变、边缘模糊或邻近结构侵犯、病变早期强化均辅助支持甲状腺癌的诊断。

CT 新技术在甲状腺疾病诊断中的应用：CT 能谱成像为多参数成像，可以对基物质（水、碘、尿酸等）进行物质密度成像和定量分析。碘基图是以碘和水为基物质对，而获得碘在空间的分布，对碘剂的沉积尤为敏感，因此能较敏感显示甲状腺病变。平扫期，良性病变碘浓度高于恶性组，原因与结节的病理特征有关，良性结节滤泡上皮反复增生和不均匀复原，伴纤维间隔生成，尚残留部分滤泡上皮，具有摄碘功能，恶性结节内正常滤泡上皮被癌组织代替，贮碘细胞被破坏，碘含量降低。甲状腺癌的碘浓度和碘浓度比在平扫期、动脉期、静脉期均低于甲状腺良性结节。甲状腺良性结节在能谱曲线上斜率均为正值，甲状腺癌能谱曲线斜率为负值或斜率为较小正值。动脉期的差异较为明显。

四、甲状腺 PET/CT 检查

PET/CT（positron emission tomography/computed tomography）全称为正电子发射断层成像/计算机体层析成像，是一种将 PET（功能代谢现象）和 CT（解剖结构显像）两种现今的影像技术有机结合在一起的新型影像设备。它是将微量的正电子核素示踪剂注射到人体内，然后采用特殊的正电子发射体层仪（PET）探测这些正电子核素在人体各处的分布情况，通过计算机断层图像显示人体各处的代谢情况；同时应用 CT 技术为这些核素分布情况进行精确定位，使这台仪器同时具有 PET 和 CT 的优势，发挥出各自的最大优势。

FDG PET 在甲状腺结节鉴别诊断中的应用价值存在争议，FDG 摄取不仅见于恶性肿瘤，而且见于炎症和感染性疾病，即甲状腺结节异常 ^{18}F-FDG 浓聚程度高低不能作为判断良、恶性病变的标准。而 PET/CT 所具有的优势解决了单纯 PET 显像的不足，其定位准确，PET 与 CT 结果相互印证、优势互补，有助于分辨生理性浓聚和炎症，也能帮助发现更多的低代谢或等代谢甲状腺病灶。目前 ^{18}F-FDG PET 显像适用于：①甲状腺癌术后 ^{131}I 全身显像阴性而血清 Tg 含量持续性升高和（或）无法解释的影像学改变，怀疑肿瘤复发转移的患者。②^{131}I 全身显像有复发或转移，^{18}F-FDG PET 检查可证实或发现有无转移。③甲状腺髓样癌术后血清降钙素水平升高患者转移灶的探测。

甲状腺病变的 PET/CT 表现：

（1）正常甲状腺对 ^{18}F-FDG 多为均匀性低摄取。

（2）甲状腺弥漫性高摄取，CT 示甲状腺肿大或不肿大，密度均匀或欠均匀，考虑为炎性病变及非特异性感染；CT 密度减低，形成结节，PET 示病灶代谢轻度增高，多为良性；无 ^{18}F-FDG 高摄取，CT 示形态规则，包膜完整，囊性、蛋壳样钙化等局灶性结节考虑为良性结节。

（3）PET 示病灶代谢明显增高（>2.5），CT 形态不规则、边缘模糊、内部沙粒状钙化或囊内壁结节钙化、邻近组织受累及颈部淋巴结肿大则考虑为恶性病变。

第四节　病理学检查

一、甲状腺细针穿刺细胞学检查

（一）历史沿革

甲状腺穿刺活检的历史最早可追溯到 19 世纪 40 年代，于 20 世纪 30 年代后报道逐年增加；1933 年美国学者 Stewart 报道了 45 例甲状腺细针穿刺结果；1944 年 Lipton 和 Abel 通过测量细针穿刺涂片中甲状腺细胞核大小的方法诊断甲亢。50 年代后北欧学者开始了这方面的工作，1967 年 Persson 等对各种甲状腺炎的细胞学表现作了详尽描述。到 70 年代后期和 80 年代，美国细胞病理学家 Kini、Miller 和医生 Hamburger 对 5000 余例患者进行了甲状腺细针穿刺和细胞病理研究，进而对各类型甲状腺疾病提出了细胞病理学的诊断标准。

（二）概述

临床细胞学又称细胞病理学或诊断细胞学，是以观察细胞结构和形态变化来诊断和研究临床疾病的一门学科。根据细胞标本来源不同，又分为细针穿刺细胞学（fine needle aspiration cytology，FNAC）和脱落细胞学（exfoliative cytology）两大类。过去实施的穿刺活检术是采用较粗的特制穿刺针，抽吸出少量组织，这种方法有一定的创伤性。目前，国内外已广泛采用外径<0.9mm 的细针头穿刺作细胞学诊断，并统一命名为细针穿刺细胞学（FNAC），是观察肿瘤细胞与非肿瘤细胞形态改变和间质变化的一种细胞诊断学。现在，应用超声引导下的甲状腺细针穿刺抽吸活组织检查（US-FNAB）在临床上已经广泛运用。

甲状腺结节在人群中较为普遍，相关资料显示超声检出率最高达 67%。在甲状腺结节诊断中，甲状腺细针穿刺抽吸活组织检查（fine needle aspiration biopsy，FNAB）被推荐应用，其优点是操作简单、可靠、快速、微创，临床研究表明 FNAB 的诊断敏感度达 89%~98%，特异度可达 90%，有力地支持了临床诊断，并被列入多个指南：其中包括美国甲状腺协会（American Thyroid Association，ATA）、美国国立综合癌症网络（National Comprehensive Cancer Network，NCCN）、欧洲肿瘤内科学会（European Society for Medical Oncology，ESMO）、美国临床内分泌医师学会（American Association of Clinical Endocrinologists，AACE）、意大利临床内分泌协会（Italian Association of clinical Endocrinologists，AME）、欧洲甲状腺协会（European Thyroid Association，ETA）、中华医

学会内分泌学分会等制定的相关指南。

（三）甲状腺 FNAC 的分类

对于 FNAC，2015 年 ATA 提出甲状腺 FNAB 指南：①结节直径＞1.0cm 且超声表现为实性低回声。②结节直径虽＜1.0cm，但具有恶性超声征象［低回声和（或）边界不规则、纵横比＞1、微小钙化或结节内穿支血流］。③结节直径＞0.5cm 且伴有高风险临床病史（多发性内分泌瘤病Ⅱ型综合征、头颈部放射治疗史、甲状腺癌家族史、甲状腺癌手术切除史或降钙素水平升高等）。④任何大小的甲状腺结节，但超声显示颈部淋巴结转移征象（淋巴结肿大、正常形态消失、皮髓质分界不清、内部伴微小钙化或液化）。⑤血清 TSH 水平正常或升高的患者应结合超声检查，而对于血清 TSH 降低的患者应结合甲状腺核素扫描与超声检查的结果共同判定。其中合并有高危因素的甲状腺结节，只要＞0.5cm 均建议穿刺活检，尤其是结节表现有恶性征象的。

2015 年版 NCCN 提出对于实性或者囊实性结节，有可疑征象的结节≥1.0cm 即考虑穿刺活检，没有可疑征象的结节≥1.5cm 考虑穿刺活检，海绵状结节均≥2.0cm 可以穿刺活检，单纯囊性结节无需穿刺活检，当发现有可疑的颈部淋巴结时，淋巴结穿刺优先于甲状腺结节穿刺。NCCN 对合并有高危因素的甲状腺结节并未有大小上的具体要求，只要是合并有高危因素的结节，即使＜1.0cm 也可根据临床需要进行穿刺。此外对于正电子发射断层成像术（positron emission computed tomography，PET）意外发现的甲状腺肿瘤（意外瘤，incidentalomas，即影像学检查发现的临床未触及的结节）应密切结合超声检查结果决定是否需要进行 US-FNAB。2016 年 5 月，AACE 在其官方杂志 *Endocrine Practice* 上发表了第 3 版《甲状腺结节诊断和治疗临床实践医学指南》，该指南认为，目前临床实践最主要的挑战是对于甲状腺结节如何明确有无恶性病变，目前临床上常应用以下技术进行判别：高分辨 B 超（high-resolution ultrasonography，US）、TSH、FNAB，并结合临床病史和体检的发现进行分析。如果 TSH 降低，甲状腺核素显像有助于发现功能自主的甲状腺结节，测定 T_3、T_4 可以判断是临床型甲状腺功能亢进还是亚临床甲状腺功能亢进；如果 TSH 增高可以进一步测定甲状腺自身抗体，如测定 TPOAb 以判断桥本甲状腺炎。该指南还指出，现有的一些甲状腺结节的超声诊断分类系统即 TI-RADS 是正在逐步被广泛接受和采用的分类系统，TI-RADS 将甲状腺结节分为 6 类，如表 3-6 所示。

表 3-6　甲状腺结节 TI-RADS 分类

分类		性质	恶性率
1类		阴性	0%
2类		良性	0%
3类		无可疑超声	1.7%
4类	4a	1 可疑超声	3.3%
	4b	2 可疑超声	44.4%
	4c	3 4 可疑超声	72.4%
5类		5 可疑超声	87.5%
6类		病理学检查确定为恶性	

2015 年版 ATA 指南推荐的甲状腺结节的超声诊断分类系统，是将甲状腺结节的超声发现分为 5 个类别（表 3-7）。

表 3-7 甲状腺结节超声诊断分类

类别	恶性程度
高度怀疑	70%～90%
中度怀疑	10%～20%
低度怀疑	5%～10%
极低度怀疑	<3%
良性	<1%

2015 年版 ATA 指南认为这些分类不够简单实用，建议根据可能的恶性风险使用 3 个类别的超声恶性风险分级（表 3-8）。

表 3-8 甲状腺结节超声恶性风险分级

分级	恶性风险	超声结节特征
低风险病变	1%	甲状腺囊肿成分>50%，结节含胶质成分可伴有强回声的反射伪像，如彗星尾征，等回声网格状的海绵样结节
中等风险病变	5%～15%	等回声结节，伴有中央血管生成、粗大钙化、不明确的强回声灶和弹性成像硬度增加
高风险病变	50%～90%	显著低回声、细小钙化、边界不规则、高度大于宽度（国内大多描述为纵横比>1）、包膜外生长、可疑的局部淋巴结肿大

（四）甲状腺疾病 FNAC 特征

1. 桥本甲状腺炎　在桥本甲状腺炎的细针抽吸标本中可见许多细胞，且淋巴细胞、浆细胞、嗜酸细胞性滤泡细胞的数量明显增加。嗜酸细胞性滤泡细胞含有大量细胞颗粒状胞质，核较大，与正常滤泡细胞相比，大小不一。因为大量淋巴细胞在制片时形成裂隙，因此我们不仅可见细胞核周边的环状结构，还能见到大量生发中心起源的转化的淋巴细胞及巨噬细胞碎片（图 3-23、图 3-24）。

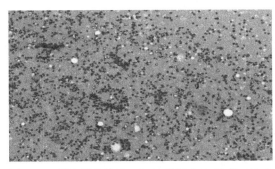
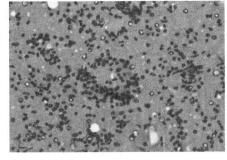

图 3-23　桥本甲状腺炎 FNAC 特征（HE 染色，放大 200 倍）

图 3-24　桥本甲状腺炎 FNAC 特征（HE 染色，放大 400 倍）

2. 甲状腺乳头状癌　甲状腺乳头状癌的细针抽吸标本常富含细胞，并有相对少量的泡糖样稠厚胶质，偶见砂粒体和多核巨细胞。肿瘤细胞成分呈微滤泡状、圆形细胞簇、片状或乳头状排列。大多数乳头状癌细胞的核明显增大，排列拥挤无序。单个肿瘤细胞为立方状、柱状、多边形或卵圆形，也有少数呈胞质浓密的"鳞样"型。染色质粉尘状，核仁小而偏位。典型的细胞学特征：细胞核明显增大、核膜不规则、局部可见核沟和核内假包涵体，且无毛玻璃样改变（图 3-25、图 3-26）。

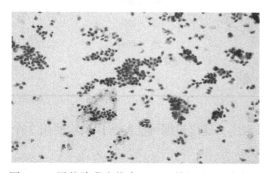 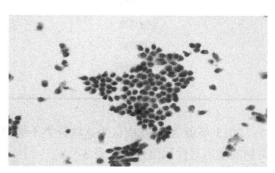

图 3-25　甲状腺乳头状癌 FNAC 特征（HE 染色，放大 200 倍）　　图 3-26　甲状腺乳头状癌 FNAC 特征（HE 染色，放大 400 倍）

（五）甲状腺结节 FNAB 适应证

凡直径＞1cm 的甲状腺结节，均可考虑 FNAB 检查。但在下述情况下，FNAB 不作为常规检查：①经甲状腺核素显像证实为有自主摄取功能的"热结节"；②超声提示为纯囊性的结节；③根据超声影像已高度怀疑为恶性的结节。直径＜1cm 的甲状腺结节，不推荐常规行 FNAB 检查。

但如存在下述情况，可考虑超声引导下 FNAB：①超声提示结节有恶性征象；②伴颈部淋巴结超声影像异常；③童年期有颈部放射线照射史或辐射污染接触史；④有甲状腺癌或甲状腺癌综合征的病史或家族史；⑤PET/CT（[18]F-FDG）显像阳性；⑥伴血清降钙素（CT）水平异常升高。

（六）甲状腺结节 FNAB 禁忌证

①具有出血倾向，凝血四项有异常者；②穿刺针途径可能损伤邻近重要器官；③长期服用抗凝药；④频繁咳嗽、吞咽等难以配合者；⑤拒绝有创检查者；⑥穿刺部位感染；⑦女性行经期为相对禁忌证。

（七）FNAC 的优势和局限性

1. 诊断优势　随着甲状腺疾病的发病率逐年上升，FNAC 检查被重视并且临床开始广泛应用，其具有以下优点：①设备简易、操作简单；②手术创口较小、出血感染机会较少易于接受；③涂片细胞结构清晰、易于诊断、速度较快；④出现某些阴性或质疑的诊断可进行动态观察及时随诊；⑤对于良恶性的病变有较高诊断率，对术前甲状腺良恶性肿物的诊断具有较高的符合率。目前已广泛应用于临床。FNAC 评估恶性肿瘤的风险在甲状腺结节中起着重要的作用。FNAB 能够快速诊断甲状腺恶性病变，避免了良性病变患者不必要的手术。临床通过甲状腺 FNAC 检查进行分析论证指出，多数情况下，FNAC 检查能够诊断出甲状腺癌并有助于下一步正确的治疗。

2. 局限性 FNAC 未能明确诊断的主要原因是：①穿刺针太细，细胞的标本量不足；②没有穿刺到病变部位；③细胞学诊断本身的局限性。尤其是对于少数滤泡性腺瘤与非肿瘤性的腺瘤样结节的鉴别，两者病变均以组织结构改变为特征，组织学诊断尚有差错，FNAC 诊断比较困难；④对于一些难以诊断的肿瘤还有赖于分子生物学指标的进一步发展；⑤目前影像学引导下的穿刺技术还有待提高（对于 5mm 以下的甲状腺结节的诊断存在一定难度）；⑥另外现今临床所争议的穿刺是否会引起肿瘤的转移仍有待解决。

（八）目前 FNAC 在国内外的临床应用

FNAC 作为一种诊断率快、正确率较高、并发症较少的检查，于临床广泛应用。尤其是在帮助决定甲状腺结节是需要观察或手术处理方面具有一定优势。甲状腺 FNAC 检查对于多数甲状腺疾病具有可靠的诊断价值，对于有经验的术者，FNAC 检查诊断的准确率为 95%。对于囊性甲状腺病变及甲状旁腺囊肿通过穿刺抽吸可以进行有效诊疗。甲状腺结节穿刺的主要目的为区别良、恶性以选择保守治疗或手术治疗，对于癌性患者应尽早采取包括手术在内的综合治疗。若细胞学诊断为可疑病变，或为良性病变，但临床高度怀疑恶性者需听从医生嘱咐通过 T_4 抑制治疗或重复穿刺，或用粗针穿刺来进一步确定诊断。

甲状腺细针穿刺创伤小，安全性高，出血、局部血肿是其主要并发症。故操作前仍要详细询问患者病史，行血常规、凝血酶原时间等检验，除外患者存在出血倾向。FNAC 检查诊断甲状腺微小癌有重要意义，甲状腺微小癌起病隐匿，无明显症状，易漏诊及延误治疗。甲状腺直径<1cm 的实性结节，同时伴有钙化者甲状腺微小癌的可能性较大，而这类患者大多在体检时无意中发现。因而 FNAC（可在超声引导下）对临床不可触及的甲状腺小结节有重要临床价值。以下情况更为适合行 FNAB：①青少年患者及男性患者；②有分化型甲状腺癌家族史者；③明显孤立性结节，颈部淋巴结肿大者；④甲状腺结节近期突然快速、无痛增大。虽甲状腺囊性肿瘤多为良性，仍有 10% 的病例可发生恶变。而细针穿刺可直接穿刺至囊壁或囊内的实体部分，大大提高 FNAC 检查阳性率，以防遗漏甲状腺癌的诊断。

综上所述，可知 FNAB 不仅对甲状腺的结节病变有较高的鉴别诊断价值，对甲状腺癌的早期检出率也有重要作用。

（九）行 FANC 之前必要的有创检查护理

①询问患者病史、评估全身状况；②操作者与患者进行术前交流时态度和蔼、建立充分信任，耐心解释，增强信心；③告知穿刺操作风险和注意事项，签署知情同意书。通过穿刺术前的心理护理，消除患者紧张、恐惧的心理，减少患者顾虑，提高患者配合检查的积极性。

（十）穿刺并发症及处理

1. 出血 细针穿刺出血发生率较低，出血多发生在腺体表面，极少在腺内或囊内；穿刺时伤及皮下血管引起皮肤瘀斑的情况极为少见。出血原因可能为反复穿孔针道渗血或误穿血管，穿刺进针时若血肿形成，超声检查可显示低回声区或液性暗区。通常局部压迫可阻止出血进一步发展。出血控制后，酌情加压包扎、冰敷防止再次出血。

2. 疼痛 部分患者有轻微痛感或放射痛，多可耐受，穿刺后多逐渐消失。患者持续疼痛可口服止痛药对症处理。

（十一）穿刺后注意事项

完成穿刺后向患者详细说明注意事项：①需进行局部压迫预防出血；②观察 30min 后，以超声检查确认局部有无出血；③避免摄入增加出血风险的饮食、药物；④禁止颈部剧烈活动；⑤若出现颈部肿胀、疼痛加剧、呼吸困难等不适症状及时就医。

二、甲状腺手术病理学检查

（一）概述

为了对肿大的甲状腺进行定性诊断，需要取出活体组织，在高倍显微镜下进行观察，做出病理性诊断，这种检查即称病理学检查。甲状腺疾病病理学报告是甲状腺疾病的最终诊断证据。

（二）检查方法

病理学检查，有组织学切片活检和细胞学检查两种。前者是对组织切片进行检查；后者是对细胞涂片进行检查。病理学检查通常有三种取材方法，即甲状腺手术活检（组织切片）、粗针穿刺（组织切片或细胞涂片）和 FNAB（细胞涂片）检查等。

甲状腺粗针穿刺活检是用具有切割作用的粗穿刺针切取甲状腺组织以供组织病理检查，适用于经细胞学检查未确定诊断的病例。甲状腺 FNAB 检查是一种微活检，其抽吸出的成分除散在的细胞外也包含微小组织块。临床广泛使用的甲状腺 FNAC 诊断报告是甲状腺细胞病理学 Bethesda 报告系统（Bethesda System for Reporting Thyroid Cytopathology，BSRTC）。BSRTC 的 6 个诊断分类如表 3-9 所示。

表 3-9 甲状腺细胞病理学 Bethesda 报告系统诊断分类

标本类型	恶性风险
良性病变	0%～3%
标本无法诊断或不满意	1%～4%
意义不明确的细胞非典型病变或滤泡性病变	5%～15%
滤泡性肿瘤或可疑滤泡性肿瘤	15%～30%
可疑恶性肿瘤	60%～75%
恶性肿瘤	97%～99%

2015 年版的 ATA 指南也推荐 BSRTC 报告系统的甲状腺 FNAC 的细胞学诊断。该指

南推荐的甲状腺 FNAC 的细胞学检查结果报告分为 5 个类别：不能诊断、良性、不确定、可疑恶性和恶性，与 BSRTC 分类不同的是将意义不明的滤泡性病变/不典型病变（AUS/FLUS）、甲状腺滤泡肿瘤/可疑滤泡性肿瘤（FN/SFN）归入不确定，并将不确定的类别再分为低危的不确定和高危的不确定 2 个亚类别。该指南认为，AUS/FLUS 和 FN/SFN 的这些 FNAC 检查标本代表的可能是腺瘤样增生、滤泡性腺瘤、滤泡性癌、嗜酸细胞增生、甲状腺乳头状癌的滤泡亚型等，局灶性的非典型细胞核的特点可能是与甲状腺乳头状癌的滤泡亚型相关。滤泡性甲状腺癌的诊断主要依据的是肿瘤包膜和（或）脉管侵犯状况，不同于甲状腺乳头状癌（其具有典型的细胞核特点，包括细胞核增大、重叠，呈毛玻璃样，伴有核沟、核内假包涵体等，可以成为诊断甲状腺乳头状癌的金标准）。对于 AUS/FLUS 和 FN/SFN，以细胞学特征为基础的诊断不能确切地排除癌症，将其定为低危的不确定和高危的不确定可能更加实际。我国 2012 年版《甲状腺结节和分化型甲状腺癌诊治指南》也建议采用不能诊断、良性、不确定、可疑恶性和恶性分级来判定 FNAC 检查结果。在鉴别甲状腺结节的良、恶性时，要综合临床表现、影像学检查、实验室结果和细胞学证据，但 FNAC 检查是敏感度最高的方法。一篇 Meta 分析研究了 25 445 例次 FNAC 检查，在其中手术治疗的 25%病例中，FNAC 检查的敏感度 97.0%，特异度为 50.5%，诊断准确率为 68.8%。US 引导下的 FNAC 检查较之无 US 引导的 FNAC 检查更加准确，漏诊恶性甲状腺结节的假阴性为 1%，假阳性在不同的文献中分别小于 1%～7%。细胞学检查良性结果的结节需要临床和 US 的监测随访。如果临床和 US 检查疑为恶性结节，或结节明显进行性增大（观察期间体积增加大于 50%）时应该重复 FNAC 检查。对于细胞学检查结果不确定的结节，目前尚无单一细胞化学或遗传标志物具有足够的特异度和敏感度能够排除恶性可能，但是在处理这些患者的时候，应结合免疫组化、分子标志物、细胞学亚型、超声弹性成像、超声造影及其他的影像学技术，以提高诊断准确率。

（三）常见甲状腺疾病病理学镜下特征

1. 桥本甲状腺炎　镜下可见甲状腺常呈中度弥漫性淋巴细胞浸润，同时可有淋巴滤泡形成，浆细胞浸润与甲状腺滤泡细胞破裂。有些滤泡细胞表现为肿大和嗜酸性变。有的患者可伴有黏液性水肿，其甲状腺较小，甚至不能触及，甲状腺组织学的改变类似上述改变，但纤维化病变更明显而细胞浸润减少。滤泡细胞排列呈团片，大多具有多边形。属于桥本甲状腺炎较为特征性的改变是出现的滤泡细胞为嗜酸性变细胞（Hurthle 细胞），其胶质较少或缺无。从中可发现中度到大量的淋巴细胞浸润。同时浆细胞对早期桥本甲状腺炎的诊断也具有一定的帮助（图 3-27、图 3-28）。

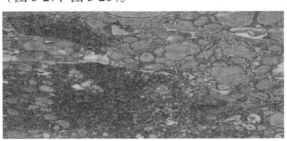

图 3-27　桥本甲状腺炎病理学镜下特征（HE 染色，放大 40 倍）

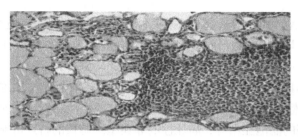

图 3-28　桥本甲状腺炎病理学镜下特征（HE 染色，放大 100 倍）

2. 亚急性甲状腺炎　镜下可见细胞大多成分较少、变异较大，其与不同病期有关。疾病早期通常是细胞成分比较多，滤泡细胞可呈退行性变，散在的炎性细胞、多核巨细胞的出现具有特征性，另外胶质成分较少或缺无。疾病晚期细胞成分较少，可有间质细胞等。纤维化病变明显时也可呈干抽样（图 3-29、图 3-30）。

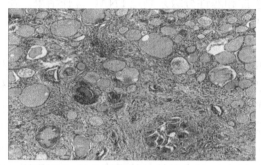

图 3-29　亚急性甲状腺炎病理学镜下特征（HE 染色，放大 40 倍）

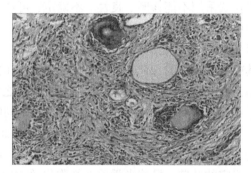

图 3-30　亚急性甲状腺炎病理学镜下特征（HE 染色，放大 100 倍）

3. Graves 病　镜下可见大量滤泡细胞，呈片样或大片样分布，胞质宽，细胞核大、核染色质疏松。可见淋巴细胞，常伴少量的红细胞，少量或适量混有血液的滤泡上皮。胶质极少，且由于胶质较薄或颜色显苍白（特别是在巴氏染色时），所以在切片上不易鉴别。滤泡细胞一般呈片状平铺或微滤泡状，乳头少见或缺乏。滤泡细胞胞质增多，一般染色较淡，呈细颗粒状。细胞呈簇状排列，胞质边缘可形成空泡。核呈圆形，轻度增大。核大小变化较大，部分核直径甚至数倍于正常滤泡细胞。40%～50% 的抽吸标本中可见淋巴细胞和（或）嗜酸细胞。多核巨细胞少见，可见到成簇状的上皮样吞噬细胞（图 3-31、图 3-32）。

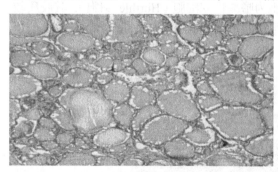

图 3-31　Graves 病病理学镜下特征（HE 染色，放大 40 倍）

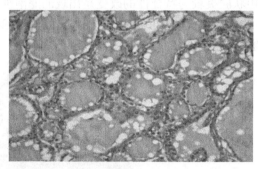

图 3-32　Graves 病病理学镜下特征（HE 染色，放大 100 倍）

4. 甲状腺乳头状癌　镜下可见乳头状癌一般呈浸润性生长，具有不规则浸润性边界。乳头为纤细间质构成的指状突起，表面被覆腺上皮细胞。乳头常呈复杂且不规则的多级分支状，伴有发育良好的富细胞性纤维间质及毛细血管轴心。细胞呈团簇状，细胞界线较为模糊。核重叠拥挤，可见乳头结构，乳头外部光整。细胞可呈立方、柱状、卵圆、多角形或梭形等。胞质量及染色也有很大变异。核染色质呈细颗粒状或粉状。核仁易见。可见核沟及核内包涵体，其核内包涵体为显著而常见的特征，有时可见砂粒体（图3-33、图3-34）。

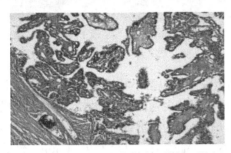
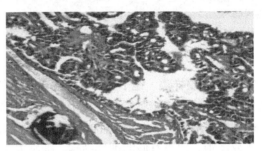

图 3-33　甲状腺乳头状癌病理学镜下特征（HE 染色，放大 40 倍）　　图 3-34　甲状腺乳头状癌病理学镜下特征（HE 染色，放大 100 倍）

5. 滤泡性甲状腺癌　镜下可见大量细胞，排列呈团簇样，有或无滤泡结构，核堆积重叠。核大、呈圆形或卵圆形，形态一致或呈多形性。染色质为粗颗粒状，可见大小不一核仁，核内包涵体很少见，胞质多少及染色深浅不一。边界清楚，包膜完整，较厚（0.1～0.3cm）或至少为中等厚度（0.1cm）。包膜由平行排列的胶原纤维组成，常含有中等大小的血管；血管可能显示肌性管壁厚度不规则和水肿。罕见包膜薄而不完整。滤泡性腺瘤与滤泡性癌较难区分，以下有助于腺瘤的诊断：①腺瘤核虽较大，但不及癌明显，且形态较一致；②染色质较细。③核仁少见；④胞质通常较少，染色相对较浅（图3-35、图3-36）。

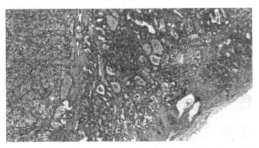
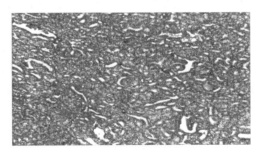

图 3-35　滤泡性甲状腺癌病理学镜下特征（HE 染色，放大 40 倍）　　图 3-36　滤泡性甲状腺癌病理学镜下特征（HE 染色，放大 100 倍）

6. 未分化癌　镜下可见癌细胞呈弥散、束状、席纹状等肉瘤样的组织结构，或形成不规则吻合的裂隙，或形成旋涡状洋葱皮样结构，瘤细胞大小不等，呈多形性，核轮廓高度不规则。细胞可呈上皮样、梭形、瘤巨细胞，也可以一种细胞成分为主。未分化癌抽吸物中其细胞与基质成分成反比。伴明显纤维增生的未分化癌（如梭形细胞癌），抽吸出成分中可能无癌细胞或细胞成分太少。如有足够细胞成分则诊断十分容易（图3-37、图3-38）。

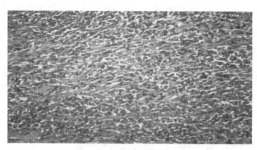 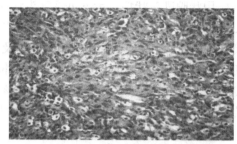

图 3-37 未分化癌病理学镜下特征（HE 染色，放大 40 倍）　　图 3-38 未分化癌病理学镜下特征（HE 染色，放大 100 倍）

7. 甲状腺髓样癌　镜下可见髓样癌最常见的生长方式包括小叶状和梁状。小叶状主要是实体生长方式伴纤维脉管间质包绕的明显肿瘤巢；梁状由弯曲交织的肿瘤细胞带组成。髓样癌细胞一般呈圆形、卵圆形或多边形，细胞分布呈较为松散或者为松散的簇样排列，无乳头或滤泡，但可有假滤泡样结构，细胞大小不一。细胞最大直径为 9～16μm。核呈圆形或卵圆形，轻到中度，大小不一，染色质为细粒状或轻度粗粒状。核仁不明显，核质比普遍较低（图 3-39、图 3-40）。

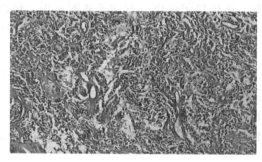 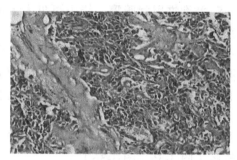

图 3-39 甲状腺髓样癌病理学镜下特征（HE 染色，放大 40 倍）　　图 3-40 甲状腺髓样癌病理学镜下特征（HE 染色，放大 100 倍）

8. 甲状腺囊性病变　镜下可见大量的组织细胞，包括铁血红素颗粒，通常看不到保存良好的滤泡细胞。胞质也可呈颗粒状或泡沫样，也可见多核巨细胞。若有滤泡细胞也呈退行性改变。血性或无定形结构物及炎性碎屑为其背景。甲状旁腺囊肿囊液多呈纯净的水样液，囊液中甲状旁腺激素水平明显升高（图 3-41、图 3-42）。

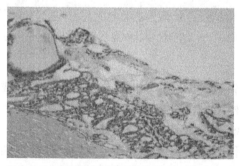 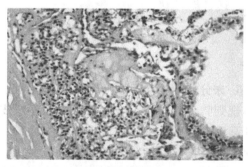

图 3-41 甲状腺囊性病变病理学镜下特征（HE 染色，放大 40 倍）　　图 3-42 甲状腺囊性病变病理学镜下特征（HE 染色，放大 100 倍）

9. 滤泡性腺瘤 镜下可见多种细胞类型如胶性腺瘤、单纯性腺瘤、胚胎型及胎儿型腺瘤、不典型腺瘤、嗜酸细胞腺瘤等。而且，滤泡性腺瘤细胞学的表现也是多种多样，如胶性腺瘤镜下有大量胶质，滤泡细胞较少，排列成片状，核小，核染较深或呈核固缩。胎儿型和胚胎型腺瘤细针穿刺可见大量细胞，胎儿型有较多完整的小滤泡，胚胎型呈团簇状，核大拥挤，细胞界线欠清晰，核染色质较粗，但分布较均一，核仁少见，胞质较少。嗜酸细胞腺瘤除其细胞有较大体积，胞质有较强的嗜酸性外，多见双核细胞，且稍有核偏心，染色质为细颗粒状，可见较大核仁。不典型腺瘤细胞学表现与癌无法明显区别（图3-43、图3-44）。

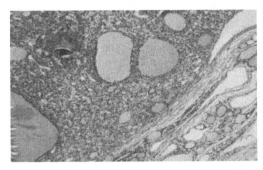 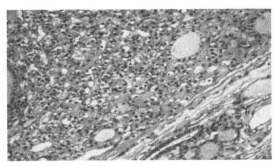

图 3-43　滤泡性腺瘤病理学镜下特征（HE 染色，放大 40 倍）　　图 3-44　滤泡性腺瘤病理学镜下特征（HE 染色，放大 100 倍）

参 考 文 献

陈家伦. 2015. 临床内分泌学[M]. 上海：上海科学技术出版社.

董舒，常才. 2013. 超声引导下甲状腺细针穿刺活检的研究与进展[J]. 中华医学超声杂志，10（6）：433-435.

董屹婕，詹维伟. 2015. 超声引导下细针穿刺在甲状腺结节诊断和鉴别诊断中的价值[J]. 中国实用外科杂志，35（6）：613-619.

范子义，田文，付庆峰，等. 2018. 超声引导下甲状腺结节细针活检穿刺专家共识及操作指南（2018 版）[J]. 中医实用外科学杂志，38（3）：241-244.

郜慧英，高洁. 2014. 甲状腺结节穿刺病理学检查前心理护理的重要性[J]. 辽宁医学院学报，35（5）：79-80.

纪小龙，吉米. 2011. 甲状腺病理诊断[M]. 北京：人民军医出版社.

平波. 2011. 细针穿刺细胞学诊断甲状腺癌价值及评价[J]. 中国实用外科杂志，31（5）：386-388.

施秉银. 2003. 甲状腺细针穿刺活检及细胞学检查[J]. 国外医学内分泌学分册，23（6）：838-384.

杨青. 2013. 细针穿刺细胞学检查诊断甲状腺结的临床分析[J]. 中国医药指南，11（15）：173-174.

赵敬柱，高明，张晟，等. 2013. B 超介导甲状腺微小乳头状癌定性及定位诊断价值研究[J]. 中国实用外科杂志，33（5）：393-396.

赵文新，王波，梁荣喜，等. 2013. 超声引导下的甲状腺细针穿刺及靶区选择的策略[J]. 中华内分泌外科杂志，7（4）：322-324.

中华医学会内分泌学分会，中华医学会外科学分会内分泌学组，中国抗癌协会头颈肿瘤专业委员会，等. 2013. 甲状腺结节和分化型甲状腺癌诊治指南[J]. 中华核医学与分子影像杂志，33（2）：96-115.

Boelaert K, Horacek J, Holder R L, et al. 2006. Serum thyrotropin concentration as a novel predictor of malignancy in thyroid nodules investigated by fine-need aspiration [J]. J Clin Endocrinol Metab, 91（11）：4295-30137.

Gharib H, Papini E, Garber J R, et al. 2016. American association of clinical endocrinologists, American college of endocrinology, and associazione medici endocrinologi medical guidelines for clinical practice for the diagnosis and management of thyroid nodules- 2016 UPDATE [J]. EndocrPract, 22（5）：622-639.

Haugen B R, Alexander E K, Bible K C, et al. 2016. 2015 American thyroid association management guidelines for adult patients with thyroid nodules and differentiated thyroid cancer: the American thyroid association guidelines task force on thyroid nodules and differentiated thyroid cancer[J]. Thyroid, 26（1）：1-133.

Noguchi S, Yamashita H, Uchino S, et al. 2008. Papillary microcarcinoma [J]. World J Surg, 32（5）：747-753.

Thomas T, Sreedharan S, Khadilkar U N, et al. 2014. Clinical, biochemical&cytomorphologic study on Hashimoto's thyroiditis [J]. Indian J Med Res, 140（6）：729-735.

第四章　瘿病中医认识及治法

第一节　历史源流

（一）瘿之源流

"瘿"字最早应当来源于"婴"字。婴之会意，从女，賏（ying）。"賏"，《说文解字》曰："賏，颈饰也"。《篇海》中亦言之："连照饰颈曰賏，女子饰也。"它是女子用的一种饰物，所以加上女字作为婴。朱骏声《说文通训定声》认为婴与賏为一字是也。《山海经·北山经》："燕山多婴石。"注："婴石就是指石头长的像玉，很有光彩。"颈部的装饰品最初用的是贝，后来才使用珠玉美石一类的东西，可作颈饰的美石名为婴石。颈部分有前后，前面名颈，后面名项。古人所称颈饰，既是前面的饰物，亦包括绕至后面的连缀贝玉等的饰物，即是现代的项链一类装饰之品。可见，婴者，颈部装饰之物也。从古代医家的典籍中不难发现，"瘿"之一字，所述之意为疾病，故其字外覆病字头；所见之证乃"形似樱桃"，故其字内含"婴"形，其字音发"影"声。"瘿"的具体含义包括以下三个方面。

（1）瘿者，缠绕、围绕之义也。瘿同婴，婴之义为绕也，由于颈饰是绕在颈部，状如缨络或缨核而得名。古如婴怀（萦怀，牵挂在心）、婴意（挂心，在意）、婴轮（羁缚）、婴物（萦怀世务，纠缠于外界事物）、婴城坚守（绕城固守）、婴守（环城固守）、婴城（环城而守）、婴薄（环绕接近），所以引申婴有绕的含义。古代的思想家荀子所著的《荀子·富国》中言："是犹使处女婴宝珠。"注："婴，系之于颈也。"《后汉书·卓茂传》有"婴城者相望"，注："婴城的意思是以城自婴绕。"《文选》中的陆机赴洛道中诗曰"借问子何之，世网婴我身"等，皆是绕的意思。《淮南子·要略》："是与天和相婴薄。"《汉书·贾谊传》："释斤斧之用，而欲婴以芒刃。"《汉书·蒯通传》："必将婴城固守。"《文选·司马迁·报任少卿书》："其次剔毛发婴金铁受辱。"刘熙《释名》："'瘿，婴也。'之婴，谓婴之病状，有如贝壳编成之圈，佩于颈也。"

（2）瘿者还指累赘、多余东西。《汉语大字典》解释"瘿"者：①囊状肿瘤。多生于颈部，包括甲状腺肿大等。②虫瘿。树木外部隆起如瘤者。③指累赘、多余的东西。即有"触"、"加"等含义，亦都是自其初义逐步引申出来的。《荀子·强国》："教诲之，调一之，则兵劲城固敌国不敢婴也。"《荀子·乐论》："民和齐则兵劲城固，敌国不敢婴也。"《韩非子·说难》："说者能无婴人主之逆鳞，则几矣。"又如：婴触（触犯）；婴罪（获罪）。

（3）瘿与靥，音同音近，通用或谐声通用之义，靥即靥，形声。从面，厌声。本义：面颊上的微涡，如"酒靥"，酒窝儿。旧指古代妇女面颊上涂点的饰物，如"笑靥"、"宫人正靥黄"等。唐代王焘《外台秘要》有关于瘿病治疗的论述，提出了36个内服的处方，以使用海藻、昆布及鹿靥、羊靥的方剂为多。这里所述之"靥"，显然不是面颊上的微涡，嘴两旁的小圆窝儿，也不是古代妇女面颊上涂点的饰物，这里的"靥"是指牛、羊、鹿等动物的甲状腺。

（二）瘿病之源流

瘿的病名最早见于《内经知要》："侠瘿，侠颈之瘤属也。"瘿是所有甲状腺疾病的总称。而《吕氏春秋》所说的"轻水所，多秃与瘿人"不仅记载了瘿病的存在，而且观察到瘿的发病与地理环境密切相关。南北朝陈延之的《小品方·治瘿病诸方》中将瘿描述为"瘿病者，始作与瘿核相似。其瘿病喜当颈下，当中央不偏两边也，乃不急然，则是瘿也"，相当于西医的单纯性甲状腺肿、甲状腺腺瘤、甲亢、甲状腺炎及甲状腺癌等甲状腺良性和恶性疾病。《诸病源候论·瘿候》指出瘿病的病因主要是情志内伤及水土因素，认为："诸山水黑土中出泉流者，不可久居，常食令人作瘿病，动气增患。"《备急千金要方》及《外台秘要》对含碘药物及用甲状腺作脏器疗法已有相当认识，记载了数十首治疗瘿病的方剂，其中常用的药物有海藻、昆布、羊靥、鹿靥等药。《圣济总录·瘿瘤门》云："石瘿泥瘿劳瘿忧瘿气瘿，是为五瘿。石与泥则因山水饮食而得之，忧劳气则本于七情。"其是从病因角度对瘿病进行了分类。《外科正宗·瘿瘤论》指出瘿瘤主要由气、痰、瘀壅结而成，采用的主要治法是"行散气血"、"行痰顺气"、"活血散坚"，该书所载的海藻玉壶汤等方，至今仍为临床所习用。《杂病源流犀烛·颈项病源流》指出，瘿又称为瘿气、影袋，多因气血凝滞，日久渐结而成。

第二节 病名考辨

瘿是所有甲状腺疾病的总称。其特点是发于甲状腺部，或为漫肿，或为结节，或有灼痛，多皮色不变。甲状腺疾病相关病种比较复杂，常见的包括"气瘿"、"肉瘿"、"石瘿"、"瘿痈"、"瘿痛"、"瘿气"等多种。

（一）气瘿

"气瘿者，随喜怒而消长之瘿也"，一般无全身症状，其患部肿块柔软无痛，可随喜怒而消长，故称为"气瘿"，在古代医学文献中还有"瘿囊"、"影袋"、"影囊"等别称，老百姓俗称为"大脖子病"。巢元方在《诸病源候论·小儿杂病诸候》对其作了详细描述："气瘿之状，颈下皮宽，内结突起，腿腿然，亦渐长大，气结所成也。"其相当于西医的单纯性甲状腺肿及部分地方性甲状腺肿，其中地方性甲状腺肿常见于离海较远、海拔较高的山区，古称"土瘿"，即与水土相关的瘿肿。巢元方的《诸病源候论·瘿瘤等病诸候》载："瘿者，由忧恚气结所生，亦曰饮沙水，沙随气入脉，搏颈下而成之。"清代沈金鳌在《杂病源流犀烛》也指出："西北方依山聚涧之民，食溪谷之水，受冷毒之气，其间妇女，往往生结囊如瘿，皮色不变，不痛不痒。"由此可见本病的病因是：一为忧恚，二为水土。另外，产后肾气亏虚，外邪乘虚侵入，亦能引起本病。现代医学认为本病的病因可分为3类：①甲状腺原料（碘）缺乏；②T_4需要量增高；③甲状腺合成和分泌障碍。明代皇甫中在《明医指掌》中指出了气瘿的治疗原则："瘿气绝不可破，破则脓血崩溃，多致夭枉，但当破气豁痰，咸剂以软其坚结，自然消散。"明代丁凤在《医方集宜》则强调：瘿气生于颈项之间，肿高皮白，软而不痛，随气消长，宜用昆布散、木通散、海藻丸、海藻散瘿丸。这与现代医学治疗单纯性甲状腺肿建议多食含碘丰富的食物（海带、紫菜）有异曲同工之妙。

（二）肉瘿

"肉瘿者，皮色不变之瘿也"。其临床特征为颈前喉结一侧或两侧结块，柔韧而圆，如肉之团，可随吞咽动作而上下活动。肉瘿最初称为息肉瘿，见于巢元方《诸病源候论》，其曰"有三种瘿：有血瘿，可破之；有息肉瘿，可割之；有气瘿，可具针之。"到唐代孙思邈《备急千金要方》中始定名为"肉瘿"，列为五瘿之一。至宋代陈无择《三因极一病证方论》亦提到肉瘿，而且明确指出，肉瘿的特点就是"皮色不变"。肉瘿相当于西医的甲状腺腺瘤或甲状腺囊肿，属于甲状腺良性疾病。《中华人民共和国中医药行业标准——中医病证诊断疗效标准》（ZY/T001.1-94）也称甲状腺瘤为"肉瘿"。宋代严用和在《严氏济生方》指出："夫瘿瘤者，多由喜怒不节，忧思过度，而成斯疾焉。"其说明忧思郁怒、气滞血瘀是肉瘿的病理基础。肉瘿一般采用内治法，在海藻玉壶汤的基础上随证加减，治以理气解郁、化痰软坚。但是值得注意的是肉瘿日久可发展成为石瘿，巢元方的《诸病源候论》载"有息肉瘿，可割之"，首次对肉瘿治疗提到了手术治疗。据统计，甲状腺腺瘤有癌变的危险，故对保守治疗3个月症状未见改善者，或伴有甲状腺功能亢进，或近期肿物突然增大，有恶变倾向者，应考虑积极手术治疗。

（三）石瘿

"石瘿"的特点是一侧或双侧颈前结块坚硬如石，触之凹凸不平，边界不清，推之不移，相当于西医的甲状腺癌。石瘿之名出自唐代孙思邈《备急千金要方》。唐代王焘《外台秘要》指出"凡水瘿气瘿可瘥，石瘿不可治疗"，说明了唐代对石瘿有了一定的认识。至宋代陈无择《三因极一病证方论》曰"瘿……皆年数深远，浸大浸长。坚硬不可移者，名曰石瘿""五瘿皆不可妄决破，破则脓血崩溃，多致夭枉"，指出了石瘿"表面坚硬，固定不移"的特点并且表明对石瘿的治疗有了一定的经验。大多医家对石瘿的发病机制比较认同的观点是在正虚的基础上由于情志内伤，肝脾气逆，痰湿内生，气滞则血瘀，瘀血与痰湿凝结，上逆于颈部而成；或由肉瘿日久转化而来。然而清代吴谦《外科心法要诀》从"肾主骨"的脏腑功能方面论述了石瘿的病机，认为肾主骨，恣欲伤肾，肾火郁遏，骨无荣养，致生石瘿。宋代朱橚编写的《普济方·针灸门》提到"石瘿难愈，气瘿易治"，唐代王焘在《外台秘要》中更有"石瘿不可治"的记载，均表明石瘿的难治性及危险性。

（四）瘿痈

"瘿痈"是瘿病中的一种急性炎症性疾病，其特点为喉结两侧结块，色红灼热，肿胀疼痛，甚而化脓，常伴发热、头痛等症状。其病机为内有郁火，外感风热，邪毒结聚于颈前所致。因其具有"痈"的一般特点，且病位在瘿，故称为"瘿痈"，相当于西医的急性甲状腺炎、化脓性甲状腺炎。本病在古代中医文献鲜有记载，但是在临床上却很常见。正式作为病名提出见于《中华人民共和国中医药行业标准——中医病证诊断疗效标准》（ZY/T001.1-94）。本病以内治为主，脓成前宜疏肝清热，解毒散结；若脓已成则需切开排脓，脓尽后外用生肌散，促进伤口愈合。

（五）瘿痛

"瘿痛"是体质因素加以外感时毒、情志因素等所致。其是风热时邪、温热邪毒留恋，气血痰瘀聚于颈前喉结部位导致的以颈前瘿肿剧烈疼痛为特征，日久可出现"瘿气"或虚损症状的病证。特征性症状是颈前瘿肿伴有疼痛，为外感邪毒诱发气血痰瘀聚于颈前喉结部位所致。所以主症结合病机命名曰"瘿痛"，与"瘿痛"当明确分别，相当于现代医学的亚急性甲状腺炎（简称亚甲炎），又称为 De Quervain 甲状腺炎，也称肉芽肿性甲状腺炎或巨细胞性甲状腺炎。《内分泌代谢病中西医诊治》指出："亚甲炎为感受风热、温热毒邪，或其他毒邪，入里化热，加之情志不畅，气郁化火，蕴结于颈前而成……临床表现多为起病急骤，早期先有畏寒、发热、头痛、全身不适，而后出现颈前肿痛，牵及耳后，伴有咽痛，继而发生甲状腺功能亢进或减退，因其以颈前疼痛为特殊表现，故而病名诊断以瘿痛比较合适。"其早期属于"温毒"继发的"瘿病"，可称之为"温毒·瘿病"，而后表现为"瘿气"的心悸、汗出等典型症状，可称之为"瘿痛·心悸"、"瘿痛·汗证"。表现为阴损及阳、阴阳俱虚证候者，则可称之为"瘿痛·虚劳"。

（六）瘿气

"瘿气"发病与体质因素及情志失调、饮食偏嗜等有关。其是气郁、血瘀、痰结于颈前而成瘿肿，继而气郁化火，或未成瘿肿，而为肝胃郁热，伤阴耗气，阴虚火旺，气阴两虚导致的以烦躁易怒、心悸、汗出、突眼或大便次数增多等为典型表现的病证。因其常伴有颈部瘿肿，病情变化常与情志因素有关，症状以烦躁易怒、心悸、汗出等肝旺证候为突出表现，瘿气又称忧瘿，相当于甲亢。《圣济总录·瘿瘤门》首提忧瘿。明代李梴《医学入门》曰："瘿气，今之所谓瘿囊者是也，由忧虑所生。忧虑伤心，心阴虚损，证见心悸，失眠，多汗，舌光红。七情不遂，则郁不达，郁久化火化风，证见性情急躁，眼球突出，面颊如火，脉弦，震颤。肝火旺盛，灼伤胃阴，阴伤则热，热则消谷善饥。若肝旺犯脾，脾失运化，症见大便溏泄，消瘦疲乏。"《实用中医内科学》指出："瘿气，是以颈前轻度或中度肿大，其块触之柔软光滑，无结无根，可随吞咽而活动，并见急躁易怒，眼球外突，消瘦易饥等为特征的颈前积聚之病证。"至于临床表现"心悸"、"汗出"症状突出者，可命名为"瘿气·心悸"、"瘿气·汗证"。严重的病例出现高热神昏，甚至厥脱危象者则可称为"瘿气·厥脱"。突眼症状突出者，病名可称为"瘿气·鹘眼凝睛"。《中华人民共和国中医药行业标准——中医病证诊断疗效标准》（ZY/T001.1-94）指出"鹘眼凝睛是由痰湿凝滞、气血瘀阻，或热毒内攻，双眼突出，凝视，白睛瘀滞红赤的眼病"，包括了甲亢所致的突眼。

（七）瘿病·虚劳

"瘿病·虚劳"是指颈前瘿肿基础上心肾阳虚、命火不足所致的倦怠乏力、畏寒肢冷、纳呆、大便不畅、脉迟、颜面肢体肿胀甚至发生昏迷为典型表现的病证。因其乃由瘿病发展而成，临床表现以倦怠、乏力、畏寒、纳呆、水肿等症状为主，属中医"虚劳"范畴，病位在肾与命门，主要病机为脾肾阳虚、心肾阳虚，常表现为多脏腑功能衰减，故称"瘿病·虚劳"。基本相当于现代医学多种原因所致的甲减。甲减，有幼年发病和成年发病之别。生后婴儿发病者，又称幼儿黏液性水肿。成人发病的，称成人甲减，重者称黏液性水肿。由本病引起昏迷者又称为黏液性水肿昏迷。根据中医学诊断重视主症往往以主症名病的特点，临床上也常常据其具体症状，诊断"水肿"、"昏迷"等。至于其幼年发病者，严重影响大脑和身体的生长发育，可有不同程度的智力低下和身材矮小，西医称之为呆小病或克汀病。《中医内科疾病名称规范研究》指出："胎儿禀赋不足，或受不良刺激；或后天幼儿因护养失宜，饮食不调，而致心肾受损，精髓不足。一则无以充脑，脑无以主神，二则骨无所养，则发育缓慢，身材矮小，智力迟钝，终成呆小之症。"

（八）颈部肿块

桥本甲状腺炎属于自身免疫性疾病，无中医对应病名，根据其甲状腺肿大，坚硬不痛的特点，归属于颈部肿块的范畴。根据中医学诊断重视主症，往往以主症名病的特点也可根据其表现出的主要症状进行命名。由于桥本甲状腺炎甲状腺自身免疫破坏的结果，末期会出现甲状腺功能衰竭，从而表现出乏力、怕冷、少汗、表情呆滞、反应迟钝、动作迟缓等症状，因此可命名为"瘿病·虚劳"。瘿·郁证可以称作桥本甲状腺炎甲减后情绪抑郁，桥本甲状腺炎甲减患者临床也常常见到胃肠道症状，根据不同的症状可以命名为"瘿病·便秘"、"瘿病·腹痛"等。除外以上几种基本的表现，桥本甲状腺炎还经常伴有轻微触痛症状，根据表现也可以归为"瘿痛"，但究其主要表现还是建议命名为"瘿病·痛证"，以与亚急性甲状腺炎区分。另外桥本甲状腺炎属于自身免疫性疾病，也可同时伴发其他自身免疫性疾病，如糖尿病、重症肌无力、红斑狼疮等，所以也可以将此类疾病根据临床表现主次命名为"瘿·消渴"、"瘿·痿证"、"瘿·红蝴蝶疮"等。

第三节 病 因 病 机

一、中医对瘿病病因的认识

（一）外因

1. 水土失宜 隋代巢元方《诸病源候论·瘿瘤等病诸候》谓"饮沙水"、"诸山水黑土中出泉流"容易发生瘿病。唐代王焘《外台秘要》："长安及襄阳蛮人，其饮沙水，喜瘿。"明代朱橚《普济方》曰："石瘿与泥瘿则因山水饮食而得之。"以上均说明瘿病的发生与水土因素有密切关系。

2. 外感六淫 六淫外袭，也可引发瘿疾，其中以火、热、湿较为多见。火热之邪侵袭颈部咽喉，日久热毒结聚，聚于颈旁可引发瘿痛肿痛。外感湿热之邪郁于颈项与素日之痰浊凝聚可致劳瘿反复发作。

（二）内因

1. 七情内伤 忧思恼怒日久，肝失调达，气机郁滞，则津液不得正常输布，易于凝聚成痰壅结颈前，则形成瘿病。正如《诸病源候论·瘿瘤等病诸候》曰"瘿者，由忧恚气结所生"、"动气增患"。《普济方》曰："劳瘿、忧瘿、气瘿……则本于七情之所感。"

2. 痰浊凝结　元代朱震亨《丹溪心法》曰："凡人身上中下有块者多是痰。"痰饮之邪流注于经络，结于颈前，则致经络气机阻滞，气血运行不畅，发为瘿肿；瘿肿形成，又加重气机阻滞，津液停聚，使瘿肿越结越大，越结越牢。甚至在强烈情志刺激下使气瘿、肉瘿骤变而为石瘿。

3. 瘀血阻滞　宋代陈无择《三因极一病证方论》曰："夫血气凝滞，结为瘿瘤者，虽与痈疽不同，所因一也。"《普济方·瘿瘤门》也说："大抵人之气血，循环常欲无滞留之患，调摄失宜，气凝血滞，故为瘿为瘤。"以上均说明了瘿病多与瘀血阻滞有关。

4. 体质因素　女子以肝为先天，妇女的经、带、胎、产等生理特点与肝经气血密切相关，常因情志刺激引起气郁痰结、气滞血瘀及肝郁化火等病理变化，故女性易致瘿病。另外素体阴虚之人，痰气郁结之后易于化火，更加伤阴，常使病机复杂，病程缠绵难愈。

5. 先天禀赋　因父母体弱多病，孕育不足，胎中失养，或生后喂养失当，水谷精气不充，均可致先天不足，肝肾亏虚，心气虚弱，发为本病。正如明代万全《幼科发挥》所言："胎弱者，禀受于气之不足也……如受肺之气为皮毛，肺气不足，则皮脆薄怯寒，毛发不生。"

二、中医对瘿病病机的认识

根据甲状腺疾病的主要临床表现，可将瘿病分为炎症型（瘿痈、瘿痛）、功能失调型（瘿气、瘿病、虚劳）及肿块型（气瘿、肉瘿、石瘿、颈部肿块）三类。虽然各类疾病的病因各有侧重，但其病机均离不开邪正交争，脏腑失和，阴阳失调，气滞、痰凝、血瘀壅结颈前。

（一）邪正交争

《素问·刺法论》曰"正气存内，邪不可干"，强调了正气在发病中的重要作用。这对甲状腺疾病的发生也有指导意义。功能失调型的甲状腺功能亢进或减退主要是由于正气虚衰，阴阳失调，邪气外袭而引发的；炎症型、肿块型的疾病主要表现为邪正交争，热毒痰瘀结于颈前而发病。

（二）脏腑失和

瘿病病位位于颈前，主要涉及肝脾，与心有关。肝主疏泄，肝失调达则气机阻滞，气滞则津停为痰；脾主运化，脾失健运则水湿不化，湿聚为痰，痰气交阻，血行不畅，则气、血、痰壅结而成瘿病。瘿病日久，在损伤肝阴的同时，也会伤及心阴，出现心悸、烦躁、脉数等症。

（三）阴阳失调

阴阳失调是一切疾病发生、发展的内在根据。甲亢以阴虚为主，阴虚则火旺，表现为心火旺则心悸、失眠；肝火旺则急躁、震颤；胃火旺则多食易饥。甲减以阳虚为主，肾阳不足，火不生土则脾阳不健，水湿不运，表现为双下肢浮肿，畏寒怕冷，神疲乏力，大便稀溏；肾阳为阳气之根，肾阳不足则心阳亦虚，出现心动过缓、搏动微弱，脉尺沉弱。

　　总之，气瘿、肉瘿、石瘿、颈部肿块、瘿痈、瘿痛的病理性质以实证居多，病理产物主要为痰浊、瘀血、热毒；瘿气、虚劳的病理性质以虚证居多，病理产物主要为水湿。在疾病的病变过程中，常常发生病机的转化，如痰气郁结日久，则深入血分，血液运行不畅，形成痰结血瘀之候；也可化火形成肝火亢盛证；火热内盛，耗伤阴精，又可致阴虚火旺之候，当出现烦躁不安、谵妄神昏、高热、大汗、脉疾等症状时，为病情危重之象。若肿块在短期内迅速增大，质地坚硬，结节高低不平，可能恶变，预后不佳。

第四节　常用治则治法

　　瘿病以邪正交争，脏腑失和，阴阳失调，气滞、痰凝、瘀血壅结颈前为基本病机，其中医内治法应以解毒散结、理气化痰、消瘿散结、调补阴阳为基本治则。

一、解毒散结法

　　这是用清热解毒的药物配合软坚散结的药物，使瘿肿消散的方法。瘿肿与热毒常同时存在，有的是由热毒之邪攻袭颈部而成瘿肿，如甲状腺炎症患者；有的是瘿肿之后复感热毒之邪而加重病情者，如甲状腺癌的毒热表现。本法适用于瘿肿局部灼热疼痛、发热、口渴、便秘、溲赤、舌红、脉数等病证。常用药物有金银花、连翘、夏枯草、白花蛇舌草、板蓝根、半枝莲、黄芩、黄连等。

二、理气化痰法

（一）理气消瘿法

　　这是用理气的药物使瘿肿消散的方法。甲状腺肿物是由于气滞、血瘀、痰凝、热毒等多种因素导致，其中气滞是形成瘿肿的主要因素之一，而且在临床上的瘿肿患者，气滞、气郁症状多见。因此理气散瘿法是普遍应用的方法之一。本法适用于瘿肿随喜怒消长，面部憋胀发紧，呼吸急促，易急躁，善太息之气瘿、瘿气及肉瘿等病。常用药物有青皮、陈皮、桔梗、柴胡、香附、枳壳等。

（二）化痰消瘿法

　　1. 温化寒痰消瘿法　这是用性质温燥的化痰药，促使寒痰或痰湿凝滞于颈部的瘿肿消散的方法。临床上常与温散寒邪、燥湿健脾的药物配合使用。适用于瘿肿伴有肢冷畏寒、食欲不佳、大便溏薄者。常用药物如半夏、陈皮、白芥子、胆南星、干姜、肉桂等。

　　2. 清热化痰消瘿法　这是用性质寒凉、化痰散瘿的药物促使瘿肿消散的方法。适用于痰热结聚于颈部的瘿肿。如甲状腺炎症性肿块、甲状腺腺瘤等。常用药物有贝母、瓜蒌、夏枯草、黄药子、蝉衣、僵蚕、海蛤壳等。

三、消瘿散结法

（一）软坚化瘿法

这是用味咸、软坚散结的海产药物使瘿肿消失的方法。该方法适用于单纯性甲状腺肿、甲状腺肿瘤等疾患。常用药物如海藻、海带、海蛤壳、昆布、海浮石等。

（二）化瘀散瘿法

这是用活血化瘀的药物促进瘿肿消散的方法。血瘀是形成瘿肿的重要因素，本法应用范围较广，可用于面部青紫、舌质青紫，或瘿肿突发肿大，痰瘀互结者，如部分单纯性甲状腺肿、瘿肿坚硬、凹凸不平之甲状腺癌等病。常用药物有川芎、当归、三棱、莪术、琥珀、丹参、穿山甲等。

四、调补阴阳法

甲状腺功能性疾病主要表现为阴阳偏衰，或为阴虚，或为阳虚。阴虚则不能制阳，出现阴虚阳亢的虚热证；阳虚则不能制阴，出现阳虚阴盛的虚寒证。这类热证或寒证不能用清热法和散寒法，而必须使用调补阴阳之法，即滋阴制阳法、补阳消阴法，即所谓"壮水之主以制阳光，益火之源以消阴翳"。

（一）滋阴制阳法

滋阴制阳法即以滋补阴精的药物为主，适当配合一些清虚热的药物，来治疗虚热证的方法。适用于甲亢患者。常用药物有生地黄、熟地黄、龟板、鳖甲、玄参、麦冬、枸杞子、白芍、女贞子等。

（二）补阳消阴法

补阳消阴法即用补脾肾阳虚的药物治疗虚寒证的方法。适用于甲减患者。常用药物如附子、干姜、桂枝、淫羊藿、肉苁蓉等。

第五节 常用中药及中成药

一、常用中药

（一）单味中药

据统计，到目前为止研究发现的治疗甲状腺疾病的单味中药有夏枯草、海藻、昆布、穿山龙、黄芩、黄芪、五味子、牡蛎、浙贝母、柴胡、橘叶、郁金、川楝子、香附、木香、青皮、枳壳、龙胆草、决明子、半夏、山慈菇、茯苓、制南星、瓜蒌、麦冬等。临床较为常用的中药有如下几种。

1. 夏枯草　为唇形科植物夏枯草的干燥果穗。

药性：辛、苦，寒。归肝、胆经。

功效：清热泻火，明目，散结消肿。

一般药理：夏枯草含夏枯草苷、乌苏酸、花色苷等，具有抗炎、降压、免疫抑制作用及增强肾上腺皮质等作用。

治疗甲状腺疾病药理：现代临床多用于治疗甲状腺肿大等疾病，有研究显示其具有多靶点、多途径的抗肿瘤作用，同时具有一定的抗炎作用。

2. 牡蛎　为牡蛎科动物长牡蛎、大连湾牡蛎或近江牡蛎的贝壳。

药性：咸，微寒。归肝、胆、肾经。

功效：重镇安神，平肝潜阳，软坚散结，收敛固涩。

一般药理：牡蛎具有镇静、抗惊厥、降血脂、抗凝血、抗血栓等作用。

治疗甲状腺疾病药理：动物实验研究结果显示，牡蛎能使甲状腺肿大模型老鼠的血清 T_3、T_4 含量得到回升，改善其甲状腺功能，同时亦可一定程度地改善甲状腺组织形态细胞增生。

3. 浙贝母　为百合科植物浙贝母的鳞茎。

药性：苦，寒。归肺、心经。

功效：清热化痰，散结消痈。

一般药理：浙贝母碱及去氢浙贝母碱具有镇咳祛痰作用，还有中枢抑制作用，能镇静、镇痛、抗炎、抗氧化。

治疗甲状腺疾病药理：浙贝母具有抗甲亢作用，能够在体内显著降低 T_3、T_4、环磷酸腺苷浓度，提高耐缺氧能力。此外，贝母素甲能够抑制甲状腺相关眼病中眼眶成纤维细胞的增殖，治疗甲状腺相关眼病。

4. 柴胡　为伞形科植物柴胡或狭叶柴胡的干燥根。

药性：苦、辛，微寒。归肝、胆经。

功效：解表退热，疏肝解郁，升举阳气。

一般药理：柴胡不仅具有镇静、安定、止痛、解热、镇咳、降低血浆胆固醇等药理活性，还具有抑制胃酸分泌、抗溃疡等作用。

治疗甲状腺疾病药理：研究表明柴胡具有抗炎，抗肿瘤，调节免疫系统活性的作用。

5. 黄芩　为唇形科植物黄芩的干燥根。

药性：苦，寒。归肺、胆、脾、胃、大肠、小肠经。

功效：清热燥湿，泻火解毒，止血，安胎。

一般药理：黄芩具有解热、降压、镇静、保肝、利胆、降血脂、抗肿瘤及抗氧化等作用。

治疗甲状腺疾病药理：黄芩苷能明显提高小鼠血清 IgM 和 B 细胞分泌 IgM 水平，并可显著增加血清 IgG 的含量，进而增加机体的体液免疫功能。

6. 黄芪　为豆科植物蒙古黄芪或膜荚黄芪的根。

药性：甘，微温。归脾、肺经。

功效：补气健脾，升阳举陷，益气固表，利尿消肿，托毒生肌。

一般药理：黄芪具有促进机体代谢、抗疲劳、利尿、调节机体免疫、调节血糖、抗氧化、降压、降血脂等作用。

治疗甲状腺疾病药理：黄芪主要成分包括多糖类、皂苷类、黄酮类等，其中，黄芪皂苷不仅可以调控免疫系统，而且具有显著的抗炎作用。有研究表明，黄芪能够降低血清 T_3、T_4 的含量，并且改善甲状腺功能。

7. 海藻　为马尾藻科植物海蒿子或羊栖菜的藻体。

药性：咸，寒。归肝、肾经。

功效：消痰软坚，利水消肿。

一般药理：海藻具有降压，抗高脂血症，降低血清胆固醇及减轻动脉粥样硬化的作用。海藻中所含褐藻酸有类似肝素样作用，表现为抗凝血、抗血栓、降低血黏度及改善微循环作用。海藻多糖对 I 型单纯疱疹病毒有抑制作用。

治疗甲状腺疾病药理：海藻中的钾、碘等无机盐对于缺碘引起的单纯性甲状腺肿、良性甲状腺结节有治疗作用，既能软坚散结消瘿，又能补充碘以去除病因；海藻和昆布可改善血液循环，促进 T_4 脱碘转化为生物活性强的 T_3，负反馈抑制 TSH，使肿大的甲状腺缩小。

8. 五味子　为木兰科植物五味子或华中五味子的成熟果实。

药性：酸、甘，温。归肺、心、肾经。

功效：收敛固涩，益气生津，补肾宁心。

一般药理：五味子具有镇咳、祛痰、降压、保肝、利胆、抗氧化等作用。

治疗甲状腺疾病药理：五味子具有促进机体免疫功能，抗氧化及抗衰老和抗肿瘤的作用。

9. 穿山龙　为薯蓣科薯蓣属植物穿龙薯蓣的干燥根茎。

药性：甘、苦，温。归肝、肾、肺经。

功效：祛风除湿，舒筋通络，活血止痛，止咳平喘。

一般药理：穿山龙具有镇痛、降糖、抗炎、平喘、降尿酸、耐缺氧、抗疲劳、抗肿瘤、抗高脂血症、抗氧化等作用。

治疗甲状腺疾病药理：穿山龙含多种甾体皂苷，其主要成分为薯蓣皂苷元（薯蓣皂素），与甾体激素类药物结构相近，是合成甾体激素的主要原料之一。并有研究表明，穿山龙能降低桥本甲状腺炎患者 TPOAb 和 TgAb 的滴度，改善桥本甲状腺炎的免疫炎性反应，对细胞免疫、体液免疫具有明显的调节作用。

10. 昆布　为海带科植物海带或翅藻科植物昆布的叶状体。

药性：咸，寒。归肝、肾经。

功效：消痰软坚，利水消肿。

一般药理：昆布具有降压、降血清胆固醇作用，提高机体体液免疫及促进细胞免疫等作用。

治疗甲状腺疾病药理：昆布所含有的碘化物对缺碘引起的地方性甲状腺肿大有治疗作用，可改善甲状腺囊肿。海藻和昆布可改善血液循环，促进 T_4 脱碘转化为生物活性强的

T_3，负反馈抑制 TSH，使肿大的甲状腺缩小。

（二）含碘中药的使用注意事项

1. 含碘中药的用药适应证及禁忌证 甲状腺疾病属于中医学"瘿病"范畴。关于瘿病的记载可以追溯到战国时期，晋代《肘后备急方》首次提出使用海藻、昆布类含碘中药治疗瘿病。在 20 世纪 80 年代之前，中医治疗瘿病几乎都会使用含碘中药；80 年代开始，随着对碘在甲状腺疾病中作用的认识不断深入，含碘中药能否用于甲状腺疾病在中医界引起广泛争议，至今尚无定论。现代医学的研究结果已经证实，碘对不同甲状腺疾病的影响并不完全相同，不是所有甲状腺疾病都适合富碘中药。因为碘对不同甲状腺疾病的影响不同，应当结合每个疾病不同的生理病理情况，以现代研究为基础，在甲状腺疾病的治疗中合理使用含碘中药。根据目前研究，单纯甲状腺肿、良性甲状腺结节等由缺碘引起的疾病，可以使用富碘中药进行治疗，高碘引起的甲状腺肿应避免使用富碘中药；甲状腺炎、甲减中伴有甲状腺肿大或结节，可以适当选用适碘中药；碘剂可加重甲状腺功能亢进症状，应谨慎使用。

2. 相关研究探索 中药中的碘与西药中的碘化物当属同一种物质，但是中药中还包括蛋白、糖类、无机盐、甘露醇等其他成分，比单纯的碘化物复杂。中药复方煎煮时会发生一系列化学变化，各种成分互相协同，故含碘中药复方并不完全等同于化合物中单一的碘剂；同时中药治疗甲状腺疾病以复方为主，并不单纯依靠其中的含碘成分，而是通过配伍应用起到综合效应。此外，使用含碘中药应当注意，虽然单剂中药的含碘量不多，但服用时间长，故需要监测患者尿碘水平，关注含碘中药治疗甲状腺疾病累积剂量产生的不良反应。崔鹏整理了历代医家治疗瘿病的方剂 104 首，统计出临床使用频率较高的中药有昆布（63.5%）、海藻（67.3%）、夏枯草（26.0%）、牡蛎（22.1%）、当归（19.2%）、浙贝母（15.4%）、生地黄（14.4%）、黄药子（11.5%）等，这些高频使用的中药大多为含碘中药。王旭等采用氧化还原滴定法测定常用消瘿中药的碘含量，结果显示，昆布、海藻含碘量最高，分别为 4993μg/kg、575μg/kg；牡蛎、香附含量次之，分别为 115μg/kg、93μg/kg；夏枯草、玄参含量较低，分别为 38μg/kg、19μg/kg。

目前，使用含碘中药的争议依然存在，且缺乏长时间、大样本的临床研究来证实含碘中药的治疗作用，这也是今后科研应该努力的方向。

二、常用中成药

中成药携带及服用方便，符合现代人的生活方式和节奏，且临床疗效显著，临床应用广泛。临床常用的中成药有夏枯草胶囊、百令胶囊、小金胶囊、右归胶囊、平消胶囊等。

（一）夏枯草胶囊

组成：夏枯草。

功效：清肝明目，散结消肿。

适应证：用于肝郁化火，痰凝血瘀证所致的瘰疬，瘿瘤，乳痈肿痛，头痛，眩晕等。

用法：口服。每次 2 粒，每日 2 次。

不良反应：尚不明确。

成药诠释：夏枯草具有免疫调节功效，可抑制淋巴细胞浸润和淋巴滤泡增殖，其消炎散结作用可使肿大的甲状腺腺体缩小，使得临床症状得到缓解或消失。

（二）百令胶囊

组成：发酵虫草粉。

功效：补肺益肾，填精益髓。

适应证：肺肾两虚引起的咳嗽、气喘、咯血、瘿病、腰背酸痛；慢性支气管炎的辅助治疗。

用法：口服。每次 2～6 粒，每日 3 次。

不良反应：个别患者咽部不适。

成药诠释：百令胶囊是冬虫夏草菌种经低温发酵研制而成的纯中药制剂。冬虫夏草真菌可对机体的免疫器官、免疫细胞、免疫分子乃至基因水平进行不同层次的调节。研究表明，百令胶囊具有双向免疫调节作用，可有效降低自身抗体水平，改善免疫反应。黄虹等研究发现，百令胶囊对 Graves 病进行治疗后 CD4$^+$、CD4/CD8、IFN-γ 较对照组下降更明显，CD8$^+$T 细胞亚群数、IL-4 水平升高更明显，表明该药能有效地调节 Graves 病患者细胞免疫，降低自身抗体水平。

（三）小金胶囊

组成：人工麝香、木鳖子（去壳去油）、制草乌、枫香脂、乳香（制）、当归（酒炒）、没药（制）、五灵脂（醋炒）、地龙、香墨。

功效：散结消肿，化瘀止痛。

适应证：用于阴疽初起，皮色不变，肿硬作痛，多发性脓肿，瘿瘤，瘰疬，乳岩，乳癖等。

用法：口服。每次 4～10 粒，每日 2 次，小儿酌减。

不良反应：尚不明确。

成药诠释：现代药理研究发现小金胶囊具有抗炎作用，能抑制肉芽组织增生，缓解小鼠足痛和化学热刺激所致小鼠腹痛，从而起到镇痛的作用。同时可改善微循环，增加毛细血管开放，有活血化瘀之效。

（四）右归胶囊（右归丸）

组成：熟地黄、附子（炮附片）、肉桂、山药、山茱萸（酒炙）、菟丝子、鹿角胶、枸杞子、当归、杜仲（盐炒）。

功效：温补肾阳，填精止遗。

适应证：用于肾阳不足，命门火衰，腰膝酸冷，精神不振，畏寒肢冷，阳痿遗精，大便溏薄，尿频而清。

用法：口服。每次 4 粒，每日 3 次。

不良反应：服药后偶可发生轻度便秘。

成药诠释：右归胶囊和右归丸更适用于肾阳虚的桥本甲状腺炎患者。实验研究证明，右归胶囊能显著提高肾阳虚模型大鼠辅助性 T 细胞的数量、减少 Treg 细胞和 CD8$^+$T 的数量、增强 NK 细胞的活性，从而增强肾阳虚模型大鼠的获得性免疫功能。右归丸能改善和调节 B 淋巴细胞的功能，促进体液免疫。

（五）平消胶囊（平消片）

组成：郁金、马钱子粉、仙鹤草、五灵脂、白矾、硝石、干漆（制）、枳壳（麸炒）。

功效：活血化瘀，散结消肿，解毒止痛。

适应证：用于毒瘀内结所致的肿瘤患者，具有缓解症状、缩小瘤体、提高机体免疫力、延长患者生存时间的作用。

用法：口服。每次 4～8 粒，每日 3 次。

不良反应：少见恶心、药疹，偶见头晕、腹泻。停药后上述症状可自行消失。

成药诠释：研究表明，临床上单独使用平消胶囊或与其他药物联合应用治疗乳腺等实体瘤，具有缓解症状，缩小瘤体，提高机体免疫力，延长生存时间等作用。并具有抑菌，增加机体抗菌能力，增强白细胞吞噬活力作用的。

第六节 常 用 方 剂

（一）逍遥散

来源：《太平惠民和剂局方》。

组成：柴胡、当归、芍药、薄荷、茯苓、生姜、大枣。

功效：疏肝解郁，养血健脾。

主治：肝郁血虚脾弱证。症见两胁作痛，头痛目眩，口燥咽干，神疲食少，或月经不调，乳房胀痛，脉弦而虚者。

（二）龙胆泻肝汤

来源：《医方集解》。

组成：龙胆草、栀子、黄芩、木通、泽泻、车前子、柴胡、甘草、当归、生地。

功效：清泻肝胆实火，清利肝经湿热。

主治：①肝胆实火上炎证。症见头痛目赤，胁痛，口苦，耳聋，耳肿，舌红苔黄，脉弦细有力。②肝经湿热下注证。症见阴肿，阴痒，筋痿，阴汗，小便淋浊，或妇女带下黄臭等，舌红苔黄腻，脉弦数有力。

（三）清胃散

来源：《脾胃论》。

组成：升麻、黄连、当归、生地、丹皮。

功效：清脏腑热，清胃凉血。

主治：胃火牙痛。症见牙痛牵引头痛，面颊发热，其齿喜冷恶热，或牙宣出血，或牙龈红肿溃烂，或唇舌腮颊肿痛，口气热臭，口干舌燥，舌红苔黄，脉滑数。

（四）牡蛎散

来源：《太平惠民和剂局方》。

组成：黄芪、麻黄根、牡蛎。

功效：敛阴止汗，益气固表。

主治：体虚自汗、盗汗证。症见自汗出，夜卧更甚，心悸惊惕，短气烦倦，舌淡红，脉细弱。

（五）天王补心丹

来源：《校注妇人良方》。

组成：人参、茯苓、玄参、丹参、桔梗、远志、当归、五味、麦冬、天冬、柏子仁、酸枣仁、生地黄。

功效：滋阴清热，养血安神。

主治：阴虚血少，神志不安证。症见心悸怔忡，虚烦失眠，神疲健忘，或梦遗，手足心热，口舌生疮，大便干结，舌红少苔，脉细数。

（六）知柏地黄丸

来源：《医方考》。

组成：知母、熟地黄、黄柏、山茱萸（制）、山药、牡丹皮、茯苓、泽泻。

功效：滋阴降火。

主治：肝肾阴虚，虚火上炎证。症见头目昏眩，耳鸣耳聋，虚火牙痛，五心烦热，腰膝酸痛，血淋尿痛，遗精梦泄，骨蒸潮热，盗汗颧红，咽干口燥，舌质红，脉细数。

（七）消瘰丸

来源：《医学衷中参西录》。

组成：牡蛎（煅）、生黄芪、三棱、莪术、朱血竭、生明乳香、生明没药、龙胆草、玄参、浙贝母。

功效：化痰软坚，健脾清肝，通气活血。

主治：痰火凝结之瘰疬痰核。

（八）附子理中丸

来源：《太平惠民和剂局方》。

组成：附子、人参、干姜、甘草、白术。

功效：温阳祛寒，补气健脾。

主治：脾胃虚寒较甚，或脾肾阳虚证。症见脘腹疼痛，下利清稀，恶心呕吐，畏寒肢凉，或霍乱吐利转筋等。

（九）肾气丸

来源：《金匮要略》。

组成：干地黄、山药、山茱萸、泽泻、茯苓、牡丹皮、桂枝、炮附子。

功效：补肾助阳。

主治：肾阳不足证。症见腰痛脚软，身半以下常有冷感，少腹拘急，小便不利，或小便反多，入夜尤甚，阳痿早泄，舌淡而胖，脉虚弱，尺部沉细；以及痰饮，水肿，消渴，脚气，转胞等。

（十）归脾汤

来源：《正体类要》。

组成：白术、人参、黄芪、当归、甘草、茯苓、远志、酸枣仁、木香、龙眼肉、生姜、大枣。

功效：益气补血，健脾养心。

主治：①心脾气血两虚证。症见心悸怔忡，健忘失眠，盗汗，体倦食少，面色萎黄，舌淡，苔薄白，脉细弱。②脾不统血证。症见便血，皮下紫癜，妇女崩漏，月经超前，量多色淡，或淋漓不止，舌淡，脉细弱。

（十一）平胃散

来源：《简要济众方》。

组成：苍术、厚朴、陈橘皮、甘草。

功效：燥湿运脾，行气和胃。

主治：湿滞脾胃证。症见脘腹胀满，不思饮食，口淡无味，恶心呕吐，嗳气吞酸，肢体沉重，怠惰嗜卧，常多自利，舌苔白腻而厚，脉缓。

（十二）血府逐瘀汤

来源：《医林改错》。

组成：桃仁、红花、当归、生地黄、牛膝、川芎、桔梗、赤芍、枳壳、甘草、柴胡。

功效：活血化瘀，行气止痛。

主治：胸中血瘀证。症见胸痛，头痛，日久不愈，痛如针刺而有定处，或呃逆日久不止，或饮水即呛，干呕，或内热瞀闷，或心悸怔忡，失眠多梦，急躁易怒，入暮潮热，唇暗或两目暗黑，舌质暗红，或舌有瘀斑、瘀点，脉涩或弦紧。

（十三）理中丸

来源：《伤寒论》。

组成：人参、干姜、甘草、白术。

功效：温中祛寒，补气健脾。

主治：①脾胃虚寒证。症见脘腹绵绵作痛，喜温喜按，呕吐，大便稀溏，脘痞食少，畏寒肢冷，口不渴，舌淡苔白润，脉沉细或沉迟无力。②阳虚失血证。症见便血、吐血、崩漏等，血色暗淡，质清晰。③脾胃虚寒所致的胸痹；或病后多涎唾；或小儿慢惊等。

（十四）苓桂术甘汤

来源：《金匮要略》。

组成：茯苓、桂枝、白术、甘草。

功效：温阳化饮，健脾利湿。

主治：中阳不足之痰饮。症见胸胁支满，目眩心悸，短气而咳，舌苔白滑，脉弦滑或沉紧。

（十五）真武汤

来源：《伤寒论》。

组成：茯苓、芍药、生姜、附子、白术。

功效：温阳利水。

主治：阳虚水泛证。症见畏寒肢厥，小便不利，心下悸动不宁，头目眩晕，身体筋肉眴动，站立不稳，四肢沉重疼痛，浮肿，腰以下为甚；或腹痛，泄泻；或咳喘呕逆。舌质淡胖，边有齿痕，舌苔白滑，脉沉细。

（十六）右归丸

来源：《景岳全书》。

组成：熟地黄、附子、肉桂、山药、山茱萸、菟丝子、鹿角胶、枸杞子、当归、杜仲。

功效：温补肾阳，填精益髓。

主治：肾阳不足，命门火衰证。症见年老或久病气衰神疲，畏寒肢冷，腰膝软弱，阳痿遗精，或阳衰无子，或饮食减少，大便不实，或小便自遗，舌淡苔白，脉沉而迟。

（十七）柴胡疏肝散

来源：《医学统旨》。

组成：陈皮、柴胡、川芎、香附、枳壳、芍药、甘草。

功效：疏肝理气，活血止痛。

主治：肝气郁滞证。症见胁肋疼痛，胸闷善太息，情志抑郁易怒，或嗳气，脘腹胀满，脉弦。

（十八）二至丸

来源：《医便》卷一。

组成：女贞子、旱莲草。

功效：补益肝肾，滋阴止血。

主治：肝肾阴虚之崩漏。

（十九）参苓白术散

来源：《太平惠民和剂局方》。

组成：白扁豆、白术、茯苓、甘草、桔梗、莲子、人参、砂仁、山药、薏苡仁。

功效：益气健脾，渗湿止泻。

主治：脾虚湿盛证。症见饮食不化，胸脘痞闷，肠鸣泄泻，四肢乏力，形体消瘦，面色萎黄，舌淡苔白腻，脉虚缓。

（二十）实脾饮

来源：《济生方》。

组成：白术、厚朴、木瓜、木香、草果、大腹子、干姜、制附子、炙甘草、生姜、大枣。

功效：温阳健脾，行气利水。

主治：脾肾阳虚，水气内停之阴水。身半以下肿甚，手足不温，口中不渴，胸腹胀满，大便溏薄，舌苔白腻，脉沉弦而迟者。

（二十一）银翘散

来源：《温病条辨》。

组成：金银花、连翘、竹叶、荆芥穗、牛蒡子、淡豆豉、薄荷、苦桔梗、生甘草。

功效：辛凉透表，清热解毒。

主治：温病初期。症见发热，微恶风寒，无汗或有汗不畅，头痛口渴，咳嗽咽痛，舌尖红，苔薄白或薄黄，脉浮数。

（二十二）五味消毒饮

来源：《医宗金鉴》。

组成：金银花、野菊花、蒲公英、紫花地丁、紫背天葵子。

功效：清热解毒，消散疔疮。

主治：疔疮初起。症见发热恶寒，疮形如粟，坚硬根深，状如铁钉，以及痈疡疖肿，红肿热痛，舌红苔黄，脉数。

（二十三）二陈汤

来源：《太平惠民和剂局方》。

组成：半夏、橘红、白茯苓、甘草。

功效：燥湿化痰，理气和中。

主治：湿痰证。症见咳嗽痰多，色白易咯，恶心呕吐，胸膈痞闷，肢体困重，或头眩心悸，舌苔白滑或腻，脉滑。

（二十四）四君子汤

来源：《太平惠民和剂局方》。
组成：人参、白术、茯苓、甘草。
功效：益气健脾。
主治：脾胃气虚证。症见面色萎黄，语声低微，气短乏力，食少便溏，舌淡苔白，脉虚弱。

（二十五）丹栀逍遥散

来源：《内科摘要》。
组成：牡丹皮、栀子、柴胡、当归、芍药、薄荷、茯苓、生姜、大枣。
功效：养血健脾，疏肝清热。
主治：症见肝郁化火，潮热颧红，月经不调，少腹胀痛，经行乳胀，崩漏，带下者。

（二十六）四海舒郁丸

来源：《疡医大全》卷十八。
组成：青木香、陈皮、海蛤粉、海带、海藻、昆布、海螵蛸。
功效：行气化痰，散结消瘿。
主治：症见肝脾气郁，致患气瘿，结喉之间，气结如胞，随喜怒消长，甚则妨碍饮食者。

（二十七）海藻玉壶汤

来源：《外科正宗》卷二。
组成：海藻、昆布、贝母、半夏、青皮、陈皮、当归、川芎、连翘、甘草。
功效：化痰软坚，理气散结，滋阴泻火。
主治：瘿瘤初起，或肿或硬，或赤或不赤，但未破者，甲状腺功能亢进，脂膜炎，乳腺增生，淋巴结核，结核性腹膜炎，多发性疖病等。

（二十八）清肝芦荟丸

来源：《外科正宗》卷二。
组成：川芎、当归、白芍、生地、青皮、芦荟、昆布、海粉、甘草节、牙皂、黄连。
功效：化瘀解毒，软坚散结。
主治：症见恼怒伤肝，致肝气郁结为瘤，坚硬色紫，垒垒青筋，结若蚯蚓，遇喜则安，遇怒则痛者。

（二十九）生脉散

来源：《医学启源》。

组成：人参、麦冬、五味子。

功效：益气生津，敛阴止汗。

主治：①温热、暑热、耗气伤阴证。症见汗多神疲，体倦乏力，气短懒言，咽干口渴，舌干红少苔，脉虚数。②久咳伤肺，气阴两虚证。症见干咳少痰，短气自汗，口干舌燥，脉虚数。

第七节　中西医结合治疗优势

（一）融汇中西——发挥中西医结合治疗甲状腺疾病的优势

甲状腺是人体最大的内分泌腺，其分泌的甲状腺激素在人体生长发育及物质代谢和能量代谢中发挥重要作用，是调节人体糖、脂肪、蛋白质代谢，保持体温恒定，促进人体生长发育的重要物质。西医关于甲状腺疾病的治疗措施主要包括抗甲状腺药物、激素替代、放射性疗法和外科手术治疗。抗甲状腺药物或甲状腺激素可以将甲状腺功能指标较快控制在正常范围内，使病情尽快稳定。但停药后容易复发，副作用大。

中医关于甲状腺疾病的治疗措施，辨证论治理论和方法是中医学的核心组成部分，也是中医学特色优势的最重要体现。对瘿病的治疗，中医积累了丰富的经验，以桥本甲状腺炎为例，中医认为本病病机在于肝郁、脾虚、肾亏、气血瘀滞。病理产物及致病因素是气滞、痰凝、血瘀。治疗原则主要是疏肝、健脾、温肾，并佐以活血化瘀、理气化痰、软坚散结、清热解毒。中医药诊治甲状腺疾病有其鲜明的特色，改善临床症状方面亦有良好的治疗效果。

单纯的西医或中医诊治甲状腺疾病，有时效果不尽人意，但是将两者的优势进行结合，使用中西医结合的方式治疗甲状腺疾病，往往会取得较好的疗效。

（二）治疗甲亢联合中医辨证施治能缩短疗程，稳定血清甲状腺激素水平

赵家军教授在"中西医结合治疗弥漫性甲状腺肿伴甲状腺功能亢进的基础与临床研究"中，使用中西医结合的综合方法进行甲状腺疾病诊治。这种综合治疗可加快患者症状的缓解，缩短疗程，明显降低复发率。还可使患者的突眼、甲状腺肿大症状明显减弱，甚至完全恢复正常。应用核固红染色、TUNEL 标记、流式细胞计方法检测后，发现联合中药治疗后，可诱导甲状腺细胞凋亡，而对患者的机体免疫功能进行监测后发现患者的免疫功能状态有明显改善，为中西医结合综合治疗应用于该病提供了强大的理论依据。

（三）治疗甲减联合中医治疗能有效缓解甲减的临床症状

甲状腺激素替代治疗的优势中药无法达到，但在改善临床症状方面有时却可以达到意

想不到的效果。很多甲减患者服用甲状腺激素替代治疗时仍多可出现心悸气短，畏寒，或五心烦热，口干，乏力嗜睡，自汗盗汗，头晕目眩，精神萎靡，食少，二便失调，舌淡胖或暗红少苔，脉沉细数无力等症状，治以益气调和阴阳，调理肝脾肾，佐以理气解郁中药，在临床症状方面的改善具有显著效果。

（四）能改善患者生活质量，并减轻甲状腺癌放化疗不良反应

《外科正宗·瘿瘤论》说"夫人生瘿瘤之症，非阴阳正气结肿，乃五脏瘀血、浊气、痰滞而成"，故甲状腺手术后多采用益气养血、软坚散结兼以活血化瘀中药进行后续治疗，加快身体的恢复和减少疾病的复发。化疗药物在抑制或杀伤肿瘤细胞的同时，也给机体带来了较大的不良反应，而对于甲状腺癌术后行化疗的患者，中医认为，化疗后恶心、呕吐，治疗上应予益气补虚、健脾和胃、降逆止呕中药治疗，能明显改善化疗后的副作用。

甲状腺疾病联合中医治疗可以弥补手术治疗、放射治疗、化学治疗的不足，同时采用中医中药治疗，可调节机体内环境平衡，改善患者的症状，提高患者的生存质量。因此融汇中西，是临床诊治甲状腺疾病的重要方法。

疾病治疗的最高境界是在疾病未发生之前进行预防保健，达到防止疾病发生的作用。甲状腺疾病形式多样，国内对该疾病的认识与科普工作刚刚起步，所以应符合当今时代发展的要求，突出中西医结合的特点，但又不同于中西医内容的混杂，分析甲状腺疾病的发病机制、影响因素和治疗方法，包括现代医学治疗措施、中医药治疗方法和甲状腺疾病的预防与健康管理措施。提高民众对疾病的知晓度、认知水平，做好甲状腺疾病健康管理工作是我们努力的目标。

参 考 文 献

贾颖. 2016. 赵尚华中医治疗甲状腺疾病经验集[M]. 北京：中国中医药出版社.

王家元. 1992. 含碘中药治疗甲状腺功能亢进症的可行性探讨[J]. 中医杂志, 33（9）：51.

王旭, 陈金锭. 2000. 略论含碘中药在治疗"甲亢"中的运用[J]. 江苏中医, 21（4）：35-36.

王旭, 尤爱琴, 李伟, 等. 2007. 临床常用消瘿中药含碘量测定研究[J]. 南京中医药大学学报, 23（6）：387-388.

朱重光, 徐开州, 晁岳汉, 等. 1993. 治疗甲状腺机能亢进症的临床体会[J]. 河南中医, 13（1）：11-14.

第五章　甲状腺常见疾病的诊治精要

第一节　甲状腺功能亢进症

一、概述

（一）西医的定义及流行病学

甲状腺毒症（thyrotoxicosis）是指血循环中甲状腺激素过多，引起以神经、循环、消化等系统兴奋性增高和代谢亢进为主要表现的一组临床综合征。甲状腺功能亢进症（hyperthyroidism，简称甲亢）是指甲状腺腺体本身功能亢进，合成和分泌甲状腺激素增加而引起的甲状腺毒症。由于甲状腺滤泡被炎症（如亚急性甲状腺炎、安静型甲状腺炎、产后甲状腺炎等）破坏，滤泡内储存的甲状腺激素过量进入循环引起的甲状腺毒症称为破坏性甲状腺毒症。甲亢的病因包括 Graves 病、毒性多结节性甲状腺肿和甲状腺自主性高功能腺瘤等，其中 Graves 病是甲亢最常见的病因，本节主要讨论 Graves 病。

目前由于人们生活节奏变快和生活压力增大、劳累、情绪压抑及长期熬夜等因素的影响，甲亢的发病率逐年增高。2009 年在中国十城市进行的甲状腺疾病流行病学调查发现，甲亢患病率为 1.1%，亚临床甲亢 2.6%。在临床上以 Graves 病最常见，约占所有甲亢患者的 85%。Graves 病多见于成年女性，其发病率占女性人群的 1.9%，男性与女性比为 1：（4～6），以 20～40 岁多见。

（二）中医相关的病证论述

中医医籍对该病没有明确的病名记载，根据其发病原因、临床症状及体征，其与中医学中的"瘿病"很类似。中医学瘿病的概念很广，在《吕氏春秋》、《三国志》、《诸病源候论》、《肘后备急方》、《备急千金要方》、《三因极一病证方论》等古代文献中先后沿用了血瘿、气瘿、息肉瘿、石瘿、劳瘿、土瘿、忧瘿、筋瘿等众多名称，这些可以概括现代医学的单纯性甲状腺肿大、甲亢、甲状腺肿瘤、甲状腺炎等多种疾病，与甲亢比较接近的当属忧瘿与气瘿。又因其症状表现复杂，亦可归为"心悸"、"虚劳"、"郁证"等范畴。

二、西医发病机制

（一）病因

Graves 病是一种与促甲状腺激素受体抗体（thyroid stimulating hormone receptor antibody，TRAb）密切相关的器官特异性自身免疫性功能亢进性甲状腺疾病，其病因和发病机制至今尚未完全阐明，目前认为是由机体自身免疫、遗传、氧化应激、环境因素等综合因素所致，因感染、精神创伤等应激因素而诱发，与自身免疫性甲状腺炎等同属自身免疫性甲状腺疾病。

（二）发病机制

Graves 病是引起甲亢的主要原因，本病有显著的遗传倾向，同胞兄妹发病危险为 11.6%，单卵孪生子发病有较高的一致率。目前发现 Graves 病与 HLA、CTLA4、PTPN22、CD40、IL-2R、可结晶片段受体样因子 3（FcRL3）、Tg 和 TSHR 等相关，是一个复杂的多基因疾病。环境因素参与 Graves 病的发病，如细菌感染、性激素、应激等都对本病的发生有影响。

本病的主要特征是血清中存在针对甲状腺细胞 TSH 受体（TSHR）的特异性自身抗体，称为 TRAb，也称为 TSH 结合抑制性免疫球蛋白（TBII）。其有两种类型，即 TSAb 和 TSBAb。TSAb 与 TSH 受体结合，刺激腺苷酸环化酶信号系统，导致甲状腺细胞增生和甲状腺激素合成、分泌增加。TSH 对 TSHR 的刺激受到下丘脑-垂体-甲状腺轴的负反馈调节，保持甲状腺激素产生的平衡。但 TSAb 对 TSHR 的刺激没有这种调节机制，导致甲状腺激素过度产生。所以 TSAb 是甲亢的致病性抗体。母体的 TRAb 也可以通过胎盘，导致胎儿或新生儿发生甲亢。TSBAb 与甲状腺细胞表面的 TSH 受体结合，占据了 TSH 的位置，使 TSH 无法与 TSHR 结合，产生抑制效应，甲状腺细胞萎缩，甲状腺激素产生减少。如果以 TSBAb 为主，Graves 病的甲亢可自发性发展为甲减，Graves 病患者还存在着针对甲状腺的其他自身抗体，如 TPOAb、TgAb。

三、中医病因病机

（一）病因

甲亢多因先天肝肾阴津不足，在情志刺激作用下，肝气郁结，失于条达，肝气犯脾，脾失健运，人体气血阴阳平衡失调而发病，与肝、脾、心、肾等脏腑功能失调密切相关。其主要致病因素如下所述。

1. 情志内伤　由于长期忿郁恼怒或忧思郁虑，使气机郁滞、肝气失于条达。津液的正常循行及输布，均有赖气的统帅。气机郁滞，则津液易于凝聚成痰。气滞痰凝、壅结颈部则形成瘿病。痰气凝滞日久，使血液的运行亦受到障碍而产生血行瘀滞，可致瘿肿较硬或有结节。或长期忧思不解，阴血暗耗，心失所养；或化火生痰，痰火扰心均可致病。《诸病源候论·瘿瘤等病诸候》说："瘿者，由忧恚气结所生"、"动气增患"。《普济方·瘿瘤门》说："夫瘿瘤者，多由喜怒不节，忧思过度，而成斯疾焉。大抵人之气血，循环常欲无滞留之患，调摄失宜，气凝血滞，故为瘿为瘤。"

2. 饮食及水土失宜　饮食失调，水土失宜，影响脾胃的功能，使脾失健运，不能运化水湿，聚而生痰，痰气郁结颈前则发为瘿病。或脾气虚弱，运化失职，气血生化乏源，血虚心失所养，肝肾精血亏虚而发病。《诸病源候论·瘿瘤等病诸候》谓"饮沙水"、"诸山水黑土中"容易发生瘿病。

3. 体质因素　先天禀赋不足，或劳倦过度，久病失养，或素体阴虚，肝肾亏虚，阴不制阳，肝阳上亢而发病。由于妇女的经、孕、产、乳等生理特点与肝经气血有密切关系，遇有情志、饮食等致病因素，常引起气郁痰结、气滞血瘀及肝郁火伏等病理变化，故女性易患瘿病。

（二）病机

本病发病以先天肝肾阴津亏虚、后天脾胃运化失常、情志刺激、肝气郁结为发病基础，由于气滞、痰凝、血瘀，壅结颈前而发病，病情迁延不愈，引起气、痰、瘀三者合而交结为患。痰气郁结化火，火热耗伤阴津，而导致阴虚火旺愈盛的病理变化，其中尤以心、肝阴虚火旺的病变较突出。本病初起多实，病久则由实转虚或虚实夹杂。

由于情志不舒，肝气郁结，气机郁滞，痰浊壅阻颈部，颈前肿大，质软不痛；肝气郁结，故见胸闷，喜太息，或兼胸胁窜痛；若痰气交阻，血脉瘀滞，气、痰、瘀壅结颈前，则颈前肿块较大，质地较硬；肝胃郁热，消灼水谷，故烦渴多食；阴液暗耗，肝郁化火，火邪迫津外泄，则烦热，出汗多，性情急躁易怒；火盛动风，风阳上扰，故眼球突出，面红烘热；心阴亏虚，心失所养，故心悸不宁，心烦少寐；肝开窍于目，肝血不足，目失所养，则眼干，目眩；肝阴亏虚，虚风内动，则手指颤抖；肝郁脾虚，脾失健运，水谷不化，则便溏；气血生化乏源，无以充养肌肉、经脉，则形体消瘦、乏力，女子月经量少或闭经；肾开窍于耳，肾阴亏虚，则耳鸣，腰膝酸软。病程日久，阴损及阳，脾肾阳虚，水湿失运，外溢肌肤，则见面目四肢浮肿。

四、西医诊断及治疗

（一）临床表现

本病临床表现主要由循环中甲状腺激素过多引起，其症状和体征的严重程度与病史长短、激素升高的程度和患者年龄等因素相关，具体临床表现如下。

1. 神经系统 易激动、精神过敏、舌和双手平举向前伸出时有细震颤、多言多动、失眠紧张、思想不集中、焦虑烦躁、多疑等，有时候出现幻觉，甚而表现为亚狂躁症或精神分裂症，但也有寡言、抑郁者，患者腱反射活跃，反射时间缩短。

2. 高代谢综合征 怕热多汗，常有低热，危象时可有高热。

3. 甲状腺肿 多呈弥漫性对称性肿大，少数不对称，或肿大明显，质地中等，无压痛，病史较久或食用含碘食物较多者可坚韧。也有少数的病例甲状腺不肿大；结节性甲状腺肿伴甲亢可触及结节性肿大的甲状腺；甲状腺自主性高功能腺瘤可扪及孤立结节。同时甲状腺血流增多，可在上下叶外侧闻及血管杂音和扪及震颤，尤以腺体上部明显。此症状具特征性，在诊断上有重要意义。

4. 眼征 分浸润性突眼和非浸润性突眼。非浸润性突眼又称良性（单纯性）突眼，病因与甲状腺毒症导致的交感神经兴奋性增高有关。浸润性突眼称恶性突眼，又称 Graves 眼病。病因与眶周组织的自身免疫炎症反应有关。患者常有怕光，流泪，复视，视力减退，眼部肿痛、刺痛，有异物感等症状。

5. 心血管系统 常有心动过速（多为窦性）、休息及熟睡时心率仍快；心尖区第一心音亢进，常有收缩期杂音，偶在心尖部可听到舒张期杂音；心律失常以期前收缩、心房颤动多见，心房扑动及房室传导阻滞少见；可有心脏肥大、扩大和充血性心力衰竭；由于脉压增大，有时出现水冲脉、毛细血管搏动等周围血管征。

6. 消化系统 食欲亢进，体重却明显下降。过多甲状腺激素可导致肠蠕动增强以致大便次数增多，有时因脂肪吸收不良而致脂肪泻，甲状腺激素对肝也有直接毒性作用致肝大、肝功能异常等。

7. 血液和造血系统 周围血液中，白细胞总数偏低，淋巴细胞百分比和绝对值及单核细胞增多，血小板寿命也较短，有时可出现紫癜，由于消耗增加，营养不良和铁的利用障碍可致贫血。

8. 运动系统 部分患者可有甲亢性肌病、肌无力及肌萎缩，多见于肩胛与骨盆带肌群。周期性瘫痪多见于青年男性患者。

9. 生殖系统 女性月经减少，周期延长甚至闭经。但部分患者能妊娠、生育。男性多阳痿。

10. 皮肤及肢端 小部分患者有典型对称性黏液性水肿，多见于小腿胫前下段。在少数患者中可见到指端软组织肿胀呈杵状形，掌指骨骨膜下新骨形成，以及指或趾甲的邻近游离边缘部分和甲床分离现象，称为指端粗厚。

11. 内分泌系统 甲状腺激素分泌过多除影响性腺功能外，肾上腺皮质功能在本病早期常较活跃，而在重症（如危象）患者中，其功能相对减退，甚或不全；垂体分泌 ACTH 增多，血浆皮质醇浓度正常，但其清除率加速，说明其转运和利用增快。

（二）辅助检查

1. 血清甲状腺激素测定

（1）血清 TT_3 及血清 TT_4：TT_4 是判定甲状腺功能最基本的筛选指标，TT_3 浓度常与 TT_4 的改变平行，但在甲亢初期与复发早期，TT_3 上升往往很快，约四倍于正常。TT_3、TT_4 升高受甲状腺激素结合球蛋白（TBG）影响，而 TBG 又受雌激素、妊娠、病毒性肝炎等影响而升高，受雄激素、低蛋白血症、泼尼松等的影响而下降。

（2）血清 FT_3 及血清 FT_4 测定：不受血 TBG 影响，能直接反映甲状腺功能，其敏感性和特异性均明显高于 TT_4 和 TT_3，含量极微。

（3）血清 γT_3 测定：γT_3 无生物活性，是 T_4 在外周组织的降解产物，其血浓度的变化与 T_3、T_4 维持一定比例，可作为了解甲状腺功能的指标。

2. TSH 是反映下丘脑-垂体-甲状腺轴功能的敏感指标，垂体性甲亢升高，甲状腺性甲亢降低。

3. 甲状腺自身抗体 甲状腺刺激性免疫球蛋白测定（TRAb）阳性说明甲亢病因是 Graves 病，同时可作为判断 Graves 病预后和抗甲状腺药物停药的指标，TgAb 含量及 TPOAb 阳性率在 Graves 病患者中显著升高，是自身免疫病因的佐证。

4. 影像学检查 临床上使用最多的是无创性 B 型超声检查及甲状腺放射性同位素（^{131}I 或 ^{99m}Tc）成像（ECT 扫描），它可判断甲状腺大小、形态、结构、血供情况，有无结节及结节大小、数量、性质，甲状腺摄 ^{131}I 功能试验还用于鉴别甲状腺毒症原因。由于 B 超的普遍应用使许多临床体检不能发现的结节（0.3cm）均可发现。临床可以选用。如果怀疑有恶变可能，可以细针穿刺以行病理活检。

（三）诊断要点

1. 甲亢的诊断标准 ①临床高代谢的症状和体征；②甲状腺体征：甲状腺肿和（或）甲状腺结节。少数病例无甲状腺体征；③血清激素：TT_4、FT_4、TT_3、FT_3 增高，TSH 降低，一般＜0.1mIU/L。T_3 型甲亢时仅有 TT_3、FT_3 升高。

2. Graves 病的诊断标准 ①临床甲亢症状和体征；②甲状腺弥漫性肿大（触诊和 B 超证实），少数病例可以无甲状腺肿大；③血清 TSH 浓度降低，甲状腺激素浓度升高；④眼球突出和其他浸润性眼征；⑤胫前黏液性水肿；⑥甲状腺 TSH 受体抗体（TRAb 或 TSAb）阳性。以上标准中，①～③项为诊断必备条件，④～⑥项为诊断辅助条件。临床也存在 Graves 病引起的亚临床甲亢。

3. 甲亢危象的诊断 甲亢危象是甲状腺毒症急性加重的一个综合征，发生原因可能与循环内甲状腺激素水平增高有关。多发生于较重甲亢未予治疗或治疗不充分的患者。常见诱因有感染、手术、创伤、精神刺激等。临床表现有高热或过高热、大汗、心动过速（140 次/分以上）、烦躁、焦虑不安、谵妄、恶心、呕吐、腹泻，严重患者可有心力衰竭、休克及昏迷等。甲亢危象的诊断主要靠临床表现综合判断。目前最新诊断标准是在 2012 年 Akamizu 等依据日本患者情况制定的。此标准指出确诊甲亢危象需满足游离甲状腺激素升高合并任何中枢神经系统的症状及至少一项非中枢神经系统症状，如发热（≥38℃）、心动过速（≥130 次/分）、充血性心力衰竭等表现。

（四）鉴别诊断

（1）有甲状腺毒症表现而 ^{131}I 摄取率降低者是破坏性甲状腺毒症（如亚急性甲状腺炎、安静型甲状腺炎），以及碘甲亢和伪甲亢（外源性甲状腺激素摄入过多所致甲亢）的特征。

（2）单纯血清 TT_3、TT_4 升高或血清 TSH 降低的鉴别诊断。使用雌激素或妊娠可使血中甲状腺激素结合球蛋白升高从而使 TT_3、TT_4 水平升高，但其 FT_3、FT_4 及 TSH 水平不受影响；甲状腺激素抵抗综合征患者也有 TT_3、TT_4 水平升高，但是 TSH 水平不降低；使用糖皮质激素、严重全身性疾病及垂体病变均可引起 TSH 降低。

（3）Graves 甲亢可以和桥本甲状腺炎并存，可称为桥本甲亢（Hashitoxicosis），有典型甲亢的临床表现和实验室检查结果，血清 TgAb 和 TPOAb 高滴度。甲状腺穿刺活检可见两种病变同时存在。当 TSAb 占优势时表现为 Graves 病；当 TPOAb 占优势时表现为桥本甲状腺炎或（和）甲减。也有少数桥本甲状腺炎患者在早期因炎症破坏滤泡、甲状腺激素释放入血而引起一过性甲状腺毒症，可称为桥本假性甲亢或桥本一过性甲状腺毒症。此类患者虽临床有甲状腺毒症症状，TT_4、TT_3 升高，但 ^{131}I 摄取率降低，甲状腺毒症症状通常在短期内消失，甲状腺穿刺活检呈典型桥本甲状腺炎改变。

（4）甲亢危象须与严重感染、急性心肌梗死、急性胃肠炎、肝性脑病、慢性消耗性疾病等相鉴别，并且应特别注意老年患者，因其往往缺乏高代谢的表现，应结合甲状腺功能检查谨慎判断。

（五）治疗

1. 一般治疗 甲亢的一般治疗包括注意休息，避免精神刺激和过度疲劳，忌碘饮食，补充足够热量和营养，如糖、蛋白质和 B 族维生素，以及对症处理，失眠者可给苯二氮䓬类镇静药，心悸明显者可给 β 受体阻滞剂。如盐酸普萘洛尔（心得安）10～20mg，每日 3次，或美托洛尔 25～50mg，每日 2 次。

2. 抗甲状腺药物治疗　抗甲状腺药物疗效较肯定，一般不引起永久性甲减，方便、安全，是内科治疗中的主要方法。抗甲状腺药物（ATD）：主要药物有甲巯咪唑（MMI）、丙硫氧嘧啶（PTU）。ATD 治疗 Graves 病的缓解率为 30%～70%，平均 50%。

（1）适应证：适用于病情轻、甲状腺轻中度肿大的甲亢患者。年龄在 20 岁以下、妊娠甲亢、年老体弱，或合并严重心、肝、肾疾病不能耐受手术者均宜采用药物治疗。

（2）治疗方法：一般情况下为 MMI 30～45mg/d 或 PTU 300～450mg/d，分 3 次口服，MMI 半衰期长，可以每天单次服用。当症状消失，血中甲状腺激素水平接近正常后逐渐减量。由于 T_4 的血浆半衰期为 7 天，加之甲状腺内储存的甲状腺激素释放约需要 2 周时间，所以 ATD 开始发挥作用多在 4 周以后。减量时每 2～4 周减药 1 次，每次 MMI 减量 5～10mg/d（PTU 50～100mg/d），减至最低有效剂量时维持治疗，MMI 为 5～10mg/d，PTU为 50～100mg/d，总疗程一般为 1.5～2 年。起始剂量、减量速度、维持剂量和总疗程均有个体差异，需要根据临床实际掌握。近年来提倡 MMI 小量服用法，即 MMI 15～30mg/d。治疗效果与 40mg/d 相同。

治疗中应当监测甲状腺激素的水平，但是不能用 TSH 作为治疗目标，因为 TSH 的变化滞后于甲状腺激素水平 4～6 周。停药时甲状腺明显缩小及 TSAb 阴性者停药后复发率低，停药时甲状腺仍肿大或 TSAb 阳性者停药后复发率高。复发多发生在停药后 3～6 个月内。

（3）药物副作用：ATD 副作用是皮疹、皮肤瘙痒、白细胞减少症、粒细胞减少症、中毒性肝病和血管炎等。MMI 的副作用是剂量依赖性的；PTU 的副作用则是非剂量依赖性的。两药的交叉反应发生率为 50%。发生白细胞减少（$<4.0×10^9/L$），但中性粒细胞 $>1.5×10^9/L$，一般不需要停药，减少 ATD 剂量，加用一般升白细胞药物，如维生素 B_4、鲨肝醇等。注意甲亢在病情还未被控制时也可以引起白细胞减少，所以应当在用药前常规检查白细胞数目作为对照。皮疹和瘙痒的发生率为 10%，用抗组胺药物多可纠正，如皮疹严重应停药，以免发生剥脱性皮炎。出现关节疼痛者应当停药，避免发展为"ATD 关节炎综合征"，即严重的一过性游走性多关节炎。

3. 其他药物治疗

（1）碘剂：碘剂的主要作用是抑制甲状腺激素从甲状腺释放。适应证：①甲状腺次全切除术的准备；②甲状腺危象；③严重的甲状腺毒症心脏病；④甲亢患者接受急诊外科手术。碘剂通常与 ATD 同时给予。控制甲状腺毒症的碘剂量大约为 6mg/d，相当于饱和碘化钾溶液（SSKI）的 1/8 滴、复方碘溶液（Lugol 液）的 0.8 滴的剂量。

（2）锂制剂：碳酸锂（lithium carbonate）可以抑制甲状腺激素分泌。与碘剂不同的是，它不干扰甲状腺对放射碘的摄取。主要用于对 ATD 和碘剂均过敏的患者，临时控制其甲状腺毒症。碳酸锂的这种抑制作用随时间延长而逐渐消失。剂量是 300～500mg，每 8h 1次。因为锂制剂的毒副作用较大，仅适用于短期治疗。

（3）地塞米松：地塞米松（dexamethasone）2mg，每 6h 1 次，可以抑制甲状腺激素分泌和外周组织 T_4 转换为 T_3。PTU、SSKI 和地塞米松三者同时给予严重的甲状腺毒症患者，可以使其血清 T_4 的水平在 24～48h 内恢复正常。本药主要用于甲状腺危象的抢救。

（4）β受体阻断剂：甲状腺激素可以增加肾上腺能受体的敏感性。本药的作用：①从受体部位阻断儿茶酚胺的作用，减轻甲状腺毒症的症状；在ATD作用完全发挥以前控制甲状腺毒症的症状；②具有抑制外周组织T_4转换为T_3的作用；③还可以通过独立的机制（非肾上腺能受体途径）阻断甲状腺激素对心肌的直接作用。目前使用最广泛的β受体阻断剂是普萘洛尔，20～80mg/d，每6～8h 1次。哮喘和慢性阻塞性肺疾病禁用；甲亢妊娠女性患者慎用；心脏传导阻滞和充血性心力衰竭禁用；但是严重心动过速导致的心力衰竭可以使用。

4. 手术治疗

（1）治疗方法与适应证：甲状腺次全切除术后复发率低，但手术为破坏性不可逆治疗，且可引起一些并发症，应慎重选择。适应证为：①中、重度甲亢，长期服药无效，停药复发，或不能不愿长期服药者；②甲状腺巨大或有压迫症状者；③胸骨后甲状腺肿伴甲亢；④结节性甲状腺肿伴甲亢。

（2）不适合手术治疗方法者有：①浸润性突眼者；②严重心、肝、肾、肺合并症，全身情况差不能耐受手术者；③妊娠早期（前3个月）和晚期（后3个月）；④轻症患者预计药物治疗方法可缓解者。

（3）手术方法：手术主张一侧行甲状腺全切，另一侧次全切，保留4～6g甲状腺组织，或行双侧甲状腺次全切除，每侧保留2～3g甲状腺组织。

（4）手术的并发症：①永久性甲减；②甲状旁腺功能减退症；③喉返神经损伤。

5. 同位素治疗 即利用甲状腺有浓集碘的能力和^{131}I能放出β射线生物学效应，使甲状腺滤泡上皮细胞破坏、萎缩，分泌减少，达到治疗目的。通常患者只需服用一次，若效果不佳则可在3个月或半年后再追加一次。治疗后甲状腺的体积会逐渐缩小，有的患者会因甲状腺破坏过多而导致功能低下。

（1）适应证：①成人Graves甲亢伴甲状腺肿大Ⅱ度以上；②ATD治疗失败或对ATD过敏；③甲亢手术后复发；④甲亢性心脏病或甲亢伴其他病因的心脏病；⑤甲亢合并白细胞和（或）血小板减少或全血细胞减少；⑥老年甲亢；⑦甲亢合并糖尿病；⑧毒性多结节性甲状腺肿；⑨自主功能性甲状腺结节合并甲亢。

（2）相对适应证：①青少年和儿童甲亢，用ATD治疗失败、拒绝手术或有手术禁忌证；②甲亢合并肝、肾等脏器功能损害；③浸润性突眼：对轻度和稳定期的中、重度浸润性突眼可单用^{131}I治疗甲亢，对进展期患者，可在^{131}I治疗前后加用泼尼松。

（3）禁忌证：妊娠和哺乳期妇女。下列情况不适宜本治疗：①妊娠期、哺乳期；②年龄在20岁以下者；③外周血白细胞$<3\times10^9$/L或中性粒细胞<1500/立方毫米；④重度心、肝、肾衰竭；⑤重度浸润性突眼；⑥甲亢危象。

（4）并发症：^{131}I治疗甲亢后的主要并发症是甲减。选择^{131}I治疗主要是要权衡甲亢与甲减后果的利弊关系。发生甲减后，可以用左甲状腺素（L-T_4）替代治疗，可使患者的甲状腺功能维持正常，患者可以正常生活、工作和学习，育龄期妇女可以妊娠和分娩。由于甲减并发症的发生率较高，在用^{131}I治疗前需要患者知情并签字同意。医生应同时告知患者^{131}I治疗后有关辐射防护的注意事项。

以上治疗方法，都不是孤立存在的，临床上往往需要相互配合，才能达到最理想的治疗效果。本病尚无病因治疗，适当选择的治疗在疾病取得相当缓解上起重要作用，患者同医生应密切配合，因人而异地选择最佳治疗。

（六）甲亢危象治疗

甲状腺危象也称为甲亢危象，表现为所有甲亢症状的急骤加重和恶化，多发生于较重甲亢未予治疗或治疗不充分的患者。常见诱因有感染、手术、创伤、精神刺激等。临床表现有高热或过高热，大汗，心动过速（140 次/分以上），烦躁，焦虑不安，谵妄，恶心，呕吐，腹泻，严重患者可有心力衰竭、休克及昏迷。甲亢危象的诊断主要靠临床表现综合判断。临床高度疑似本症及有危象前兆者应按甲亢危象处理。甲亢危象的死亡率为 20%以上。

治疗：去除诱因。注意保证足够热量及液体补充，每日补充液体 3000～6000ml。高热者积极降温，必要时进行人工冬眠。有心力衰竭者使用洋地黄及利尿剂。优先使用 PTU，因为该药可以阻断外周组织中 T_4 向具有生物活性的 T_3 转换。首剂 600mg 口服或经胃管注入，继之 200mg，每 8h 一次；或甲巯咪唑首剂 60mg 口服，继之 20mg，每 8h 一次。使用抗甲状腺药物 1h 后使用碘剂，复方碘溶液（Lugol 液）5 滴，每 6h 一次，或碘化钠 1.0g，溶于 500ml 液体中静脉滴注，第一个 24h 可用 1～3g。糖皮质激素如地塞米松（dexamethasone），2mg，每 6～8h 静脉滴注一次，或氢化可的松 50～100mg，每 6～8h 静脉滴注一次。无心力衰竭者或者心脏泵衰竭被控制后可使用普萘洛尔 20～40mg，每 6h 一次，有心脏泵衰竭者禁用。经上述治疗有效者病情在 1～2 天内明显改善，一周内恢复，此后碘剂和糖皮质激素逐渐减量，直至停药。在上述常规治疗效果不满意时，可选用腹膜透析、血液透析或血浆置换等措施迅速降低血浆甲状腺激素浓度。

（七）其他与甲亢相关疾病治疗

甲状腺相关疾病与妊娠期及产后甲状腺疾病的诊治、甲状腺疾病与突眼、甲状腺疾病与心血管疾病、甲状腺疾病与周期性麻痹、甲状腺疾病与消化系统疾病、甲状腺疾病与心理疾病、甲状腺疾病与糖尿病、甲状腺疾病与骨质疏松详见各章节。

五、中医治疗

（一）治疗原则

本病中医治疗中应重视标本兼顾，若标为主则先治标，兼顾其本；标本皆著，则标本同治；本虚明显，则治本兼顾其标。本病新病多实，应辨清气、火、痰、瘀、风之异，其中火旺者需辨肝火、心火、胃火之偏盛；久病多虚，当辨清阴虚火旺、气阴两虚、阴阳两虚之别，若迁延日久，引起血脉瘀阻则由气、痰、瘀三者合而交结为患，则属虚实夹杂证。治疗以理气化痰，消瘿散结，活血化瘀，滋阴降火为总原则。

（二）辨证论治

1. 气郁痰结证

症状：颈前正中肿大，质软不痛，颈部觉胀，吞咽不爽，喉间有痰。精神紧张，情绪不稳，性急易怒，胸闷胁痛。舌质淡红，苔白或厚腻，脉弦或弦滑。

治法：理气舒郁、化痰散结。

方药：逍遥散加减。方药组成有柴胡、白术、白芍、茯苓、薄荷、当归、枳壳、陈皮、甘草、浙贝母、夏枯草、天南星等。

加减：胸闷、气憋较甚者加厚朴、瓜蒌仁；瘿肿较重者加山慈菇、红芽、大戟；便溏者加山药、白术、茯苓；咽喉不适、声音嘶哑者加桔梗、牛蒡子、射干。

2. 肝胃火旺证

症状：颈前正中肿大而柔软光滑，面红目赤，口苦咽干，渴喜冷饮，多食善饥，畏热汗出，形体消瘦，烦躁易怒，失眠多梦。舌质红，苔黄燥，脉弦数有力。

治法：清肝泻胃、育阴散结。

方药：龙胆泻肝汤合清胃散加减。方药组成有龙胆草、知母、山栀子、黄芩、生地、生石膏、升麻、丹皮、连翘、玉竹、黄连、生龙骨、生牡蛎、钩藤、白蒺藜等。

加减：大便干结者加大黄、厚朴；眼球酸胀者加白芷、石菖蒲。

3. 痰结血瘀证

症状：颈前肿块经久不消，按之较硬或有结节，胸闷憋气，眼球突出，纳食减少。舌质紫暗或有瘀点、瘀斑，苔薄白或白腻，脉弦或涩。

治法：理气化痰、活血消瘿。

方药：三棱化瘿汤加减。方药组成有三棱、莪术、青皮、陈皮、法半夏、贝母、连翘、当归、川芎、甘草、夏枯草等。

加减：胸闷憋气较甚者加郁金、枳壳、瓜蒌壳；肿块坚硬，移动性小甚或不可移者加山慈菇、皂角刺、天葵子、半枝莲。

4. 气阴两虚证

症状：颈前轻度肿大或不肿大，神疲乏力，口干咽燥，气促多汗，心悸少寐，面色萎黄，腰膝酸软，便溏纳差，下肢浮肿，指舌颤动。舌质红，苔少，脉沉细数而无力。

治法：益气养阴、涤痰散结。

方药：牡蛎散合生脉饮加减。方药组成有黄芪、人参、白术、生地、白芍、首乌、麦冬、五味子、麻黄根、柏子仁、桑椹、生牡蛎、夏枯草、瓜蒌仁、川芎、玄参、黄药子。

加减：便溏纳差者加山药、扁豆、砂仁；汗多者加浮小麦；指舌颤动明显者加生石决明、钩藤；眼球突出、视物不清者加青葙子、草决明。

5. 阴虚火旺证

症状：病情迁延不愈或病起缓慢，颈前正中肿或大或小，质地柔软，烘热心悸，心烦少寐，出汗多，指舌颤动，眼干睛突，头晕目眩，倦怠乏力，腰膝酸软，形体消瘦。舌质红，苔少，脉沉细或沉细数。

治法：滋阴降火、宁心柔肝。

方药：以心肝阴虚为主，选天王补心丹加减。方药组成有人参、玄参、生地、麦冬、天冬、当归、白芍、柏子仁、五味子、炙远志、酸枣仁、枸杞子、丹参、桔梗等。以肝肾阴虚为主，选知柏地黄丸合消瘰丸加减。方药组成有知母、黄柏、生地、山药、山茱萸、夏枯草、黄药子、旱莲草、贝母、茯苓、玄参、鳖甲等。以肝阳上亢为主，选珍珠丸加减。方药组成有珍珠母、生龙骨、熟地黄、白芍、天冬、怀牛膝、水牛角、夏枯草、丹皮、僵蚕、全蝎等。

加减：心火盛者加黄连、郁金；阴虚甚者加阿胶；心烦不寐甚者加黄连、柏子仁。腰膝酸软甚者加龟板、桑寄生、菟丝子、川牛膝；兼有气血亏虚者加黄芪、阿胶；心悸较甚者加酸枣仁、柏子仁、煅龙骨、远志。虚火重者加丹皮、地骨皮、青蒿；大便干结者加大黄、火麻仁。

6. 脾肾阳虚证

症状：瘿肿质软，表情淡漠或神情呆滞，面色不华，肢体浮肿，身不怕热反畏寒肢冷，饮食不多反不思饮食，腹胀便溏，倦怠嗜卧，腰膝酸软，男女性欲低下。舌淡，苔薄白，脉沉细或沉迟。

治法：温补脾胃。

方药：真武汤、附子理中丸和金匮肾气丸。方药组成有制附子、肉桂、炮姜、党参、白术、茯苓、山药、熟地、白芍、陈皮、甘草等。

加减：腰酸怕冷、便溏浮肿者可加用菟丝子、覆盆子以温润肾阳；乏力气短者可加人参、黄芪；下肢浮肿甚者可加猪苓、泽泻。

（三）中成药

1. 甲亢灵片　主要成分为夏枯草、墨旱莲、丹参、山药、煅龙骨、煅牡蛎等制成片剂；功能滋阴潜阳，软坚散结；每次 5 片，每日 3 次；用于治疗甲亢阴虚阳亢型。

2. 天麻钩藤颗粒　主要成分为天麻、钩藤、石决明、益母草、夜交藤、牛膝、栀子等；功能清热平肝，息风潜阳；每次 5g，每日 3 次；用于治疗甲亢肝风内动型。

3. 复方甲亢膏　主要成分为黄芪、党参、麦冬、白芍、夏枯草、生地、丹参、生牡蛎、苏子、五味子、制香附、白芥子等；功能益气养阴，理气活血，化痰散结；每次 10g，每日 3 次；主要用于轻度或中度甲亢患者、合并白细胞减少且不能使用抗甲状腺药物者、抗甲状腺药物治疗缓解后的巩固治疗。

4. 复方甲亢宁片　主要成分为夏枯草、炙鳖甲、生牡蛎、玄参、太子参等；功能平肝潜阳，益气散结；每次 10 片，每日 3 次；主要用于甲亢肝阳上亢、气阴两虚型患者。

5. 甲亢丸　主要成分为橘红、清半夏、云苓、海藻、昆布、夏枯草、煅牡蛎、大贝、三棱、黄药子、甘草、琥珀、朱砂等；功能疏肝理气，化痰散结；每次 1 丸，每日 3 次；主要用于内伤七情，忧思恼怒，日久酿成痰气郁结的瘿瘤。

（四）名老中医经验

1. 程益春教授治疗甲亢临证经验　程益春教授认为甲亢多属本虚标实之证，气阴两虚为本病的主要病机，甲亢的发病多与患者的体质因素有关，若患者素体肾水不足，精不能化气，或虚火耗气，日久气阴并亏；若素体脾气亏虚，气不能化水生津，阳病及阴，日久亦可形成气阴并亏之证；情志刺激引动肝火，食气伤阴，亦呈气阴两虚。气滞、痰凝、瘀血、内火为病机之标，其相互滋生，共同为患，为本病主要的邪实因素。心神失调是甲亢病机的重要特点。据其病机，益气养阴为本病的首要治法，益气重在补益脾气，养阴重在滋补肾阴；清热泻火，化痰软坚，活血化瘀，疏肝理气以治其标；兼顾宁心安神。程教授多以消瘰汤加减治疗甲亢,该方由黄芪、生地黄、连翘、夏枯草、栀子、浙贝母、牡蛎、丹参、穿山甲、酸枣仁等药物组成。汗多者加五倍子、五味子,食亢者合玉女煎,重用石膏、知母,心悸者加百合、远志、酸枣仁、磁石,肢颤、舌颤明显者多取镇肝熄风汤之意,目涩者加用野菊花、决明子、密蒙花,若突眼、甲状腺肿明显者,重用软坚散结、活血通络之品,并加用白花蛇舌草等药以清其瘀毒,伴有白细胞减少者加用地榆、鸡血藤、熟地黄、阿胶等。其组方特点是祛邪扶正兼顾,注重调养心神,选取含碘较少的中药进行组方。

2. 林兰教授治疗甲亢经验 林兰教授认为甲亢伴甲状腺肿属于"瘿气",无明显甲状腺肿大时隶属于"消渴"、"惊悸"、"振颤"。病机为初期情志内伤,久则郁火伤阴,最终阴虚阳亢动风,并以此将该病分为4个证型:气滞痰凝、阴虚阳亢、阴虚动风和气阴两虚,强调应灵活辨治,不能拘泥病变顺序,研究发现甲亢患者中阴虚阳亢证型最为多见,故将滋阴潜阳、化痰散结法定为甲亢的基本治疗大法。

3. 方水林教授治疗甲亢经验 方教授认为甲亢病机复杂,其病理基础在于先天禀赋不足,素体气血亏虚,加之环境影响、七情所伤、情志抑郁,以致气郁痰聚,郁滞化火,痰湿阻络。其基本病机以阴虚为本,气火痰瘀为标,多属虚实夹杂症。本虚又细分为心肾阴虚、肝肾阴虚、气阴两虚;标实则可见肝郁化火、胃热亢盛、气滞痰瘀等。针对其复杂病机,在辨证论治时当抓住主要病机,兼顾细节。心肾阴虚,虚火内生,治当滋阴清热;肝气不舒,亢而伤脾,治当疏肝健脾;因此培养先后天之本、调理肝木为治疗甲亢之总则,养阴滋肾、疏肝健脾为基本法。临床上,从滋阴清热或滋阴解郁入手,重在滋阴,而清热解郁次之;痰火盛者,又当重用清热化痰,兼顾养阴。对于含碘高的中药,不宜常规应用,这类药物虽然可以暂时抑制甲状腺激素的释放和改善甲状腺肿大的症状,但会导致甲亢复发。针对其主要病机,方教授拟定了滋补肾阴、疏肝健脾的基本方剂,药用生地、熟地、山萸肉、五味子、麦冬、山药、丹皮、当归、党参、柴胡、黄精、枸杞子、地骨皮各10g,乌梅、郁金各12g。方中熟地、山萸肉滋补肾阴,丹皮、地骨皮清其虚火,郁金、柴胡疏肝理气,党参、山药健脾益气,麦冬、乌梅、五味子合用酸甘化阴,以加强主药滋阴之效,方用当归补血活血,一者养血以助滋肝肾之阴,二者久病入络,血活络通以助结肿消退。诸药合用,则阴虚得补,肝郁得舒,脾虚得健,虚火得平,脉络得通,如此标本兼治。若本虚较重,当加重滋补肾阴力度,重用熟地、山萸肉,另加用龟板、知母、黄柏类滋阴潜阳;若痰凝血瘀较重,当加用枳实、南星、桃仁、红花类以化瘀开结。

甲亢的变证范畴,针对其病机特点,方教授提出相应治法。甲亢性突眼,盖因肝胆湿热内生,郁而化火夹风,循经上攻以致突眼,治当清利湿热、舒肝降火为法,方选龙胆泻肝汤加白蒺藜、牛蒡子、夏枯草、丹皮等。白细胞计数下降是甲亢治疗过程常见的并发症,表现为体倦乏力,头晕目眩,面色苍黄,抵抗力下降,容易感冒、并发感染等,当按脾肾亏虚论治,予以健脾益肾、补气养血,方选参苓白术散加菟丝子、补骨脂等。甲亢性周期性瘫痪,主要表现为不同程度的肢体肌肉无力,以下肢多发,当归之于痿证范畴,早期以湿热浸筋为主,治当清利湿热为法,以加味二妙散为主方加减应用;后期可见肝肾亏虚,虚火内生,法当滋阴清热、补养肝肾,方选虎潜丸加减。甲状腺肿大或结节,甚者局部压痛明显,以痰瘀交结为主,治当祛痰化瘀开结为法,但应注意顾护正气,不可滥用三棱、莪术、乳香、没药等,以免伤正耗血,当在扶正补虚同时,选加其中一二味配伍使用,以期祛邪而不伤正。

（五）其他治疗

1. 针灸治疗

（1）耳针：常取神门、交感、肾上腺、皮质下、肝、心、胃、大肠以镇静安神。

（2）体针：通过经穴的配伍和针刺手法，调和阴阳、扶正祛邪、疏通经络。主穴取内关、合谷、曲池、三阴交，配穴取心俞、肝俞、脾俞、肾俞、胃俞。手法宜采用中等强度刺激。每日或隔日 1 次，每次留针 15～30min。

2. 药物外治

（1）湿敷法：以五倍子、黄药子、生大黄、全蝎、僵蚕、土鳖虫、白芥子共研细末，以醋、酒各半调敷于颈部，保持湿润，每两日换药 1 次，7 次为 1 个疗程。有活血化瘀、清热散结功能。用于瘿病痰结血瘀、热毒较甚者。

（2）瘿肿处疼痛灼热者，可用鲜品商陆根或牛蒡子捣烂外敷。

3. 按摩疗法

（1）耳穴按摩：选颈、甲状腺、内分泌、神门、三焦及肝、肾。用按法及揉法相结合。每次按摩 3min，每日按摩 3 次。

（2）足部按摩：选肝、肾、甲状腺、脑下垂体反射区，有突眼征者，还可选择眼的反射区。肝、肾区用揉法，余可用切法。每次按摩 3min，每日 3 次。

4. 食疗

（1）佛手粥：佛手 9g，海藻 15g，粳米 60g，红糖适量。将佛手、海藻用适量水煎汁去渣后，再加入粳米、红糖煮成粥即成。每日 1 剂，连服 10～15 天，能够疏肝清热，调整精神抑郁，情绪改变。

（2）青柿子羹：青柿子 1000g，蜂蜜适量。青柿子去柄洗净，捣烂并绞成汁，放锅中煎煮浓缩至黏稠，再加入蜂蜜 1 倍，继续煎至黏稠时，离火冷却、装瓶备用。每日 2 次，每次 1 汤匙，以沸水冲服，连服 10～15 天。以清热泻火为主，用于烦躁不安、性急易怒、面部烘热者。

（3）麦冬饮：麦冬 30g（研粉），枸杞子 30g（浸泡），百合 20g（浸泡），西芹与麻油适量，武火炒，食之。滋阴养肝，清心养心。

（4）山药莲子粥：生山药 30g，莲子去心 30g，大枣 20 枚，枸杞 30g，粳米适量，加水，文火慢煮成粥，益气健脾、养心安神。

六、预防调护

甲状腺功能亢进症状可涉及全身各系统，并且病程长，反复发作，对患者生活和工作影响较大，做好预防与调护非常重要。因本病发生与情志关系密切，故在日常生活中应保持精神愉快，心情舒畅；患病后尤应调畅情志，解除患者思想负担，避免情绪激动，以防病情加重及复发。合理饮食，饮食应忌食辛辣食物：如辣子、生葱、生蒜等；禁忌海味：海带、海虾、带鱼等含碘较高的食物；禁忌浓茶、咖啡、烟酒；保证充足热量和丰富维生素饮食。生活起居规律，避免过度劳累，适当休息，适度活动，不宜剧烈运动，增强体质提高自身的免疫力和抗病能力。应以药物、饮食、药膳等综合调理，并要定期复查相关理化检查，防止疾病加重或复发。

七、疾病发展及转归

由于甲亢的病因复杂，发病机制尚未阐明，同时由于各种治疗方法的应用，加之患者依从性、生活背景的不同，甲亢的严重程度个例变化很大，甚至同一患者在各个不同时期内也有变化，所以有关疾病的自然过程应具体分析。大部分甲亢患者通过选择恰当的治疗方案病情可缓解而达到临床治愈，部分患者长期处于缓解状态，可反复缓解及反复发作，少部分未予治疗且病情较重的甲亢患者治疗不及时可能死于甲亢危象或甲亢合并心力衰竭、肝衰竭等严重并发症，还有一部分病例最终可成为甲状腺功能减退症，需终身替代治疗。

第二节　甲状腺功能减退症

一、概述

（一）西医定义及流行病学

甲状腺功能减退症（hypothyroidism，简称甲减）是由于甲状腺激素合成和分泌减少或组织作用减弱而导致的全身代谢减低综合征，为临床常见的甲状腺疾病。根据起病年龄分为三型，功能减退发生于胎儿或新生儿时期称为呆小病，起病于青春期发育前儿童称为幼年型甲减，起病于成人则称为成人甲减，本节主要讨论成人甲减。甲减根据甲状腺功能减低的程度可分为临床甲减（overt hypothyroidism）和亚临床甲减（subclinical hypothyroidism）两型，根据甲减发生的部位又分为原发性（primary hypothyroidism）或甲状腺性甲减、继发性（secondary hypothyroidism）或中枢性甲减（central hypothyroidism）、消耗性甲减及甲状腺激素不敏感综合征（RTH）。

国外报告成人甲减的患病率为 5%～10%，亚临床甲减患病率高于临床甲减。2010 年我国十城市调查成人甲减的患病率约 17.8%，其中临床甲减的患病率约 1.1%，亚临床甲减的患病率约 16.7%，女性较男性多见，40 岁以上女性更为常见，且随年龄增加患病率上升，我国甲减年发病率为 2.9‰。

（二）中医相关的病证论述

中医古代医籍对本病没有明确的病名论述，根据其不同阶段的相关临床表现可归属于中医内科"瘿病"、"虚劳"、"瘿劳"、"水肿"等病范畴。《黄帝内经太素》最早将颈前肿物统称为"瘿"："其痈坚而不溃者，为马刀侠瘿……马刀亦谓痈不脓者是也，颈前曰婴也"；《金匮要略·血痹虚劳病脉证并治》首先提出了虚劳的病名，治疗重在温补脾肾，并提出了扶正祛邪、祛瘀生新等治法；《圣济总录·瘿瘤门》从病因角度提出了"石瘿、泥瘿、劳瘿、忧瘿、气瘿"的分类方法；赵进喜等则认为本病属于"虚劳"范畴，为瘿病发展而成，故名为"瘿病·虚劳"。

二、西医发病机制

（一）病因

甲减病因比较复杂，以原发性甲减最为多见，约占全部甲减的99%，其次为中枢性甲减或继发性甲减，其他类型少见。自身免疫、甲状腺手术和甲亢 ^{131}I 治疗是原发性甲减的主要原因，占90%以上，垂体外照射、垂体大腺瘤、颅咽管瘤及垂体缺血性坏死则是中枢性甲减较常见的原因，消耗性甲减常见于患血管瘤或其他肿瘤的儿童及体外循环心脏手术的患者。

（二）发病机制

甲减的发病机制因病因及类型不同而有所不同，可分为甲状腺激素缺乏、TSH 缺乏和周围组织对甲状腺激素不敏感三类。

1. 甲状腺激素缺乏 由于甲状腺本身病变导致甲状腺激素缺乏，有原发性及继发性两种原因。

（1）原发性：病因不明，故又称"特发性"，可能与甲状腺自身免疫损伤有关，此类患者较多发生甲状腺萎缩。偶由 Graves 病转化而来，也可以是多发性内分泌功能减退综合征的表现之一，或与结节病、自身免疫性肾上腺皮质功能减退症、单一性垂体激素缺乏症、1 型糖尿病等并存或成为自身免疫性多发性内分泌腺病-念珠菌病-外胚层发育不良症的表现之一，该病主要与自身免疫调节基因突变有关。

（2）继发性：有以下几种原因：①甲状腺破坏，如手术切除甲状腺、甲亢 ^{131}I 治疗后、放射性碘或放射线治疗后。②甲状腺炎，以慢性淋巴细胞性甲状腺炎后期最为常见，亚急性甲状腺炎引起者罕见。③伴甲状腺肿或结节的甲状腺功能减退，多见于慢性淋巴细胞性甲状腺炎，偶见于侵袭性纤维性甲状腺炎，可伴有缺碘所致的结节性地方性甲状腺肿和散发性甲状腺肿。④甲状腺内广泛病变，多见于晚期甲状腺癌和转移性肿瘤，较少见于甲状腺结核、淀粉样变、甲状腺淋巴瘤等。⑤药物，常见抗甲状腺药物治疗过量，碘化物摄入过多，使用阻碍碘化物进入甲状腺的药物如过氯酸钾、碳酸锂等。

2. TSH 缺乏 由于下丘脑和垂体病变引起促甲状腺激素（TRH）或者促甲状腺激素（TSH）产生和分泌减少所致。

（1）垂体性甲减：常为肿瘤、手术、放疗和产后垂体坏死所致。垂体前叶被广泛破坏者多表现为复合性垂体激素分泌减少，个别原因不明者多表现为单一性 TSH 分泌不足。先天性单一性 TSH 缺乏是 TSHβ 链基因突变的结果，其突变符合常染色体隐性遗传规律。垂体的 TRH 受体异常也可引起先天性甲减。

（2）下丘脑性甲减（三发性甲减）：TRH 分泌不足使 TSH 及 TH 相继减少而致甲减，可因为下丘脑肿瘤、肉芽肿、慢性疾病或放疗等引起。

3. TH 不敏感综合征 常有家族发病倾向，常染色体显性或隐性遗传。大多数由于 TH 受体基因突变、TH 受体减少或受体后缺陷所致。散发性病例的病因可能还有其他因素参与。

三、中医病因病机

（一）病因

甲减病因复杂，临床表现多样，近年来对其病因病机的研究日渐深入，目前认为本病的病因主要有以下几方面。

1. 先天不足、胞胎失养 母体多病，禀赋不足或胎中失养、孕育不当，以致肾精亏虚，水谷精气不充，易患疾病，且病后难复，日久发为虚劳。

2. 饮食不节、水土失宜 饮食失调，或居住高原地区，水土失宜，损伤脾胃功能，水谷精微化生不足，脏腑失养，日久发生虚劳。

3. 情志不遂、忧思过度 抑郁恼怒，思虑过度，一方面使肝失条达，气滞痰凝，壅结颈前而成瘿，日久血脉瘀阻，气、痰、瘀合而为患，久病及肾，导致肾之阴阳不足。另一方面，则因肝郁气滞，横逆犯胃，使脾胃功能受损，气血生化不足，日久形成虚劳。

4. 劳倦过度、久病失养 劳倦过度，脏腑受损，久病失于调养，正气难复而致虚劳。

5. 药物、手术损伤 药物治疗失当，手术切除损伤精气，导致阴精或阳气亏损，机体失养，发生虚劳。

（二）病机

甲状腺位于颈部喉下，是五脏经脉循行交汇部位之一，任、督、冲等脉也运行此处，故瘿病与这些脏腑经脉均有关系。

情志不畅，肝气不疏，气机郁滞，津液凝聚成痰，痰凝气滞，壅结颈前引起颈部肿大；气郁痰结，血脉瘀滞则见颈部肿块经久难消、触及结节。饮食不节，损伤脾胃或情志不遂，肝郁气滞，横逆犯胃或劳倦过度，伤及脾胃，导致脾胃受纳运化功能失常，气血生化不足，机体失养，出现面色苍白、神疲乏力、腹胀便秘等。先天禀赋不足、后天喂养不当抑或劳倦过度、久病失养，导致肾精亏虚，髓海不足，元神失养，则见精神萎靡、反应迟钝、记忆力下降等。肝肾同源，肝主筋，肾主骨，肝肾亏虚，筋骨失养可见筋骨痿软、行动迟缓等。肾阳不足，命门火衰，机体失于温煦，可见畏寒怯冷、男子阳痿、女子月经不调等。肾阳不足，火不生土，脾肾阳虚，脾失健运，肾失气化，水湿输布失常，泛溢肌肤引起颜面、眼睑及肢体水肿。禀赋不足、久病失养、思虑劳倦太过或药物不当、手术损伤，耗伤心气心血，气血不足，则见心悸、气短、贫血、毛发脱落等；肾阳不足，不能上济心火，心阳亏虚，鼓动无力故见神倦嗜睡，脉来迟缓。

综上所述，甲减病位在颈部，与心、肝、脾、肾有关，尤与肝、脾、肾三脏关系密切，为本虚标实之证，以阳虚、气虚为主，可兼夹气滞、痰浊、瘀血及水湿，两者相互影响，互为因果。

四、西医诊断及治疗

（一）临床表现

1. 甲减的临床表现　本病发病隐匿，病程较长，不少患者缺乏特异的症状和体征。临床主要表现为代谢率减低和交感神经兴奋性下降，病情轻的早期患者可没有特异症状。典型症状有畏寒、乏力、手足肿胀感、嗜睡、记忆力减退、少汗、关节疼痛、体重增加、便秘、女性月经紊乱或月经过多、不孕。典型体征可有表情呆滞、反应迟钝，声音嘶哑，听力障碍，面色苍白、颜面和（或）眼睑水肿，唇厚舌大、常有齿痕，皮肤干燥、粗糙、脱屑、皮肤温度偏低、水肿，手脚掌皮肤可呈姜黄色，毛发稀疏干燥，跟腱反射时间延长，脉率缓慢。少数病例出现胫前黏液性水肿。本病累及心脏可出现心包积液和心力衰竭。重症患者可发生黏液性水肿昏迷。

2. 黏液性水肿昏迷　是甲减的危重急症，病死率高，多见于年老、长期未得到治疗的患者，大多在冬季寒冷情况下发病，以严重的躯体疾病、TH 替代治疗中断、寒冷、感染、手术及使用麻醉、镇静药物等为诱因。临床表现为嗜睡、低体温（＜35℃）、呼吸减慢、心动过缓、血压下降、四肢肌肉松弛、反射减弱或消失，甚至昏迷、休克，可因心、肾功能不全而危及生命。

（二）辅助检查

1. 血清甲状腺激素及 TSH　较重甲减时，TT_4、TT_3、FT_4、FT_3 均下降，一般 TT_4 下降更为明显，轻型甲减可仅有 TT_4、FT_4 下降，TT_3、FT_3 不一定下降，故诊断轻型甲减时，T_3 不如 T_4 敏感。血清 TSH 检测是诊断甲减最主要的指标，TSH 的分泌对血清中 FT_4 的微小变化十分敏感，甲减早期，FT_4 还未检测到异常时，TSH 就已经发生改变。原发性临床甲减，TSH 升高，FT_4 降低；原发性亚临床甲减，仅有 TSH 升高，而 FT_4 不降低。中枢性甲减，TSH 降低或正常，FT_4 降低。TSH 及 FT_4 均升高，排除垂体腺瘤，考虑甲状腺激素抵抗综合征。

2. 甲状腺自身抗体 TgAb 和 TPOAb 测定　有助于明确原发性甲减及自身免疫性甲状腺炎的诊断。一般认为 TPOAb 的意义较为肯定。TPOAb 阳性与甲减有明显相关性，亚临床甲减患者存在高滴度的 TPOAb 水平预示进展为临床甲减的可能性大。TgAb 在自身性免疫甲状腺炎患者中的阳性率较低，敏感性不如 TPOAb。

3. 其他辅助检查　可伴轻、中度正细胞正色素性贫血，可能与甲状腺激素不足，影响促红细胞生成素的合成有关。血总胆固醇、低密度脂蛋白胆固醇、LP（a）、三酰甘油升高。血肌酸激酶、天冬氨酸氨基转移酶、乳酸脱氢酶可升高，肌红蛋白升高不明显，肌钙蛋白也无变化。血同型半胱氨酸增高。严重的原发性甲减时可有高泌乳素血症，甚至可伴有溢乳及蝶鞍增大，酷似垂体泌乳素瘤，可能与 TRH 分泌增加有关。

（三）诊断要点

（1）病史：甲状腺手术、甲亢 [131]I 治疗史、Graves 病、桥本甲状腺炎病史及家族史有助于诊断。

（2）甲减的症状及体征。

（3）实验室诊断：中华医学会内分泌学分会 2017 年发布的《成人甲状腺功能减退症诊治指南》推荐以血清 TSH 和 FT_4、TT_4 作为诊断原发性甲减的第一线指标，TSH 升高，FT_4 降低，可诊断为原发性临床甲减。亚临床甲减的诊断主要依赖实验室检查，需 2～3 个月重复测定血清 TSH 及 FT_4/TT_4 水平，TSH 升高且 FT_4、TT_4 正常，方可诊断为亚临床甲减；根据 TSH 水平，将亚临床甲减分为两类，即轻度亚临床甲减（TSH<10mU/L）和重度亚临床甲减（TSH≥10mU/L）。TSH 降低或正常，FT_4 降低，可考虑中枢性甲减，下丘脑性甲减的诊断有赖于 TRH 兴奋试验。TSH 及 FT_4 均升高，排除垂体腺瘤，考虑甲状腺激素抵抗综合征。

（四）鉴别诊断

1. 贫血　甲减导致的贫血容易误诊为恶性贫血、缺铁性贫血及再生障碍性贫血，但这些贫血没有甲减引起的 T_3、T_4 降低及 TSH 升高，据此可以鉴别。

2. 慢性肾病　慢性肾病患者全身肿胀、水肿，与黏液性水肿类似，血浆胆固醇升高，且由于 TBG 减少，血中 T_3、T_4 也降低，很容易误诊为甲减，但甲减患者尿中无蛋白，血压不高，肾功能大多正常。

3. 肥胖症　肥胖患者的基础代谢偏低，可伴有不同程度的水肿，但 T_3、T_4 及 TSH 均正常。

4. 低 T_3 综合征　急性重症疾病时，T_4 的内环脱碘酶被激活，T_4 向 rT_3 的转化加速，而 5′-脱碘酶活性下降，T_4 向 T_3 转化减慢，T_3 生成率下降，使血清 FT_3 下降，称为低 T_3 综合征。引起低 T_3 综合征的病因很多，临床无特异性，可误诊为甲减。低 T_3 综合征患者血清 FT_4 一般正常，rT_3 升高，TSH 正常。低 T_3 综合征在急慢性重症疾病恢复前很难与继发性及三发性甲减相鉴别，但两者的鉴别十分重要，因此，对伴有低 T_3 综合征的重症疾病患者，疾病恢复后应检查下丘脑-垂体-甲状腺轴功能，排除下丘脑性及垂体性甲减的可能。低 T_3 综合征也常见于老年人，这些人可不伴有急慢性重症疾病，病因不明。低 T_3 综合征不必治疗。

5. 特发性水肿　发病机制不明，是一种以体液量及体重增加为主要特征的临床综合征。该病的诊断必须在排除甲状腺、肾、肝、胰腺、胃肠、心脏等器质性病变的基础上明确。诊断成立，可试用心房利钠肽、血管紧张素转换酶抑制剂及利尿剂治疗，如果治疗效果良好，下丘脑-垂体-甲状腺功能检查正常，可排出甲减的可能。

（五）治疗

1. 原发性甲减的治疗

（1）对症治疗：贫血者，可补充铁剂、维生素 B_{12}、叶酸等；胃酸不足者，补充稀盐酸，但必须与 T_4 同时使用方能取效（图 5-1）。

（2）甲状腺激素替代治疗：原发性临床甲减的治疗目标为甲减的症状及体征消失，TSH、TT_4、FT_4 值维持在正常范围。

1）左甲状腺素（L-T₄）：是甲减的主要替代治疗药物，一般需要终身替代。药物剂量取决于患者的病情、年龄、体重，药物的起始剂量，以及达到完全替代剂量所需的时间也需根据病情、年龄、体重及心脏功能状态确定，要个体化。L-T₄的服药方法首选早饭前1h，如果剂量过大，有不良反应，也可分多次服用。如果不能早餐前1h服用，也可改为睡前服药。对肠道吸收不良或服用氢氧化铝、碳酸钙、消胆胺（考来烯胺）、硫糖铝、硫酸亚

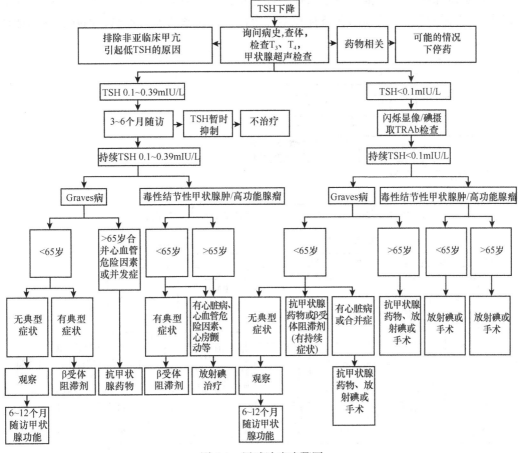

图 5-1　甲减治疗步骤图

铁、食物纤维添加剂等可影响小肠对 L-T₄ 吸收的情况，服用 L-T₄ 应与食物及这些药物的服用间隔在 4h 以上；苯巴比妥、苯妥英钠、卡马西平、利福平、异烟肼、洛伐他汀、胺碘酮、舍曲林、氯喹等药物可加速 L-T₄ 的清除，当同时服用这些药物时，需要增加 L-T₄ 的用量。治疗初期，每间隔 4～6 周测定血清 TSH 及 FT₄，根据 TSH 及 FT₄ 水平调整 L-T₄ 剂量，直至达到治疗目标，达标后，至少需要每 6～12 个月复查 1 次上述指标。<50 岁、既往无心脏病病史的患者可尽快达到完全替代剂量；>50 岁的患者服用 L-T₄ 前要常规检查心脏功能状态，一般起始剂量为 25～50μg/d，1～2 周后复查增加 25～50μg，其后每 4 周增加 25～50ug，临床症状缓解后需长期维持治疗，其剂量一般为每日 1.4～1.7μg/kg，即 75～200μg。患有缺血性心脏病患者起始剂量宜小，调整剂量宜慢，防止诱发和加重心脏病。

2）指南不推荐单独应用 L-T₃ 作为甲减的替代治疗药物，干甲状腺片甲状腺激素含量

不稳定并含 T_3 量较大,目前不推荐作为甲减的首选替代治疗药物,不推荐常规使用 $L-T_4/L-T_3$ 联合用药治疗。

(3)亚临床甲减的治疗:重度亚临床甲减,指南主张给予 $L-T_4$ 治疗,目标和方法与临床甲减一致。轻度亚临床甲减患者,如果伴有甲减症状、TPOAb 阳性、血脂异常或动脉粥样硬化性疾病,应给予 $L-T_4$ 治疗,不伴有上述情况的患者,定期监测 TSH 的变化。老年重度亚临床甲减患者推荐给予治疗;而老年轻度亚临床甲减患者,由于缺乏大规模的多中心前瞻性研究,其临床获益存在不确定性,建议密切随访观察,治疗应谨慎选择(图 5-2)。

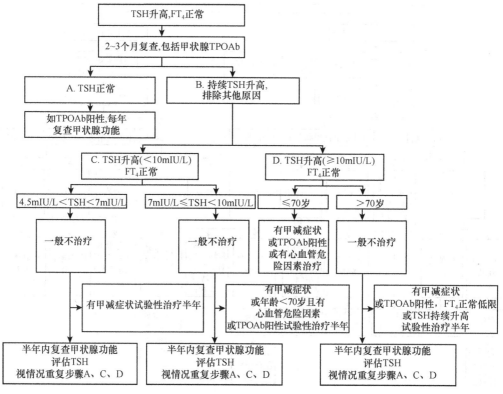

图 5-2 亚临床甲减治疗步骤图

2. 黏液性水肿昏迷的治疗 黏液性水肿昏迷是一种罕见的危及生命的重症,多见于老年患者,通常由并发疾病所诱发,预后差,病死率高达 20%,其治疗包括:

(1)补充甲状腺激素:首选 T_3 静脉注射,每 4h 10μg,直至患者症状改善,清醒后改为口服;或 $L-T_4$ 首次静脉注射 300μg,以后每天 50μg,直至患者清醒改为口服给药或其他肠道给药。如果没有注射剂,可将 T_3 20～30μg 片剂磨碎后胃管鼻饲,每 4～6h 一次,以后每 6h 5～15μg;或 $L-T_4$ 首次 100～200μg,以后每天 50μg,患者清醒改为口服。

(2)保温、吸氧、保持呼吸道通畅,必要时行气管切开、机械通气等,避免使用电热毯,因其可以导致血管扩张引起血容量不足。

(3)补充糖皮质激素:氢化可的松每天 200～300mg 持续静脉滴注,患者清醒后逐渐减量。

（4）根据需要补液，但补液量不宜过多，必要时输血。

（5）控制感染，治疗原发疾病。

（6）抢救休克、昏迷，并加强护理。

（7）慎用胰岛素、镇静剂、麻醉剂。

3. 中枢性甲减的治疗 中枢性甲减（central hypothyroidism）的典型病例表现为 TSH 减低、TT_4 减低，但约有 20% 的患者基础血清 TSH 浓度可以正常或轻度升高，因此，中枢性甲减的治疗目标是使血清 TT_4、FT_4 达到正常范围，而不能把 TSH 作为监测指标。

4. 甲状腺激素抵抗综合征的治疗 当血清 T_4、T_3 水平升高，但 TSH 不被抑制时，提示甲状腺激素抵抗综合征（RTH），要注意鉴别诊断。伴有甲减症状的 RTH 可选择 TH 治疗。

五、中医治疗

（一）治疗原则

甲减为本虚标实之证，与肝脾肾三脏关系密切，以阳虚、气虚为主，兼夹气滞、痰凝、血瘀及水湿，故治疗原则为补虚泻实，以温补脾肾、健脾益气为主，根据兼夹邪气，佐以疏肝理气、化痰祛瘀、利水消肿等治法。

（二）辨证论治

1. 肝郁脾虚证

症状：精神抑郁，善太息，胸胁胀痛，腹胀食少，或见颈部肿大，肢体倦怠，女子月经不调，大便秘结，舌淡、苔白，脉弦细或缓。

治法：疏肝理气，和胃健脾。

方药：逍遥散加减。药物组成：柴胡、白术、白芍、茯苓、当归、薄荷、甘草等。

加减：脾虚症状明显，加党参、白扁豆健脾益气；腹胀纳少，加炒麦芽、砂仁理气和胃消食；胸闷、胁痛明显，加香附、枳壳、延胡索行气止痛；颈部肿大，加郁金、陈皮、夏枯草理气化痰；月经不调，加丹参、香附、怀牛膝行气活血。

2. 痰凝血瘀证

症状：颈部肿大质硬或有结节，胸闷脘痞、胀痛或刺痛，头身困重，疲乏嗜睡，头晕耳鸣，表情淡漠，肌肤麻木或甲错，舌质紫黯或有瘀斑瘀点，苔滑腻，脉沉迟或弦涩。

治法：理气化痰，活血祛瘀。

方药：平胃散合血府逐瘀汤加减。药物组成：苍术、陈皮、厚朴、柴胡、枳壳、赤芍、桃仁、红花、当归、生地、川芎、甘草等。

加减：颈部肿大、质硬，加紫苏子、白芥子、莱菔子、夏枯草理气化痰消瘿；胸脘痞闷、头身困重，加茯苓、法半夏、白蔻仁健脾燥湿；头晕耳鸣，加天麻、石菖蒲、郁金化痰开窍。

3. 气血两虚证

症状：神疲乏力，气短懒言，面色苍白或萎黄，头晕心悸，纳少腹胀，舌淡胖，苔薄白，脉沉细无力。

治法：补益气血，调养心脾。

方药：归脾汤加减。药物组成：黄芪、党参、白术、茯苓、当归、龙眼肉、炙远志、酸枣仁、木香、甘草等。

加减：血虚明显，加阿胶、熟地补血养血；心悸明显，加柏子仁、合欢皮镇静安神；纳少腹胀，加砂仁、炒麦芽和胃消食。

4. 脾肾阳虚证

症状：面浮肢肿，畏寒肢冷，体温偏低，倦怠嗜睡，精神萎靡，表情淡漠，记忆力减退，毛发稀疏，头晕目眩，腰背酸痛，纳减便秘，小便量少，舌质淡胖，苔白滑或白腻，脉沉细或沉迟无力。

治法：温肾健脾，利水消肿。

方药：理中丸合济生金匮肾气丸加减。药物组成：附子、桂枝、党参、干姜、白术、熟地、茯苓、泽泻、山药、山茱萸、车前子、怀牛膝等。

加减：肾精亏虚症状明显，加枸杞、菟丝子、巴戟天、肉苁蓉补肾填精；腰背疼痛严重，加狗脊、杜仲补肾强腰。

5. 心肾阳虚证

症状：形寒肢冷，面㿠虚浮，下肢水肿，心悸气促，头晕目眩，耳鸣重听，嗜睡息短，肢软乏力，或有胸闷胸痛，唇甲青紫，舌质暗淡，苔薄白，脉沉迟细弱，或见结代。

治法：温补心肾，利水化饮。

方药：苓桂术甘汤合真武汤加减。药物组成：附子、干姜、桂枝、白芍、茯苓、白术、炙甘草等。

加减：水肿较重，心悸气促，头晕目眩，加猪苓、泽泻、车前子、葶苈子加强利尿消肿之力；若嗜睡息短，肢软乏力，加党参、黄芪、补骨脂、五味子补气纳气；胸闷胸痛，加丹参、郁金、延胡索活血止痛。

6. 阴阳两虚证

症状：神疲嗜寐，表情淡漠，口干舌燥，毛发干枯，肢凉怕冷，皮肤粗糙，头晕耳鸣，周身肿胀，腹胀纳呆，男子阳痿，女子性欲减退，舌暗体胖，苔薄或少，脉沉细无力或沉缓等。

治法：滋阴温阳，利水消肿。

方药：二仙汤合右归丸加减。药物组成：仙茅、淫羊藿、巴戟天、当归、枸杞子、菟丝子、鹿角胶、山茱萸、熟地、山药、杜仲、附子、肉桂。

加减：水肿、尿少，加茯苓、泽泻、车前子利尿消肿；腹胀纳呆，加党参、白术、薏苡仁、炒麦芽健脾益气和胃。

（三）中成药

1. 逍遥散（丸） 功效：疏肝理气，和胃健脾；用法：每次1袋，每日2次，适用于甲减之肝郁脾虚证。

2. 归脾丸或十全大补丸 功效：益气补血；用法：每次1丸，每日2次，适用于甲减之气血两虚证。

3. 金匮肾气丸 功效：温阳益肾；用法：每次 1 丸，每日 2 次，适用于甲减之肾阳亏虚证。

4. 桂附理中丸 功效：温阳健脾；用法：每次 1 丸，每日 2 次，适用于甲减之脾阳不足证。

5. 右归丸 功效：阴阳双补；用法：每次 1 丸，每日 2 次，适用于甲减之阴阳两虚证。

（四）名老中医经验

1. 高天舒教授经验 高教授将甲减分为肝郁、脾虚、肾虚三期辨治，认为甲减发病之初即存在"肝气郁结"，肝郁及脾是甲减发病初期的重要病机，治宜疏肝解郁，方用逍遥散加减。脾虚明显，合用参苓白术散加减；兼胸胁胀痛者，加合欢皮、郁金；兼颈前肿大，加陈皮、夏枯草、牡蛎等。甲减中期以脾阳虚及气血亏虚为主，治宜温阳健脾，补气生血，适当合用活血、化痰、利水等药，方用补中益气汤加味。心血不足者，加远志、熟地黄、茯神、龙眼肉；气血亏虚者合八珍汤加减。常配伍活血之川芎、牡丹皮、王不留行，化痰之川贝母、陈皮，祛湿之苍术、泽泻、薏苡仁，消瘿之三棱、莪术、夏枯草、牡蛎等药；因脾阳根于肾阳，少佐肉桂、仙茅、杜仲、菟丝子等温肾助阳之品。甲减后期为肾阳虚衰、水湿内停，阳虚生内寒是其主要病机。发展至此期，多是脏腑机能衰退，气血生化不足，是甲减的极期，临床表现复杂多样，须分清主次，灵活用药。肾阳虚衰，治宜温肾助阳，方用金匮肾气丸加减。脾肾阳虚合并面浮肢肿甚或全身水肿者，治宜温肾健脾、通阳利水，方用金匮肾气丸合防己黄芪汤、五皮饮加减；湿阻气滞可加厚朴、木香；上身肿甚而喘者合越婢加术汤或葶苈大枣泻肺汤。心肾阳虚者，治宜温通心阳，补肾益气，方用金匮肾气丸合苓桂术甘汤加减。胸闷憋痛明显者，加瓜蒌、薤白、川芎、延胡索等；形寒肢冷者加淫羊藿；神倦乏力重者加生黄芪。另外，高教授根据张景岳"善补阳者，必于阴中求阳"之说，常选用阴阳两补之肉苁蓉、黄精、枸杞子等，在温补肾阳为主的组方中，配伍滋补肾阴之品，以防温燥伤阴。

2. 曲竹秋教授经验 曲竹秋教授强调肾阳虚是甲减根本，由于肾中元阳衰微，阳气不运，气化失司，开合不利，以致水湿、痰浊、瘀血等阴邪留滞，治疗上以温肾助阳为主，并循"阳中求阴，阴中求阳"的治则，使阳得阴助而生化无穷，并视其临床表现的不同，灵活运用，因证施治。根据病情发展及临床表现的不同，分为肾阳虚、脾肾阳虚、心肾阳虚、阴阳两虚四型进行辨证论治。

（1）肾阳虚证治法：温肾助阳，用右归丸加减，常用药：熟地 30g，鹿角胶 10g，山药 12g，山萸肉 10g，枸杞子 10g，菟丝子 10g，巴戟天 10g，狗脊 10g，附子 6g，茯苓 10g，牛膝 10g。

（2）脾肾阳虚证治法：温肾健脾，以附子理中汤合二仙汤加减，常用药：党参 15g，白术 10g，干姜 6g，甘草 10g，厚朴 10g，仙茅 10g，淫羊藿 10g，肉豆蔻 10g，补骨脂 10g，益智仁 10g，苍术 10g，菟丝子 10g。

（3）心肾阳虚证治法：温补心肾，利水消肿，用真武汤合苓桂术甘汤加减，常用药：炮附子 10g，茯苓 15g，白术 10g，党参 15g，黄芪 15g，干姜 10g，桂枝 10g，甘草 10g，薤白 10g，淫羊藿 15g，白芍 12g。

（4）阴阳两虚证治法：温肾滋阴，调补阴阳，用金匮肾气丸加味，常用药：熟地 15g，山萸肉 10g，山药 10g，丹皮 10g，泽泻 10g，云苓 10g，附子 10g，肉桂 10g，枸杞子 10g，女贞子 10g，龟板 15g，鳖甲 15g。

（五）其他治疗

1. 针灸治疗 配合药物使用，可增加疗效。

（1）体针疗法：主穴取内关、合谷、关元、足三里、三阴交、气海，均双侧取穴，将以上穴位分为两组，交替治疗。配穴取命门、肾俞、脾俞、胃俞、阳陵泉、风池。每日或隔日 1 次，留针 15～20min，其间行针 2～3 次。

（2）耳针疗法：取穴神门、交感、肾上腺、皮质下、内分泌、肾，均取双侧，将以上穴位分为两组，交替治疗，留针 30min，每隔 10min 行针 1 次。

（3）灸法：取穴肾俞、脾俞、命门、足三里。每次灸 10～15min，每日 1 次。

2. 中药贴敷 将肉桂、吴茱萸打粉，以适量药末同生姜汁调膏，敷神阙穴，隔日 1 次。

3. 中药热奄包 用于症见畏寒肢冷、腰膝酸软、疼痛及双下肢水肿者。

六、预防调护

（一）心理调护

甲减患者几乎可以发生任何一种精神障碍，及时对症治疗及 T_4 替代治疗可改善相关症状，甲减持续 2 年以上，精神症状则难以痊愈。因此，医生需与患者及家属充分交流，使之明白病情及疾病转归，积极配合治疗、复诊及监测，同时要开展心理疏导，避免患者产生紧张焦虑等不良情绪，鼓励患者多与家人、朋友交流，积极参加集体活动，对本病的预后有着重要的意义。

（二）饮食护理

1. 补充适量的碘 缺碘性甲减，碘摄入量要适当增加，可通过食用碘盐补充，也可多吃一些含碘多的食物，如海参、虾、牡蛎、海带、紫菜等海产品。非缺碘性甲减，如桥本甲状腺炎患者则要控制碘的摄入。

2. 忌用致甲状腺肿物质 避免食用木薯、核桃等容易引起甲状腺肿的食物。如圆白菜、甘蓝、花椰菜等十字花科植物及菠菜、萝卜、草莓、桃、黄豆、花生中，也含有致甲状腺肿的物质，但加热可使这些物质破坏，必须煮熟后再吃。

3. 补充足量的蛋白质 限制高脂肪和富含胆固醇的饮食，保证维生素的摄入，多食新鲜水果及蔬菜。可适当进食具有温补功效的食物，如羊肉、鹿肉、牛肉、鱼肉及韭菜、山药等。水肿患者要低盐饮食，少吃腌制食品。

（三）适当锻炼

甲减患者要根据自身情况循序渐进进行运动锻炼，逐步增加机体的耐受力。老年患者可进行太极拳、散步等轻体力活动，有心包积液及病情严重的患者，则要避免过度运动，以免影响心脏，运动中要注意预防跌倒等损伤。

七、疾病发展及转归

甲减病因复杂，病程冗长，临床表现缺乏特异性，若治疗不及时可出现多个系统的病变。在神经精神系统方面，约半数以上患者有抑郁症状，严重时有自杀行为，30%以上患者发生器质性脑病综合征，出现认知障碍及近段记忆障碍，严重时反应迟钝、嗜睡，甚至出现精神失常，老年人更易出现。在心血管系统，由于心动过缓、心肌缺血可发生房室传导阻滞、变异性心绞痛、急性心包填塞。中、老年妇女可出现血压升高，久病者容易发生动脉粥样硬化及冠心病。也可出现骨质疏松，肌肉强直、痉挛，肌肉萎缩无力，甚至发生重症肌无力。黏液性水肿患者可伴有关节疼痛、僵硬、麻木及关节肿胀、假性痛风症，可有关节腔积液，少数发生腕管综合征。严重甲减患者可发生麻痹性肠梗阻或黏液性水肿巨结肠。可引起不育，女性可出现严重的功能性子宫出血。久病可伴有肾上腺皮质功能减退，ACTH 分泌正常或降低，但无肾上腺皮质功能减退的临床表现。黏液性水肿昏迷患者治疗不及时，可出现昏迷、休克，导致心、肾衰竭而危及生命。

第三节　桥本甲状腺炎

一、概述

（一）西医的定义及流行病学

桥本甲状腺炎（Hashimoto thyroiditis，HT）又称桥本病，由日本学者 Hakaru Hashimoto 于 1912 年首先报道，是自身免疫性甲状腺炎中最常见的临床类型，也是最常见的内分泌疾病之一。随生活方式改变及普遍食盐碘化等因素影响，HT 患病率逐年上升，为原发性甲减的主要原因，甲状腺癌发病率增加也被认为与 HT 有关。其确切发病率不清楚，多认为是遗传、环境、免疫等因素综合作用的结果。其发病基础为甲状腺自身抗体形成，淋巴细胞浸润，局部纤维化。本病常常有其他多种自身免疫性疾病伴发，且出现甲状腺恶性肿瘤的恶变率较高。因此逐渐被现代医学所重视，积极防治 HT 有着重要的临床意义。

成人 HT 为甲状腺炎中最常见的临床类型，90%以上发生于女性。女性各年龄段均可发病，但以 30～50 岁多见，女性患者是男性的 15～20 倍，男性患者的发病年龄较女性患者晚 10～15 岁。国内的发病率资料报道不多，国外数据报道，日本女性的发生率为 1%～2%；在美国，其发生率占尸检的 1%～2%，并有增长趋势。美国另有一组资料显示，在原本不知道有甲状腺疾病存在，于尸检时发现 6%有局灶性或弥漫性甲状腺炎。儿童病例也不少见，儿童 HT 约占儿童甲状腺肿 40%以上，多见于 9～13 岁，5 岁以下罕见。Harvin 等报道 5000 多名学龄儿童中，本病的发生率为 1.2%，北京协和医院普查 5601 名学龄儿童中，19 名有自身免疫性甲状腺炎。近年本病的发病有增加趋势。

（二）中医相关的病证论述

古代中医并没有对本病病名的记载，根据其临床表现可归属于中医学"瘿病"的范畴。瘿病首见于《诸病源候论·瘿瘤等病诸候》，其中记载到"瘿者，由忧患气结所生，亦曰饮沙水，沙随气入于脉，搏颈下而成之"，"诸山黑土中出泉流者，不可久居，常食令人作瘿病，动气增患"。以上均指出瘿病的病因主要是情志内伤及饮食、水土失宜。陈实功在《外科正宗》中指出"夫人生瘿瘤之症，非阴阳正气结肿，乃五脏瘀血、浊气、痰滞所致"。目前对于 HT 的辨证论治尚缺乏统一的辨证分型标准，现代医家大多是从个人经验辨证论治 HT，治疗手段多样化。

二、西医发病机制

（一）病因

1. 过量碘摄入　高碘可使体外培养的甲状腺滤泡上皮细胞间黏附分子、趋化因子配体及 CXCL8、CXCL14 表达增加，与碘浓度和培养时间呈正相关，表明高碘可促进淋巴细胞向甲状腺滤泡上皮黏附，致使甲状腺损伤。流行病学调查发现，距沿海越近，HT 患病率越高，尿碘与血清甲状腺过氧化物酶抗体和 TgAb 呈明显正相关。但仍有部分 HT 患者尿碘水平较低，提示碘摄入仅为本病的病因之一。

2. 病毒感染　通过聚合酶链反应和原位杂交技术检测 HT 患者细小病毒 B19 DNA，阳性率分别为 90.6% 和 71.9%，显著高于健康对照组（43.8% 对 12.5%），B19 病毒蛋白衣壳阳性率同样高于健康对照组，表明 HT 发病与 B19 病毒感染密切相关。

3. 基因多态性　通过对比 HT 患者与健康者杀伤细胞免疫球蛋白样受体基因型，发现 HT 患者中两种基因型频率高于健康对照组，一种基因型低于健康对照组；HT 组携带 6 个以上抑制性基因型总频率明显少于对照组。糖皮质激素诱导的肿瘤坏死因子受体影响着调节 T 细胞和效应 T 细胞的分化，轻度 HT 患者与较严重的 HT 患者 GITR 基因型不同，并与 Treg/Teff 比例有关，提示与 GITR 易患基因有关。

4. 表达异常蛋白　HT 患者甲状腺滤泡上皮人白细胞 DR 抗原、CD40、CD1a 和 CD54、B7-1 呈异常高表达，显著高于健康对照组，异常表面蛋白为抗原呈递细胞提供 T 细胞活化所需信号或作为甲状腺器官特异性抗原而成为淋巴细胞杀伤所识别对象，在 HT 的发病中起重要作用。

（二）发病机制

1. T 细胞亚群失衡与细胞因子异常　HT 患者 Th1 细胞增多、Th1/Th2 失衡，通过改变细胞因子水平，影响淋巴细胞对抗原的识别和趋化作用等，影响免疫过程。

2. 淋巴细胞浸润　甲状腺肿患者甲状腺浸润淋巴细胞程度与其后的 HT 发病概率呈正相关。在趋化因子、黏附分子的协助下淋巴细胞可向甲状腺组织中浸润，并通过识别自身抗原直接损伤甲状腺组织。

3. 自身抗体增高　甲状腺自身抗体水平反映甲状腺自身免疫程度，也是破坏甲状腺功能的重要原因。

4. 滤泡上皮凋亡　HT 患者肿瘤坏死因子相关凋亡诱导配体、胱天蛋白酶 3 呈高表达；

HT 患者甲状腺滤泡肿瘤坏死因子相关凋亡诱导配体及其死亡受体 DR4 和 DR5 呈特征性分布的高表达，病理改变越重，表达越强，提示甲状腺滤泡通过表达凋亡受体以细胞凋亡形式自身破坏。

三、中医病因病机

（一）病因

本病发病多与情志内伤、饮食、先天禀赋不足及水土失宜等病因相关。

1. 先天禀赋不足　先天禀赋不足，正气虚弱，外邪易侵，机体阴阳失调，气血痰瘀凝结，发为瘿病。

2. 饮食、水土失宜　饮食失调，或居住高原地区，水土失宜，损伤脾胃功能，致脾虚失运，痰湿内生，痰瘀互结于颈前而成病。在古代瘿病的分类名称中即有泥瘿、土瘿之名。《诸病源候论·瘿瘤等病诸候》谓"饮沙水"、"诸山水黑土中"容易发生瘿病。

3. 情志内伤　由于长期忿郁恼怒或忧思郁虑，使气机郁滞，肝气失于条达。气机郁滞，则津液易于凝聚成痰。气滞痰凝，壅结颈部，则形成瘿病。《普济方·瘿瘤门》说："夫瘿瘤者，多由喜怒不节，忧思过度，而成斯疾焉。大抵人之气血，循环常欲无滞留之患，调摄失宜，气凝血滞，故为瘿为瘤。"

（二）病机

本病初期因情志不畅，肝气郁滞，横逆犯脾，脾失健运，痰湿内生，久则痰气内结，郁而化火，瘀血阻脉；或脾肾亏虚，阳气生发障碍，气血失调，阴阳失和，津液输布失常，经久失治，而致肝脾肾三脏功能失调，外邪趁虚内侵，致使气滞、痰凝、瘀血三者互结于颈前而发为本病。

就经脉循行部位而言，足厥阴肝经"循喉咙之后"；足太阴脾经"上膈，挟咽，连舌本，散舌下"；足少阴肾经"入肺中，循喉咙，挟舌本"。可见肝、脾、肾三经均经过甲状腺所处的喉咽附近。故本病的病机关键为肝失疏泄，脾失运化，肾失温煦，肝、脾、肾三脏功能失调，气滞、痰凝、血瘀交阻颈前，而成本病。故本病病变的发生基于肾之先天不足，病变之初，多属肝郁，随病变发展，而累及脾肾；肝、脾、肾三脏功能失调贯穿于本病的整个病程并影响其主要转归。

本病病位主要在肝脾肾，涉及心。初期多为实证，久则由实至虚，成虚实夹杂之证。病机为本虚标实，其发病以肝气郁滞、肝郁脾虚、脾肾阳虚为本，而局部以痰浊、瘀血凝滞于颈前发为瘿瘤为标。

四、西医诊断及治疗

（一）临床表现

HT 起病隐匿，进展缓慢，早期的临床表现常不典型。甲状腺肿大呈弥漫性、分叶状或结节性肿大，质地大多韧硬，与周围组织无粘连。常有咽部不适或轻度咽下困难，有时有颈部压迫感。偶有局部疼痛与触痛。随病程延长，甲状腺组织破坏出现甲减。患者表现为怕冷、心动过缓、便秘甚至黏液性水肿等典型症状及体征。少数患者可以出现甲状腺相关眼病。

HT 与 Graves 病可以并存，称为桥本甲状腺毒症（Hashitoxicosis）。血清中存在 TSAb 和 TPOAb，组织学兼有 HT 和 Craves 病两种表现。临床上表现为甲亢和甲减交替出现，可能与刺激性抗体或阻断性抗体占主导作用有关。甲亢症状与 Graves 病类似，自觉症状可较单纯 Graves 病时轻，需正规抗甲状腺治疗，但治疗中易发生甲减；也有部分患者的一过性甲状腺毒症源于甲状腺滤泡破坏，甲状腺激素释放入血所致。

（二）辅助检查

1. 血清甲状腺激素和 TSH　根据甲状腺破坏的程度可以分为 3 期。早期仅有甲状腺自身抗体阳性，甲状腺功能正常；以后发展为亚临床甲减[游离 T_4（FT_4）正常，TSH 升高]，最后表现为临床甲减（FT_4 减低，TSH 升高）。部分患者可出现甲亢与甲减交替的病程。

2. 甲状腺自身抗体　TgAb 和 TPOAb 滴度明显升高是本病的特征之一。尤其在出现甲减以前，抗体阳性是诊断本病的唯一依据。日本学者发现 TPOAb 的滴度与甲状腺淋巴细胞浸润的程度密切相关。TgAb 具有与 TPOAb 相同的意义，文献报道本病 TgAb 阳性率为 80%，TPOAb 阳性率为 97%。但年轻患者抗体阳性率较低。

3. 甲状腺超声检查　HT 显示甲状腺肿，回声不均，可伴多发性低回声区域或甲状腺结节。萎缩性甲状腺炎（AT）则呈现甲状腺萎缩的特征。

4. FNAC 检查　诊断本病很少采用，但具有确诊价值，主要用于 HT 与结节性甲状腺肿等疾病相鉴别。

5. 甲状腺摄碘率　早期可以正常，甲状腺滤泡细胞破坏后降低。伴发 Graves 病可以增高。本项检查对诊断并没有实际意义。

6. 过氯酸钾释放试验　50%～70%的 HT 患者为阳性，提示本病甲状腺存在碘有机化障碍。由于本试验具有较高的假阳性率，临床不推荐常规使用。

7. 甲状腺核素显像　可显示不规则浓集与稀疏，或呈"冷结节"改变。本项目亦非 HT 或 AT 患者的常规检查。

（三）诊断要点

凡是弥漫性甲状腺肿大，质地较韧，特别是伴峡部锥体叶肿大，不论甲状腺功能有否改变，均应怀疑 HT。如血清 TPOAb 和 TgAb 阳性，诊断即可成立。FNAC 检查有确诊价值。伴临床甲减或亚临床甲减进一步支持诊断。

（四）鉴别诊断

1. 结节性甲状腺肿　有地区流行病史，甲状腺功能正常，甲状腺自身抗体阴性或低滴度。FNAC 检查有助鉴别。HT 可见淋巴细胞浸润，少量的滤泡上皮细胞表现为 Hurthle 细胞的形态；结节性甲状腺肿则为增生的滤泡上皮细胞，没有淋巴细胞浸润。

2. 甲状腺癌 甲状腺明显肿大，质硬伴结节者需要与甲状腺癌鉴别。但是分化型甲状腺癌多以结节首发，不伴甲状腺肿，抗体阴性，FNAC 检查结果为恶性病变；HT 与甲状腺淋巴瘤的鉴别较为困难。

（五）治疗

临床确诊后，视甲状腺大小及有无症状而决定是否进行治疗。如甲状腺较小，又无明显压迫症状者可随诊观察，暂不治疗；对甲状腺肿大明显并伴有压迫症状者，采用 L-T$_4$ 制剂治疗可减轻甲状腺肿；如有甲减者，则需采用 TH 替代治疗。

1. 限制碘摄入量 碘摄入量是影响本病发生发展的重要环境因素，近年来随食盐碘化的普及，碘摄入量增加，本病的发病率显著增加。限制碘摄入量在安全范围内有助于阻止甲状腺自身免疫破坏进展。

2. 甲状腺激素替代治疗 随着甲状腺细胞的破坏，部分 HT 患者最终出现甲状腺功能减退，需用甲状腺激素终生替代治疗。L-T$_4$ 是一种合成的 T$_4$ 制剂，半衰期为 7 天，达到稳定血药浓度需 4～6 周，是目前治疗甲减的首选药物。

（1）伴甲减时用 TH 补充治疗：HT 有甲减者，应长期以甲状腺粉片或 L-T$_4$ 替代治疗。一般从小剂量开始，甲状腺粉片 40～60mg/d，或 L-T$_4$ 50～100μg/d，逐渐增量分别至 120～180mg/d 或 200～300μg/d，直到腺体开始缩小，血 TSH 降至正常。老年人或有缺血性心脏病者，L-T$_4$ 从 12.5～25μg/d 较小剂量用起，增加剂量应缓慢，间隔 4 周，以便 TSH 在变动剂量后能达到稳定水平。妊娠期患者应增加 L-T$_4$ 剂量 25%～50%。

（2）HT 有亚临床甲减者的治疗同上，剂量宜小。有学者观察到用 L-T$_4$ 治疗 1 年，约 24% 的患者甲状腺功能可恢复正常。这种甲状腺功能恢复可能同 TSBAb 消失、细胞毒作用停止，锂盐、胺碘酮或其他含碘物消失有关。甲状腺功能恢复后 T$_4$ 减量或停用。分娩后 1 年内下列情况应做缓解后的跟踪观察。

目前多数学者认为，甲状腺激素替代治疗的适应证有如下几方面：①临床甲减者；②亚临床甲减，TSH>10mU/L 者；③或亚临床甲减，TSH 在 4.5～10mU/L，同时存在甲状腺肿大、TPOAb 阳性、血脂升高、孕妇、不孕的妇女、心理疾病及其他自身免疫性疾病者应予替代治疗。除上述情况外，可随诊观察，每 6～12 个月复查一次甲状腺功能。

3. 补充硒制剂 硒在 T$_4$ 合成中具有重要作用，甲状腺对硒缺乏特别敏感，可能与硒蛋白参与抑制细胞凋亡及抑制自身免疫有关，因此补充硒元素常用于调节 HT 患者自身免疫。一般可使用硒酵母片 100μg，2～3 次/天。

4. 手术治疗 甲状腺肿大，伴有明显压迫症状，药物治疗无效者，可考虑手术治疗。

五、中医治疗

（一）治疗原则

本病的病位主要在于肝脾肾三脏，在治疗过程中应注重调肝、补脾、益肾。根据病情变化，宜分期辨证论治。

（二）辨证论治

1. 初期　HT 起病隐匿，患者早期多无明显的临床症状，仅体检时发现甲状腺功能异常或甲状腺弥漫性肿大等。HT 初期除主症外多伴有胸闷不舒、善太息，女子月经不调，舌红苔薄，脉弦滑。

（1）肝郁气滞证

症状：颈前喉结两旁结块肿大，质软不痛，颈部觉胀。伴胸闷，喜太息，胸胁胀满不适，病情常随情志波动。舌质淡红，苔薄白，脉弦。

治法：疏肝解郁。

方药：柴胡疏肝散加减。药物组成有柴胡、陈皮、当归、香附、川芎、炒枳壳、白芍、郁金、夏枯草等。

加减：胸闷、胁痛明显者，可加延胡索、川楝子；咽部不适，声音嘶哑者，可加桔梗、牛蒡子、射干、木蝴蝶利咽消肿；若见痰凝者，可加浙贝母、白芥子等化痰消瘿；血瘀明显者，可加穿山甲、三棱、莪术等化瘀散结；疼痛甚者，可加延胡索活血止痛。

（2）阴虚火旺证

症状：颈前喉结两旁轻度或中度肿大，一般柔软、光滑。心悸、烦躁易怒，失眠，怕热，容易出汗，口苦或目睛外突，手指颤抖，面部烘热，舌尖红，苔薄黄，脉弦数。

治法；滋阴泻火，化痰消瘿。

方药：知柏地黄汤加减。药物组成有知母、黄柏、生地、丹皮、泽泻、茯苓、山药、女贞子、旱莲草、赤芍、白芥子、葶苈子等。

加减：肝火较盛，烦躁易怒，脉弦数者，可加夏枯草、龙胆草等；阳亢风动，手指颤抖，可加白蒺藜、石决明、牡蛎、钩藤等；若夜烦不寐者，可加柏子仁、夜交藤、合欢皮以养心安神；目赤肿痛者，可加菊花、石决明清肝明目；胃热内盛，多食易饥者，可加生石膏；火盛伤阴，口苦而干，舌红少津者，可加生地、石斛、玉竹、天花粉等；若口渴多饮，可去泽泻。

（3）气阴两虚证

症状；颈部呈弥漫性肿大，质地较软，伴有自汗或多汗，乏力，手抖，心悸，腰膝酸软，易疲劳。舌质红，脉细或细数。

治法：益气养阴。

方药：生脉散合二至丸加减。药物组成有太子参、麦冬、五味子、女贞子、旱莲草、玄参、贝母等。

加减：夹痰者，可加浙贝母、瓜蒌皮等；气虚甚，还可加黄芪、白术；阴虚风动，可加钩藤、白蒺藜、白芍等；纳差者，可加焦三仙开胃消食。

2. 中期　临床多表现为甲状腺肿大，善太息，易疲劳，胸胁胀满，纳呆腹胀，舌苔薄白腻，脉滑或涩。本期病变虚实夹杂，痰气交阻于颈前，病机多属肝郁脾虚。

（1）肝郁脾虚证

症状：颈前喉结两旁结块肿大，质地不坚。伴胸闷嗳气，体倦乏力，大便溏薄。舌淡胖，苔白腻，脉弦滑。

治法：疏肝健脾，行气化痰。

方药：逍遥散合参苓白术散加减。药物组成有柴胡、当归、白芍、熟地黄、党参、白术、茯苓、山药、薏苡仁、莲子、扁豆、薄荷、生姜等。

加减：热象较甚，可用牡丹皮、栀子；肿块较硬者，可加赤芍、丹参等。失眠多梦者加炒枣仁、夜交藤；食欲不振者加炒谷芽、炒麦芽。

（2）痰瘀互结证

症状：颈前喉结两旁结块肿大，按之较硬或有结节，肿块可偏于一侧或两侧，经久不消，可伴有局部压痛或胀痛不适。胸脘痞闷痰多或痰中夹有血块，舌质紫暗或有斑点，苔薄白腻，脉弦滑或脉涩。

治法：化痰祛瘀，消瘿散结。

方药：桃红四物汤合二陈汤加减。药物组成有桃仁、红花、生地、当归、白芍、川芎、陈皮、半夏、浙贝母、夏枯草等。

加减：结块较硬或有结节，肿甚，痰结表现较为显著者，可加黄药子、三棱、莪术、丹参等；胸间不舒，可加郁金、香附；痰结血瘀，郁久化火，见烦热甚者，可加牡丹皮、玄参等；脾虚不健，纳差便溏，可加白术、山药、茯苓、炒谷芽、炒麦芽等。

3. 后期 本病日久可致脾胃功能减弱，气血生化乏源，脾肾亏虚，临床多表现为精、气、神的虚衰，故此期又可归于"虚劳"、"虚损"范畴。除主症外，多伴面色㿠白，手足清冷，精神萎靡，两目及周身浮肿，腰膝酸软，下肢瘦弱，尿频，舌质淡或紫暗，苔白，脉沉细。

（1）脾肾气虚证

症状：颈部肿大或有肿块，伴有身肿神疲，面色苍白，少气懒言，头晕目眩，四肢不温，纳呆腹胀，口淡无味。舌淡胖，苔白腻，脉缓或沉迟。

治法：补脾益肾。

方药：金匮肾气丸合四君子汤加减。药物组成有制附子、桂枝、山萸肉、山药、猪苓、泽泻、党参、茯苓、白术、炙甘草、鸡内金、黄芪等。

加减：如果兼夹心血亏虚而心悸气短者，加茯神、远志以安神；若夹瘀者，加丹参、牛膝以活血化瘀；若咽干者，加生地黄、麦冬；若纳差者，加焦山楂、焦神曲、焦麦芽。

（2）脾肾阳虚证

症状：颈部肿大或有肿块，精神萎靡，表情淡漠，面色少华，乏力，少言懒语，食少纳呆，面目肢体乃至全身浮肿，可有腹部胀满，下利清谷，畏寒肢冷，腰膝酸软，腹中冷痛，小便清长，夜尿频多，男子阳痿。舌淡苔白，脉缓或沉迟。

治法：健脾补肾，温阳利水。

方药：真武汤合实脾饮加减。药物组成有菟丝子、肉苁蓉、干姜、桂枝、茯苓、白术、黄芪、党参、半夏、陈皮、当归、夏枯草、生牡蛎、浙贝母等。

加减：肿块坚硬，可加丹参、贝母等化瘀散结；肿块坚硬且移动性减少，可酌加山慈菇、半枝莲等；若肾阳虚甚，畏寒怕冷，腰膝酸软，阴部有冷感，小腹拘急，阳虚者，可加淫羊藿、鹿角霜、锁阳、补骨脂等增强温补肾阳之力；若见阴虚，腰膝酸软，舌质红，苔少，脉细数者，可改用六味地黄丸，酌加龟板胶等滋养肾阴；兼有脾气虚，食少便溏，自汗者，可加黄芪、白术补气健脾；颈前肿块坚硬者，属瘀血内停，可加益母草、丹参等活血化瘀。

（三）中成药

1. 百令胶囊　主要成分为发酵虫草粉；功能补肺益肾，益精填髓；每次 2～6 粒，每日 3 次；用于治疗 HT 可降低 TgAb 及 TPOAb 的滴度，改善自身免疫反应。

2. 夏枯草胶囊　主要成分为夏枯草；功能清火，明目，散结，消肿；每次 2 粒，每日 2 次；联合优甲乐能明显降低 HT 甲状腺功能减低患者的 TPOAb、TgAb 及 Th17 细胞水平，改善甲状腺功能，调节机体自身免疫状态。

（四）名老中医经验

1. 林兰教授经验　林兰教授强调桥本甲状腺炎的早期诊断，提出任、督脉及肝、肾、心、脾、胃之经均上入喉而过甲状腺，根据临床经验提出了甲状腺为"奇恒之府，助肝疏泄，助肾生阳"学说，认为其特点为肝郁脾虚和脾肾阳虚，相应肝郁脾虚型治以疏肝理气，健脾化痰，通络消瘿，方用参苓白术散合四逆散加减；脾肾阳虚型治以温补脾肾之阳，方用八味肾气丸合二仙汤加减。

2. 魏军平教授经验　其认为本病辨证应分虚实两端。初期据其瘿肿属气血痰湿火等不同施行气活血、化痰除湿、清热祛火等诸法；后期属虚，据其气血阴阳损伤而以益气养血、滋阴补阳之法。魏教授指出，本病辨证在辨清虚实的基础上，应当根据患者甲状腺激素水平及免疫功能的变化，分为初期、中期、后期进行辨证治疗。在治疗原则上，强调本病初期应从肝论治；中期以疏肝理气为主，佐健脾化痰；后期应以温补脾肾为主，软坚散结为辅。

3. 高天舒教授经验　高天舒教授根据中医理论并结合多年的临床经验认为：HT 的发病，临床症状及其主要合并症，皆与肝脾关系十分密切。肝藏血，主疏泄，调畅全身气机；脾主运化，为后天之本。肝脾二脏对人体气机调畅，水液代谢，血液运行有着重要的调节作用。甲状腺功能正常 HT 的病变多可归结为肝脾功能的失调，恼怒多愁，致肝失疏泄，思虑过度，致脾失健运。此期辨证主要分为痰凝血瘀型和气郁痰阻型两种，临床采用调和肝脾之法，主要以逍遥散为基础方进行化裁，治疗甲状腺功能正常 HT，可获得较好疗效。

（五）其他治疗

1. 针灸治疗　针灸治疗对免疫系统具有双向调节作用，能够提高免疫功能，增强机体抗病力。

（1）体针治疗

1）局部取穴为主：针灸治疗原则以"腧穴所在，主治所在"为指导，HT 病变部位明确，选用局部腧穴针刺疗效比较理想。局部穴位将针刺刺激由物理信息向生物信息转换，针刺-神经-内分泌-免疫的网状系统及穴位周围微环境应答状态在针刺治疗中发挥着重要的作用。以甲状腺投影面积和邻近地区（双侧人迎-水突）浅刺为主，并随证加减配穴，治疗 1 个疗程（20 次）后发现针刺能降低 TPOAb 水平，甲状腺激素也有恢复至正常的趋势。或采用单层包围式针刺结合 T4 替代疗法针刺肿大甲状腺的局部，可提高患者的血清 FT4 水平，降低血清 TSH 及自身抗体水平，疗效优于单纯口服甲状腺激素治疗的对照组。

２）循经取穴为主：颈部有多条经络、经筋、经别循行于该部位，如手足厥阴经、足太阴经、手足少阴经、手足阳明经等，以循经取穴为主，符合"经脉所过，主治所及"的针灸治疗原则，远端取照海穴，邻近取俞府穴，配合肺俞穴，三穴合用共奏理气行滞化痰之功，并配合甲状腺激素治疗，其疗效明显优于单纯使用甲状腺激素治疗者。

（2）灸法：现代研究证实，艾灸对机体非特异性免疫和特异性免疫功能均具有一定的调节作用。艾灸可提高机体 CD4、CD8 水平对 T 细胞亚群的调节，降低甲状腺抗体分泌水平和淋巴球抗体依赖性细胞介导的细胞毒性作用（ADCC）活动，从而改善 HT 患者的免疫功能，阻止其发展为甲减。可在膻中、中脘、关元与大椎、肾俞、命门两组穴位交替轮流施隔附子饼灸法（附子：鹿角霜：肉桂：乳香：枸杞子按 3：2：1：1：1 比例酒精调制）。

2. 耳穴疗法　耳穴埋豆法可有效调整机体的脏腑功能，调节机体内分泌系统，促进 HT 肿块的缩小或消退。可在双耳内侧穴内分泌、皮质下、脾、胃、肝、肾行埋豆（白芥子、王不留行或菜籽），诸穴相合，共奏理气化痰、活血消瘿之功。

3. 中药封包治疗　在西医治疗基础上于甲状腺颈前投射区局部外敷青黛散，可有效改善患者的中医证候，降低甲状腺自身免疫性抗体 TPOAb、TgAb 水平，且临床操作简便，患者依从性良好，可明显提高临床疗效。

六、预防调护

（一）心理调护

对于情志刺激所致的疾病，中医历来强调"先治其也，而后医其身"。充分调动和利用患者"恶死而乐生"的心态和抗病康复的内在积极因素，促进身体康复。另医者应理解、同情、关怀患者，注意倾听患者的倾诉以表示关注和理解，给患者以安慰，重要的是帮助患者认识病情，对自己的发病情况及目前的治疗情况有全面的了解。

（二）饮食护理

高碘饮食可能是诱发本病发病的主要环境因素，有甲状腺疾病家族史或甲状腺疾病风险的患者应避免摄入过量的碘。另外，膳食应以清淡、易消化、富有营养为原则，多食碳水化合物及蔬菜、水果，少食辛辣刺激、肥甘厚腻等食物。

（三）适度锻炼

中医认为，动静相宜方能平衡，保持健康必须做到有张有弛、动静结合，方能达到阴阳平衡。HT 患者平时可进行一些传统的运动锻炼，动静结合方能形神舒畅，心神安和，达到阴阳协调，消解不良情绪。如气功、散步、慢跑、太极、八段锦、瑜伽等，对于怡养情志都是不错的运动方式。

七、疾病发展及转归

HT 病程长，是一个缓慢进展的疾病，临床表现复杂多样，变化多端，常合并或并发它病。早期可出现甲状腺功能亢进表现，至疾病中后期，甲状腺滤泡破坏萎缩，甲状腺激素水平降低而形成甲状腺功能减退。

第四节　亚急性甲状腺炎

一、概述

（一）西医的定义及流行病学

亚急性甲状腺炎（subacute thyroiditis，SAT）简称为亚甲炎，又称 De Quervain 甲状腺炎、巨细胞甲状腺炎和肉芽肿性甲状腺炎等。本病是最常见的甲状腺疼痛疾病，以短暂疼痛的破坏性甲状腺组织损伤伴全身炎症反应为特征，通常发病前有上呼吸道感染病史，起病较急，呈自限性，临床表现为颈前疼痛、发热、乏力、头痛等，严重者转头或吞咽时疼痛加重，可向耳部、下颌或枕骨部位放射。其病因多起源于病毒，发病可能与病毒感染或病毒感染后变态反应密切相关。

随着社会与经济的快速发展，人们生活节奏的加快，工作学习压力的增大，同时常遭受焦虑、急躁等不良情绪的困扰，这些因素使得近年来亚急性甲状腺炎的发病率呈明显上升趋势。国内研究显示本病约占甲状腺疾病的 5%，男女发病比例为 1 :（3～6），以 40～50 岁女性最为多见。文献报道美国某市本病年发病率达 4.9/10 万，男女比例为 1 : 4.3，50 岁女性发病率最高，在甲状腺疾病中占 0.5%～6.2%。

（二）中医相关的病证论述

古代中医并没有对本病病名的记载，据历代文献资料描述，亚甲炎应归属于中医学"瘿瘤"、"瘿痈"、"温病"、"瘿肿"、"瘿痛"范畴，属于瘿病的一种。《医宗金鉴·外科心法要诀》有"结喉痈发项前中"的记载，与本病发病部位相吻合，《疡科心得集》曰："锁喉痈，生于结喉之外，红肿绕喉……时邪风热，客于肺胃……心经毒气，兼挟邪风结聚而发。"其所述与亚甲炎的临床表现及发病机制相似，明代《景岳全书·外科钤》也说："痈者热壅于外，阳毒之气，其肿高，其色赤，其痛甚，其皮薄而泽。"

《中医外科学》把亚甲炎归属于"瘿痈"，甲状腺为奇恒之腑，当属内痈。也有部分医家认为"瘿痈"伴有"痈"之易肿、易脓、易溃、易敛的特点，符合急性化脓性甲状腺炎的特点，并不适用于亚甲炎，而"瘿痈"是以颈前瘿肿、疼痛拒按和（或）伴畏寒、发热、感冒症状为特征的病症，与中医"瘿痛"更为恰当。

二、西医发病机制

亚甲炎的病因尚不明确，目前普遍认为亚甲炎的发病与病毒感染密切相关，其与自身免疫、遗传、氧化应激及某些非病毒感染因素也相关。

1. 病毒感染　研究发现本病患者血液中病毒的效价也会升高，部分患者血清中可检测到病毒抗体，这些病毒包括流感病毒、柯萨奇病毒、腺病毒和腮腺炎病毒等，其中柯萨奇病毒抗体最常见，其次是腺病毒和腮腺炎病毒抗体等；病毒感染引发亚甲炎可能是细胞毒性 T 淋巴细胞识别出病毒和细胞抗原组成的复合物，最终致使滤泡细胞被破坏而造成的。

2. 自身免疫 亚甲炎的病理形态学、临床症状及体征等相关变化提示其发病和自身免疫相关。我国学者发现其和桥本甲状腺炎的病理学形态有很多相同点，而且其血清中会出现一过性的抗甲状腺自身抗体滴度的升高，提示自身免疫反应在其发病过程中有一定作用。

3. 遗传因素 遗传缺陷是亚甲炎发病的潜在因素。有关亚甲炎与 HLA-B35 阳性相关的报告最多，有 2/3 的亚甲炎患者为 HLA-B35 阳性。Hamaguchi 等认为，亚甲炎患者 HLA-B35 的自身抗原与所感染的病毒相关抗原的细胞毒性 T 细胞之间的交叉反应可引发机体的自身免疫反应，进而导致甲状腺细胞的损害。

4. 氧化应激 相关研究发现，亚甲炎患者氧化应激标志物 MDA 显著增高，而反映机体抗氧化能力的 SOD 及 TAOC 显著降低，说明亚甲炎患者存在明显的氧化与抗氧化水平的失衡。

5. 其他 亚甲炎也可发生于非病毒感染如 Q 热和疟疾等之后，接种流感疫苗可能会引起亚甲炎，拔牙后也可能引发亚甲炎，Onbasi K 等报道了两例拔牙后出现亚甲炎的中年女性患者案例，也有文献报道称血清白细胞介素-6 水平在亚甲炎等甲状腺破坏过程中水平增加。

三、中医病因病机

（一）病因

本病发病多与先天禀赋及体质因素、感受外邪、情志内伤等因素相关。

1. 先天禀赋及体质因素 先天禀赋不足，正气虚弱或体质易感，卫外固护不及，易致风热毒邪乘虚入里侵犯人体，邪气壅滞颈部而引起结块疼痛的发生。

2. 感受外邪 外感风热邪毒，侵犯肺卫，导致卫表失和，出现恶寒、多汗、咽干咽痛等症状；热毒壅盛，灼伤津液，炼液为痰，痰阻气机，血行不畅，壅结颈前，导致颈前肿大疼痛等症状。

3. 情志内伤 平素急躁易怒，日久肝气郁结化火，气机失调，血行不畅，气滞血瘀火热互结于颈项，经气不畅而致疼痛；肝气郁结，津液输布障碍，聚而成痰，痰气交阻于咽喉，则喉头有异物感，压之有触痛，发为本病。《普济方·瘿瘤门》曰："夫瘿瘤者，多由喜怒不节，忧思过度，而成斯疾焉。大抵人之气血，循环常欲无滞留之患，调摄失宜，气凝血滞，故为瘿为瘤。"

（二）病机

外感风热邪毒是本病发生的外因，先天禀赋不足及体质因素则是发病的内因，其基本病机为热毒、气滞、血瘀、痰凝壅结于颈前，导致气血运行不畅，不通则痛。外感风热，邪毒袭表，热毒蕴结，气血壅滞；或情志内伤，肝气郁结，气郁化火，灼伤津液，炼津为痰，痰阻气机，气血瘀滞，最终致气血痰热互结于颈前而发为本病。本病病位在甲状腺，与肝、肺、胃关系密切。病理性质大多属于虚中夹实、实中夹虚，虚实错杂，但总体来说以实证为主。

四、西医诊断及治疗

（一）临床表现

亚甲炎常在病毒感染 1～3 周发病，有季节发病趋势，夏秋季节发病多，与肠道病毒发病高峰一致，不同地理区域有发病聚集倾向。起病形式及病情程度不一。

1. 上呼吸道感染前驱症状 患者常有上呼吸道感染史，大多数还有轻、中度发热，少数高热超过 40℃，并伴有肌肉疼痛、疲劳、倦怠、咽痛、淋巴结肿大等表现。

2. 甲状腺区特征性疼痛 逐渐或突然发生甲状腺疼痛，程度不等，转颈或吞咽动作时加重，常先累及一叶，然后扩大至另一叶，可放射至耳、咽喉、下颌角、颏、枕、胸背部等处，少数声音嘶哑，吞咽困难。

3. 甲状腺肿大 常为弥漫或不对称轻/中度肿大，伴或不伴有结节，质地较硬，触痛明显，无震颤及血管杂音。疼痛缓解后可完全消退，也可遗留甲状腺肿及较小结节。

4. 与甲状腺功能变化对应的临床表现 发病初期 50%～75%的患者有体重减轻、怕热、心动过速等甲状腺毒症症状，历时 3～8 周。约 25%的患者在甲状腺激素合成功能尚未恢复之前进入功能减退阶段，出现水肿、怕冷、便秘等甲减症状。多数患者数周至数月甲状腺功能可恢复正常，仅少数形成永久性甲状腺功能减退症。

（二）辅助检查

1. 白细胞、血清 C 反应蛋白、红细胞沉降率（血沉）及甲状腺自身抗体 甲状腺毒症期间，白细胞可增高；血清 C 反应蛋白明显升高；血沉明显增快，常＞50mm/h，甚至可达 100mm/h。甲减期及恢复期可逐渐恢复正常。

TgAb、TPOAb 阴性或水平很低，血清 Tg 水平明显增高，与甲状腺破坏程度相一致，且恢复很慢。

2. 甲状腺功能与碘摄取率 亚甲炎病程分为甲状腺毒症、甲状腺功能减退和甲状腺功能恢复正常 3 个阶段。在甲状腺毒症期，^{131}I 摄取率和 T_3、T_4 水平呈"双向分离"现象，即 ^{131}I 摄取率减低（24h＜2%），T_3、T_4 升高；甲减期血清 T_3、T_4 逐渐下降至正常水平以下，TSH 回升高于正常值，^{131}I 摄取率逐渐恢复。恢复期血清 T_3、T_4、TSH、^{131}I 摄取率恢复至正常。亚甲炎临床症状的出现与异常甲状腺功能检查结果出现之间有时间间隔。

3. 甲状腺 B 超 在缺乏临床症状时，甲状腺彩超对亚甲炎的早期诊断有一定价值，形态不规则的边缘模糊的圆形或椭圆形的低回声区是亚甲炎的特征。彩色多普勒超声提示在亚甲炎急性期阶段无血流信号，其周围甲状腺内血流信号正常或略增多；在恢复阶段可见微血管信号增强。甲状腺功能恢复正常后，B 超声像图也恢复正常。

4. 甲状腺核素扫描（^{99m}Tc 或 ^{123}I） 亚甲炎甲状腺放射性核素显像受炎症累及范围大小的影响。当累及整个甲状腺时，甲状腺影像极不清楚，甚至不显像，即使显影也难以判断轮廓，治疗后甲状腺功能恢复，再重复显像则可见到清晰的甲状腺影像；当病变只累及甲状腺某一部位时，甲状腺显影可见相当于肿块部位呈放射性稀疏、缺损区，即所谓的"冷结节"，经治疗后原放射缺损区消失。

5. 甲状腺 FNAC 检查　不作为诊断亚甲炎的常规检查。当症状不典型、甲状腺肿大明显或伴有结节时，可考虑行 FNAC 检查以帮助明确诊断并与其他甲状腺疾病相鉴别。亚甲炎早期典型细胞学涂片可见多核巨细胞、片状上皮样细胞、不同程度炎性细胞等，晚期往往见不到典型表现。

（三）诊断要点

①急性起病、发热等全身症状；②甲状腺疼痛、肿大且质硬；③血沉显著增快；④血清甲状腺激素浓度升高与甲状腺摄碘率降低双向分离可诊断本病。

（四）鉴别诊断

1. 急性化脓性甲状腺炎　是主要由细菌感染引起的化脓性疾病，相对于亚甲炎少见，多见于儿童、老年人群和免疫缺陷患者。其特征性表现为发热及甲状腺触痛；疼痛局部皮肤红、肿、热显著，全身炎症反应明显，可找到临近或远处感染灶。甲状腺功能及摄碘率多正常，甲状腺自身抗体阴性。甲状腺超声表现为脓肿形成。

2. 结节性甲状腺肿出血　突然出血可伴甲状腺疼痛，疼痛无转移性且局限于结节内，疼痛高峰出现在起病时，减轻较快，出血部位增大迅速可有波动感，无全身症状，甲状腺功能正常，血沉升高不明显，甲状腺超声检查对两者鉴别诊断有价值。

3. 桥本甲状腺炎　少数伴有甲状腺的疼痛和触痛，可存在短暂甲状腺毒症和摄碘率降低，无全身症状，血沉不升高，TgAb 和 TPOAb 滴度升高。甲状腺超声检查对两病的鉴别诊断有帮助，必要时行 FNAC 检查可明确诊断。

4. Graves 病　对于亚甲炎甲状腺毒症期患者易误诊为 Graves 病。Graves 病无明显颈部疼痛症状，^{131}I 摄取率提高且摄碘高峰前移，TRAb 阳性，血沉正常。^{131}I 摄取率、TPOAb、TgAb 和 TRAb 及甲状腺超声检查有助于鉴别两者。

5. 无痛性甲状腺炎　是桥本甲状腺炎的变异型，是自身免疫甲状腺炎的一个类型。轻中度甲状腺肿大，部分患者无肿大，甲状腺功能及摄碘率衍变经过与亚甲炎有些类似，但无甲状腺疼痛和全身症状，血沉增快不显著，必要时行甲状腺 FANC 检查。

（五）治疗

1. 药物治疗

（1）解热镇痛药或非甾体类抗炎药（NSAID）：对临床症状较轻的患者，首先给予解热镇痛药或 NSAID 治疗，可抑制炎性介质释放，减轻组织损伤，缓解疼痛。我国指南推荐，轻度亚甲炎患者一般可选用阿司匹林（1～3g/d、分次口服）或 NSAID（如吲哚美辛75～150mg/d、分次口服）、或环氧化酶-2 抑制剂如塞来昔布等。

（2）糖皮质激素：对中、重度或经足量 NSAID 治疗数天无效的轻度亚甲炎患者，需给予口服糖皮质激素治疗，通常在 24～48h 内即可迅速缓解疼痛和发热症状。我国指南推荐的泼尼松起始治疗剂量为 20～40mg/d。起始剂量治疗 1～2 周后，根据患者的症状、体征及血沉的变化缓慢减少剂量，一般每周减量 5mg，总疗程不少于 6～8 周。糖皮质激素治疗后放射性碘摄取率持续降低，提示炎症反应继续，应延长糖皮质激素使用时间。糖皮质激素减量过快或停药过早都可使患者的病情反复，再使用糖皮质激素治疗仍然有效，但不能预防永久性甲减的发生。

（3）β 受体阻滞剂：亚甲炎患者的甲状腺毒症是一过性的，并非甲状腺激素合成增加所致，故临床上不能用抗甲状腺药物治疗，可选用 β 受体阻滞剂来控制甲状腺毒症的症状。

（4）甲状腺激素：对于症状明显的甲状腺功能减退者，可短暂小剂量使用甲状腺激素补充治疗，症状好转后逐渐减量至停用，停用前后需监测甲状腺功能。个别患者的甲状腺功能减退会转为永久性，此时需予长期替代治疗。

2. 甲状腺局部注射治疗 有研究使用地塞米松注射液、注射用甲泼尼龙琥珀酸钠、利多卡因和地塞米松混合物等药物对病灶进行注射，让甲状腺局部处于药物高浓度状态，药物的直接接触和浸润可稳定甲状腺腺体细胞膜结构，并减缓免疫反应和炎症反应。甲状腺局部注射治疗可以克服全身用药的缺陷，增加甲状腺炎症部位局部药物浓度，有效抑制局部免疫反应和甲状腺激素的释放，消除甲状腺肿大，快速缓解临床症状，缩短疗程，有助于促进甲状腺功能恢复。甲状腺局部注射治疗操作简单，但也存在一定风险。对于担心糖皮质激素的不良反应、病情反复发作或伴有糖尿病、高血压的患者，可以选择甲状腺局部注射治疗。

五、中医治疗

（一）治疗原则

亚甲炎初期以热毒壅盛证为主，急则治标，以清热解毒为主，常治以疏风清热、解毒消肿；中后期即恢复期，热毒渐退，正气不足，邪气渐退而正虚未复，同时久热伤阴，可发展为气阴两虚证，治以益气养阴生津。

（二）辨证论治

1. 热毒壅盛证
症状：起病急，瘿肿质韧、触痛明显，口干怕热，舌红，苔薄黄，脉浮数。
治法：疏风清热，解毒消肿。
方药：银翘散合五味消毒饮加减。蒲公英、板蓝根、射干、金银花、连翘、牛蒡子、延胡索、大青叶、紫花地丁、桔梗、芍药、牛膝等。
加减：高热者，加石膏、山栀、黄芩等；颈痛明显者加乳香、没药等；大便秘结者，加全瓜蒌、玄明粉、大黄等。
2. 气郁火旺证
症状：瘿肿、疼痛减轻，心悸汗出，心烦少寐，头晕眼花，舌红，苔少，脉弦数。
治法：行气解郁，泻火消肿。

方药：丹栀逍遥散加减。丹皮、栀子、当归、白芍、柴胡、郁金、薄荷、延胡索、川楝子、茯苓、白术、青皮、香附、荔枝核等。

加减：咽痛者，加桔梗、牛蒡子等；盗汗失眠者，加酸枣仁、枸杞等。

3. 气郁痰阻证

症状：瘿肿、疼痛明显减轻或消失，胁肋不舒，纳差，体倦乏力，舌质淡红，薄白苔或薄腻苔，脉弦滑。

治法：理气解郁，化痰散结。

方药：柴胡疏肝散合二陈汤加减。柴胡、芍药、枳壳、香附、佛手、贝母、生牡蛎、玄参、陈皮、薏苡仁、白术、茯苓、甘草等。

加减：痰多者，加夏枯草、杏仁等；胸闷不舒者，加苏叶、丹参等。纳差者，加神曲、焦山楂、炒麦芽等。

4. 气阴两虚证

症状：瘿肿、疼痛消失，肢体困倦，眼睑、面颊虚肿，大便秘结，舌质嫩红，有齿痕，苔少，脉细弱或细数。

治法：健脾益气，养阴生津。

方药：生脉散合四君子汤加减。黄芪、党参、麦冬、五味子、白术、茯苓、当归、浙贝母、甘草等。

加减：若阴损及阳出现腰膝冷痛者，加附子、干姜等；阳虚水泛、颜面浮肿者，加桂枝、泽泻、猪苓等。

（三）中成药

1. 蓝芩口服液　主要成分有板蓝根、黄芩、栀子、黄柏、胖大海等，功能清热解毒，利咽消肿。用于急性咽炎、肺胃实热证所致的咽痛、咽干、咽部灼热。用法为口服，每次20ml，每日3次。

2. 连花清瘟胶囊　主要成分有连翘、金银花、炙麻黄、炒苦杏仁、石膏、板蓝根、绵马贯众、鱼腥草、广藿香、大黄、红景天、薄荷脑、甘草等。功能清瘟解毒，宣肺泄热。用于治疗流行性感冒属热毒袭肺证，症见：发热或高热，恶寒，肌肉酸痛，鼻塞流涕，咳嗽，头痛，咽干咽痛，舌偏红，苔黄或黄腻等。用法为口服，每次4粒，每日3次。

3. 夏枯草胶囊　主要成分有夏枯草。功能清火，明目，散结，消肿。用于头痛眩晕，瘰疬，瘿瘤，乳痈肿痛，甲状腺肿大，淋巴结结核，乳腺增生症。用法为口服，每次2粒，每日2次。

4. 补中益气丸　主要成分有黄芪（蜜炙）、党参、甘草（蜜炙）、白术（炒）、当归、升麻、柴胡、陈皮、生姜、大枣。功能补中益气。用于体倦乏力，内脏下垂。用法为口服，每次8～10丸，每日3次。

（四）名老中医经验

1. 林兰教授经验　林兰教授根据甲状腺的自身特点，认为亚甲炎发病机制为气郁发热的基础上外感风热邪毒，根据疾病自然病程将其分为四型，风热外袭热郁毒结证，毒热炽盛阴伤风动证，毒热炽盛阴伤风动证，邪去正虚肾阳亏虚证，分别以银翘散加减、清瘟败毒饮加减、柴胡清肝汤加减、金匮肾气丸加减辨证施治；另一方面，林兰教授强调亚甲炎内服和局部外敷相结合的治疗原则。

2. 陈如泉教授经验　陈如泉教授认为本病主要为外感风热毒邪所致，肝经郁热是亚甲炎主要的病因机制，根据亚甲炎的自身特点，结合其临床经验，概括为外感风热、肝郁热毒、阳虚痰凝三个主要证型，分别以银翘散加减、小柴胡汤合金铃子散加减、阳和汤加减治疗，疗效甚佳。

3. 丁学屏教授经验　丁学屏教授认为，本病属"温病"、"瘿病"范畴。多由于患者劳倦过度，正气受损，藩篱不固，则易感外邪。风热疫毒外袭，引动肝胆伏热，煎熬津液变成痰浊，阻于少阳阳明经络，发为瘿瘤。邪留少阳气分，致身热起伏，舌边尖红，苔黄腻，脉弦滑数。治宜清泄厥少，蠲化痰浊。清泄厥少，常用桑叶、丹皮、夏枯草、青蒿等；治湿病以少阳阳明为出路，寒热起伏，热多寒少者，常用《通俗伤寒论》蒿芩清胆汤治疗，常用青蒿、黄芩、半夏、陈皮、茯苓等。有痰浊之症，常用青陈皮、半夏、象贝、白芥子等；清热解毒、消肿散结常用马勃、夏枯草、象贝、玄参等。亚甲炎为病毒感染所致，常加用马勃、蒲公英、紫草等清热解毒，现代医学认为上述药物有抗病毒的功效。

（五）其他治疗

1. 针灸治疗　对于瘿肿痛明显者，可采用针刺治疗。取穴作提插捻转平补平泻手法。留针 30min，每日 1 次。常用穴位如下：风池、天突、太冲、合谷、曲池、膈俞等。

2. 耳穴敷贴治疗　埋王不留行籽于神门、肝、肾、心、内分泌等耳穴，用拇指按压至产生酸痛感即可，并嘱患者每日按压数次，每次贴压一侧耳穴，3 日后交替。

3. 中药外敷　栀龙膏或金黄散：外敷瘿肿痛处。

4. 穴位贴敷治疗　肺俞、脾俞、肝俞、中脘、关元、大椎、天柱等。

5. 经络治疗　手太阴肺经、足阳明胃经、手太阳小肠经等。

六、预防调护

（一）饮食护理

发病初应饮食清淡。合并甲状腺功能亢进者，应进食高热量、高蛋白、富于糖类、含 B 族维生素及富含营养的食物。忌食煎炸、生冷、肥厚食物。忌饮酒、咖啡、浓茶，以减少环境和食物中成分对患者的不良刺激。对热毒壅盛和气郁火旺型患者鼓励其多饮水，以补充水分的丢失，可用夏枯草、菊花或石决明泡水代茶饮，有清热除烦之效。

（二）生活护理

增强机体抵抗力，避免上呼吸道感染及咽炎对预防本病发生有重要意义。发病初应注意休息，减少不良刺激，合理安排作息时间，保持居室安静和轻松的气氛。平时慎防与感冒患者接触以预防发病。避免精神刺激，以平和、耐心的态度对待患者，满足患者基本生理及安全需要，建立相互信任的关系，使其情绪上保持稳定，树立信心，配合治疗，有利于疾病的恢复。

（三）病情观察

提高患者对疾病的认知水平，使其了解相关的临床表现和治疗，减轻患者因疾病而产生的压力。应指导患者按时按量规律服药，不可自行停服。告知患者每周复诊 1 次，注意观察治疗后的体温、瘿肿、疼痛情况，记录退热时间、瘿肿、疼痛、压痛消失时间及瘿肿回缩时间。停药后 8 周内随访。

七、疾病发展及转归

亚甲炎是一种自限性疾病，病程多持续 2～3 个月，整个病程 6～12 个月。可反复加重，持续数月至两年不等，2%～4%的患者可能复发，通常发生在确诊后 1 年内。其中 20%～56%的患者在甲状腺毒症阶段过后会出现一过性的甲状腺功能减退，但转为永久性甲状腺功能减退者很少，发生率为 5%～15%。

第五节　甲状腺结节

一、概述

（一）西医的定义及流行病学

甲状腺结节是内分泌系统的常见病和多发病，其发生、发展与基因、自身免疫、电离辐射、年龄、碘摄入量等多种因素相关。甲状腺结节是指各种原因导致甲状腺内出现一个或多个组织结构异常的团块。虽能触及，但在超声检查中未被证实的"结节"，不能诊断为结节。体检未能触及，而在影像学检查偶然发现的结节称作"甲状腺意外结节"。

甲状腺结节是甲状腺常见疾病，是指各种原因导致甲状腺内出现一个或多个组织结构异常的团块，可表现在多种甲状腺疾病上，包括甲状腺退行性变、炎症、自身免疫性甲状腺病、损伤性及新生物等多种病变。甲状腺囊肿、甲状腺腺瘤、甲状腺癌、甲状腺次全切除术后残留甲状腺组织的增生等引起结节样改变均可称为甲状腺结节，根据结节的性质可分为：增生性结节性甲状腺肿、肿瘤性结节、囊肿、炎症性结节；按结节数量多少又可分为单结节性甲状腺肿和多结节性甲状腺肿。

触诊发现一般人群甲状腺结节的患病率为 3%～7%，随着高分辨率的 B 超在临床上的广泛应用，甲状腺结节的诊断更加精确，其发病率相对增加，为 20%～70%。甲状腺结节临床上多见于中青年人群，女性多于男性，尤其是更年期妇女。甲状腺结节多为良性增生或胶性结节，恶性结节仅占甲状腺结节的 5%左右。我国首次甲状腺疾病流行病学调查结果显示甲状腺结节患病率高达 18.6%，患甲状腺结节的年轻化趋势越来越明显，恶性结节即甲状腺癌的发病率也在逐年上升，是目前发病率上升最快的恶性肿瘤之一。

（二）中医相关的病证论述

传统中医学中并无甲状腺结节这一病名，根据其临床表现，可归属为"瘿"的范畴。赵恩俭指出，瘿字最早应当是"䐴"。《说文解字》："䐴，颈饰也。"在古代，女子经常在颈部佩戴饰物，所以加女子为"婴"，在《说文解字》中与"䐴"意同。颈在项前，为脖子的前部，正是甲状腺所处的解剖位置，所以把甲状腺位置的疾病称为"瘿"，即《说文解字》中的"瘿，颈病也"。《黄帝内经》、《难经》、《伤寒论》等传世巨著中并未有瘿病的相关记载，《神农本草经》认为"海藻"可"主瘿瘤结气"。

甲状腺结节属"瘿瘤"，是气郁痰结血瘀为病，可发于单侧或双侧，其形可大可小，质可软可硬。陈无择《三因极一病证方论》中的"皮色不变，即名肉瘿"，也是指的这种疾病。在其发病原因方面，《普济方·瘿瘤门》认为"夫瘿瘤者，多由喜怒不节，忧思过度，而成斯疾焉，大抵人之气血，循环常欲无留滞之患，调摄失宜，气凝血滞，故为瘿为瘤"。

二、西医发病机制

（一）病因

甲状腺结节较为广泛认可的病因包括生活环境、饮食习惯、遗传因素等。碘缺乏或碘过量是最为常见的病因，能通过不同机制引起甲状腺细胞的增生而形成结节样改变；过量摄入致甲状腺肿大物质（如含硫脲类物质的海藻、卷心菜等）、药物（如过氯酸钾、锂盐等）均可影响 T_4 的合成而致甲状腺肿；烟草燃烧产生的酚、邻苯二甲酸的衍生物。也能在不同程度上引起甲状腺肿大。染色体上相关位点的发现证实了遗传因素在甲状腺结节发生中的作用；酶缺乏、甲状腺激素受体缺陷、细胞凋亡减少及细胞因子的异常等，这些因素均可引起甲状腺细胞的异常增生或凋亡。

1. 自身免疫性甲状腺疾病（AITD）　除外慢性淋巴细胞性甲状腺炎，研究发现 Graves 病患者亦容易罹患甲状腺结节，而这些结节又易发展为滤泡状甲状腺癌，目前其具体机制尚在研究中。

2. 放射线接触电离照射接触史　甲状腺癌的一个重要致病因子，接受低剂量照射（800～1000rads）的个体癌的发病率接近 50%，既往因头颈部疾病如扁桃体、胸腺及颜面部疾病接受过头颈部放射治疗者日后发生甲状腺癌的危险性明显增大。

3. 环境中碘的影响　特异性环境因素（碘缺乏）可引起甲状腺肿大，严重碘缺乏可引起地方性甲状腺肿。此外，还可影响甲状腺结节的基因型和表型，在促进甲状腺癌的发生中发挥至关重要的作用。

4. 遗传因素　多种不同的候选基因参与甲状腺结节，尤其是甲状腺肿瘤的发病机制，甲状腺肿瘤发展早期表现为数个生长因子受体或原癌基因。如促甲状腺激素受体、gsp.ras、ret.NTRK 及 met 等的活化剂重新表达。

（二）发病机制

甲状腺结节的发病机制尚不完全清楚，通常认为甲状腺结节的发病机制是由于机体甲状腺激素水平相对不足，通过内分泌轴反射性地引起垂体分泌促甲状腺激素增多、甲状腺免疫球蛋白自身免疫的参与、遗传因素的作用、细胞因子和生长因子的作用等，使甲状腺滤泡上皮细胞反复增生和不均匀修复而致结节形成。

三、中医病因病机

（一）病因

1. 水土失宜　因居位高山地区，易感受山岚瘴气，或久饮沙水，瘴气及沙水入脉中，搏结颈下而成瘿瘤。

2. 情志内伤　由于长期郁忿恼怒或情志不遂，使气机郁滞，肝气失于条达，则津液敷布失常易于凝聚成痰，气滞痰凝，凝结为痰浊，壅结颈前，形成瘿瘤。痰气凝滞日久，使血液的运行亦受到障碍而产生血行瘀滞，痰浊瘀血久而蕴结成毒，可致瘿肿乃至结节。正如《普济方·瘿瘤门》说："夫瘿瘤者，多由喜怒不节，忧思过度，而成斯疾焉。大抵人之气血，循环常欲无滞留之患，调摄失宜，气滞血滞，故为瘿为瘤。"

3. 饮食失调　饮食失调，一则影响脾胃功能，使脾失健运，不能运化水湿，聚而生痰；二则影响气血的正常运行，痰气瘀结颈前而发为瘿瘤。

（二）病机

本病的主要病机是肝郁气滞，脾失健运，痰湿内生，气血瘀滞，痰湿凝结颈前，日久引起血脉瘀阻，以气、痰、瘀三者合而为患。瘿瘤之症，虽有气滞、痰凝、血瘀之别，但其发病之内在因素，即是人体正气虚弱。疾病的发生与人体正气有着密切关系，由于正气不足，以至于病邪乘虚而入，结聚于经络、脏腑，导致气滞、痰凝、血瘀等病理变化，酿成瘿瘤之病。《黄帝内经》云"邪之所凑，其气必虚"，总之，历代医学对甲状腺结节的形成，归结为肝郁气滞、痰凝血瘀。本病初起多实，病久则由实致虚，尤以阴虚、气虚为主，故本病为虚实夹杂之证，以肝肾气（阴）虚为本，气滞、痰凝、血瘀为标。

四、西医诊断及治疗

（一）临床表现

绝大多数甲状腺结节患者没有临床症状，常常是通过体检或自身触摸或影像学检查发现。当结节压迫周围组织时，可出现相应的临床表现，如声音嘶哑、憋气、吞咽困难等。

（二）辅助检查

1. 实验室检查

（1）血清促甲状腺素（TSH）和甲状腺激素：所有甲状腺结节患者均应进行血清 TSH 和甲状腺激素水平测定。甲状腺恶性肿瘤患者绝大多数甲状腺功能正常。如果血清 TSH 减低，甲状腺激素增高，提示高功能结节。此类结节绝大多数为良性。

（2）甲状腺自身抗体：血清 TPOAb 和 TgAb 水平是检测桥本甲状腺炎的金指标之一，85%以上桥本甲状腺炎患者血清抗甲状腺抗体水平升高，少数桥本甲状腺炎可合并甲状腺乳头状癌或甲状腺淋巴瘤，无病理诊断前，行 B 超检查时均提示甲状腺结节。

（3）Tg 水平测定：血清 Tg 对鉴别结节性质没有帮助。

（4）血清降钙素水平测定：血清降钙素水平明显升高提示甲状腺结节为髓样癌。有甲状腺髓样癌家族史或多发性内分泌腺瘤病家族史者，应检测基础或刺激状态下血清降钙素水平。

2. 甲状腺超声检查　高清晰甲状腺超声检查是评价甲状腺结节最敏感的方法。B 超检查是甲状腺结节首选的诊断方法。B 超检查不仅能测量甲状腺大小，还可显示出直径 2～3mm 的小结节。可以判断出甲状腺结节的数目和大小；是囊性、实性还是混合性；有无包膜及包膜是否完整；有无血流及血流状况。对于在 B 超中发现外周有浸润、界限模糊不清的结节，其内部常伴有钙化强光团，彩超显示血流信号增强的结节，以及囊性结节中囊壁厚度不均，囊壁上有结节状隆起者，都要怀疑恶性肿瘤的可能。它不仅可用于结节性质的判别，也可用于超声引导下甲状腺 FNAC 检查。

3. 甲状腺核素显像　甲状腺核素显像的特点是能够评价结节的功能，判断结节有无分泌功能，而对于判断其结节的性质，即良性、恶性临床意义不大。

4. MRI 和 CT 检查　MRI 或 CT 对帮助发现甲状腺结节、判断结节性质不如甲状腺超声敏感，且价格昂贵。但对评估甲状腺结节和周围组织的关系，特别是发现胸骨后甲状腺肿有诊断价值。

5. FNAC 检查　是评估甲状腺结节性质最准确最有效的方法。要获得足够的标本，需抽吸活检 3～6 次。囊性甲状腺结节宜在超声指导下，细针抽吸结节的边缘实质部位，而不是抽吸囊液或碎渣，仅此目的需超声指导，对临床上可扪到结节则仅需手扪指导抽吸。FNAC 检查的敏感性、特异性、准确性受穿刺技术、取材部位、染色方法、细胞病理学诊断经验等多种因素的影响。目前国内甲状腺 FNAC 检查主要用于排除桥本甲状腺炎。

（三）诊断要点

（1）颈前正中两旁结块肿大，结块可随吞咽动作而上下移动，触之多柔软光滑，一般生长缓慢，日久则质地坚硬。

（2）初起可无明显明显的伴随症状，当甲状腺结节数量增多、体积增大或融合或处于特殊位置时，才会出现如气促、声音嘶哑、吞咽困难、喉中异物感等局部症状。

（3）女性多见，且常有饮食不节，情志不舒的病史，发病有一定的地区性、家族性。

（四）鉴别诊断

1. 良恶性结节　2012 年中华医学会内分泌学分会等提出的《甲状腺结节和分化型甲状腺癌诊治指南》指出甲状腺结节的评估要点是良恶性鉴别。大多数甲状腺结节患者没有临床症状，未触及的结节与可以触及的相同大小的结节具有同等的恶性危险，主要对直径超过 1cm 的结节做进一步检查，对于直径小于 1cm 的结节，如果超声检查有癌性征象、有头颈部放射治疗史或甲状腺癌家族史时也要进一步检查。

下述病史和体格检查结果是甲状腺癌的危险因素：①童年期头颈部放射线照射史或放射性尘埃接触史；②全身放射治疗史；③有甲状腺癌的既往史或家族史；④男性；⑤结节生长迅速；⑥伴持续性声音嘶哑、发音困难；⑦伴吞咽困难或呼吸困难；⑧结节形状不规则、与周围组织粘连固定；⑨伴颈部淋巴结病理性肿大。

2. 甲状腺腺瘤　单个或多个，呈圆形或椭圆形，质地较韧，表面光滑，边缘清楚，无压痛，随吞咽上下活动，腺瘤生长缓慢，临床上大多无症状。甲状腺显像一般为"温结节"，囊腺瘤可为"凉、冷结节"。Plummer 病常有甲亢症状，甲状腺显像为"热结节"。

3. 甲状腺囊肿　一般无临床症状，囊肿表面光滑，边界清楚，质地较硬，随吞咽上下活动，无压痛。偶可因囊内出血，迅速增大，局部出现疼痛，甲状腺显像为"凉、冷结节"。B 超示结节内含有液体，边界清楚，即可确诊。

4. 结节性甲状腺肿　以中年女性多见，结节内可有出血、囊变和钙化，结节的大小可由数毫米至数厘米，临床主要表现为甲状腺肿大，触诊时可扪及大小不等的多个结节，结节的质地多为中等硬度，少数患者仅能扪及单个结节，但在作甲状腺显像或手术时，常发现有多个结节。患者的临床症状不多，一般仅有颈前不适感觉，甲状腺功能检查大多正常。

5. 亚急性甲状腺炎　起病急，发热、咽痛、甲状腺明显疼痛及触痛。急性期血沉加快，血 T_3、T_4 升高，吸碘率降低，糖皮质激素治疗效果好。甲状腺显像常显示放射性分布减低。亚急性甲状腺炎应与甲状腺腺瘤内急性出血相鉴别，后者一般无全身症状，血沉不快，血 T_3、T_4 与吸碘率无分离现象。

6. 弥漫性淋巴细胞性甲状腺炎　甲状腺弥漫性肿大，质地硬如橡皮，无压痛。甲状腺显像示放射性分布不均匀，血 TmAb、TgAb 明显升高。应注意本病与甲状腺癌可同时并发，难以鉴别。

7. 慢性纤维性甲状腺炎　结节与周围甲状腺组织粘连固定，质地坚硬。起病及发展过程缓慢，局部压迫症状明显，与甲状腺癌难以鉴别，但局部淋巴结不肿大，摄碘率正常或偏低。

8. 甲状腺癌　其病理分型为乳头状、滤泡状、未分化和髓样癌。早期一般无自觉症状，偶然由本人或他人发现颈前部有一肿物，无疼痛，发展快，质地硬，表面不规则，与周围组织粘连，或伴有颈部淋巴结肿大及声音嘶哑、吞咽困难、呼吸困难等压迫症状。甲状腺显像多为"凉、冷结节"，^{99m}Tc-MIBI 甲状腺亲肿瘤显像常为阳性。B 超、CT 示肿物边界不规则，与周围组织分界不清，有时可见钙化点等。

（五）治疗

甲状腺结节在西医上的治疗首要在于区分结节的性质，西医认为对于大部分的良性结节不需要临床用药干预，只需定期随访。一部分结节直径较大出现压迫症状或者临床上表现出高代谢状态的结节才需要临床干预治疗，一般分为内科药物治疗、核医学科治疗和外科手术治疗。

1. 内科治疗　根据临床症状、体征、甲状腺功能检查及相应的超声、ECT 检查，明确存在甲状腺高代谢相关症状者可用抗甲状腺药物治疗。对于一些高代谢的甲状腺腺瘤，可先用抗甲状腺药物控制之后再行下一步核医学科治疗，或者外科手术治疗。

对于单纯性甲状腺结节的患者，现代一部分学者建议使用小剂量的甲状腺激素制剂进行抑制治疗。但因停药后易复发，而且长期服用干扰自身的骨代谢，或表现为血管方面的副作用，且剂量掌握不佳时容易导致甲亢的发生，因此此类治疗未在临床广泛使用。

娄萍萍通过实验发现甲状腺乳头状癌和结节性甲状腺肿患者的甲状腺组织中硒的含量降低，甲状腺癌的患者血清中硒的含量也降低，但结节性甲状腺肿患者血清硒含量正常。所以部分学者认为硒元素与甲状腺结节的发病机制相关，硒元素缺乏的程度与甲状腺结节的恶变相关。目前已有一部分医生在临床上推荐用硒酵母治疗甲状腺结节，尤其是桥本甲状腺炎形成的结节，但治疗疗效仍需进一步观察，尚未得到医疗同道的广泛认可。

2. 手术治疗　甲状腺恶性结节及具有压迫症状的结节首选外科手术治疗，术后根据需要进行甲状腺激素替代疗法。2016 年 AACE 指南提出甲状腺结节较大出现压迫症状，且明确压迫症状与良性结节相关者应考虑手术治疗；细针穿刺结果良性，但超声提示仍有可疑恶性征兆时需手术治疗；而良性孤立性的甲状腺肿和多发性的结节性甲状腺肿的手术方式分别推荐选用腺叶切除术加上峡部切除和甲状腺的（次）或全切除术。

3. 核医学科治疗　核医学科治疗主要包括放射性同位素碘的治疗，它主要适用于高分泌功能的甲状腺腺瘤，或者高功能性的甲状腺肿并要求行甲状腺核医学治疗者，尤适用于存在严重手术风险的患者或不愿行手术治疗的患者。

4. 超声引导下经皮无水乙醇注射疗法　此治疗主要适用于良性复发性囊性结节的治疗，适用于大量液体成分的囊性或者囊实性结节，不适用于实性结节。此外，西医对于甲状腺结节的治疗目前还包括介入治疗，如射频消融治疗等。虽然临床上治疗甲状腺结节的方法众多，但均存在各自的适应证及副作用，但是大部分良性结节只需定期随访就行，切忌过度治疗。

五、中医治疗

（一）治疗原则

由于甲状腺结节涉及多种甲状腺疾病，其分型尚无统一标准，治疗方面多从病变脏腑、结节特性及个人体质方面进行论治。并基于其"本虚标实"的病理基础及"气滞、痰浊、瘀血"的病理产物，以理气、祛痰、化瘀、扶正为主，再结合其具体病情及病程变化辅以疏肝、健脾、补肾、补肺、养心、清热、温阳、滋阴、补气等治疗方法。

（二）辨证论治

1. 气郁痰阻证

症状：颈部肿大，弥漫对称，自觉胀满，质软光滑，无压痛；时有胸闷，喜叹息，病情的波动常与情志因素有关，舌红，苔薄白，脉弦。

治法：行气解郁，化痰消瘿。

方药：四海舒郁丸加减。方中青木香、陈皮理气化痰；海蛤粉、海藻、昆布清热化痰、软坚散结；海螵蛸破血消瘿。化痰、软坚消瘿之药合用共奏行气消瘿之功。

加减：胸闷胁痛加瓜蒌、郁金、香附理气解郁；咽颈不适加桔梗、牛蒡子、木蝴蝶、射干利咽消肿；急躁易怒加黄连、夏枯草；甲状腺肿大明显者加浙贝母、玄参。

2. 痰结血瘀证

症状：颈前肿块，按之较硬或有结节，日久难愈，纳可，舌有瘀点瘀斑，苔薄白，脉弦或涩。

治法：理气化痰，活血消瘿。

方药：海藻玉壶汤加减，方中海藻、昆布化痰软坚，为治瘿瘤主药。青皮、陈皮疏肝理气，当归、川芎、独活活血以通经脉，配合理气药可使气血和调，促进瘿病的消散，象贝、连翘散结消肿，甘草调和诸药，共收化痰软坚、行气活血之功。

加减：结节较硬，加黄药子、莪术、丹参活血软坚，消瘿散结；胸闷不舒加郁金、香附理气开郁；郁久化热，烦热、舌红、苔黄、脉数，加夏枯草、牡丹皮、玄参；纳差、便溏加白术、茯苓、淮山药健脾益气。

3. 肝火旺盛证

症状：颈前结节，表面光滑，质地柔软，烦热多汗，胸胁窜痛，性情急躁易怒，眼球突出，手颤抖，颜面烘热，口苦；舌红，苔薄黄，脉弦数。

治法：清肝泻火，化痰散结。

方药：栀子清肝饮加减。牛蒡子、柴胡疏风清热解毒，川芎、白芍、当归活血以通经脉，山栀、石膏、丹皮清热泻火，黄芩、黄连散结消肿；甘草调和诸药。共奏清肝泻火、化痰散结之功。

加减：急躁易怒，加夏枯草、龙胆草；风阳内盛，手指颤抖，加石决明、钩藤、白蒺藜、牡蛎平肝息风；胃热内盛，多食易饥，加生石膏、知母清泄胃热。

4. 心肝阴虚证

症状：颈部肿大，病起缓慢，质软，心悸不宁，少寐，手颤动，易汗出，倦怠乏力；舌质红，苔薄，脉弦细数。

治法：滋养心阴，化痰安神。

方药：天王补心丹加减。方中生地黄滋心肾之阴而清热，使水盛能伏火，天冬、麦冬、玄参助生地养阴清热；酸枣仁、柏子仁养心安神，当归、丹参补血活血，使补而不滞；人参补气生血，宁心益智；远志、茯苓宁心安神，交通心肾；朱砂镇心安神；五味子益气敛阴共为佐药。桔梗载药上行，为使药。诸药相伍，共奏滋阴清热、养心安神之效。

加减：虚风内动，手指及舌体颤抖，加钩藤、白蒺藜、白芍；肾阴亏，耳鸣、腰膝酸软，加龟甲、桑寄生、牛膝、菟丝子；脾虚便溏，消瘦乏力，加炒白术、淮山药、薏苡仁、麦芽；病久正气耗伤，精血不足，妇女月经量少或闭经，男子阳痿，加黄芪、山茱萸、熟地黄、枸杞子。

（三）中成药

临床上用于治疗甲状腺结节的中成药品种繁多，使用时仍应依据中医理论熟知方药配伍, 辨证与辨病相结合, 形成病证与药相统一方能取得良好疗效。

1. 夏枯草胶囊 是《中国药典》品种夏枯草膏的改进剂型, 源于《证治准绳》, 由夏枯草50g和红糖20g组成, 具有清肝明目、散结消肿功效。以肝郁化火, 痰凝血瘀为主治特点, 原治火热内蕴所致的头痛, 眩晕, 瘰疬, 瘿瘤, 乳痈肿痛。

2. 小金丸(小金胶囊) 源于清代王洪绪《外科证治全生集》, 原名小金丹。方由木鳖子150g, 制草乌150g, 麝香30g, 枫香150g, 地龙150g, 五灵脂150g, 制乳香75g, 制没药75g, 当归75g, 香墨12g组成, 具有散结消肿、化瘀止痛的功效, 长于温通、止痛。

其他常用中成药如平消胶囊、犀黄丸、内消瘰疬丸等。

(四)名老中医经验

1. 谢春光教授经验 谢春光教授根据其临床经验认为甲状腺结节当根据症状辨证分为肝郁痰凝证、肝火上炎证、肝阴亏虚证和气阴两虚、痰瘀互结证四个证型, 分别使用柴芍六君子汤加半夏厚朴汤加味、丹栀逍遥散加减、滋水清肝饮加杞菊地黄丸加减及参苓白术散加桂枝茯苓丸加减进行治疗。

2. 林兰教授经验 学者林兰在临床上根据甲状腺结节患者不同的临床表现将甲状腺结节分为平结、阳结和阴结三类。平结是指患者存在甲状腺结节, 但无明显局部不适, 或不适感, 无明显阳热或寒凉的表现, 阴证和阳证均不太明显者, 治疗当以疏肝理气法、活血化痰法和软坚散结法为基本治法, 应用自拟的散结方为基础方, 再根据辨证进行临证加减; 阳结是指表现为一派热证的甲状腺结节患者, 包括实热证和虚热证两种完全不同的类型, 两种均需使用理气化痰和逐瘀散结的方药进行治疗, 但实热证患者注意加用清热解毒药物, 而虚热证患者则需加用滋阴清热类药物; 阴结是指在甲状腺结节的基础上, 表现为虚寒之象, 当用温补脾肾、理气活血和化痰散结的方药来治疗。

3. 吕雄教授治疗经验 吕雄教授依据其丰富的临床经验, 开创了一套完整的"气滞-血郁-血瘀"理论。吕雄教授认为甲状腺结节是肝系统疾病的典型表现, 其病机不外乎肝失疏泄, 血瘀气结。吕雄教授提出甲状腺结节的治疗须从治肝入手, 以疏肝、清肝、养肝、平肝等治法为主, 适当佐以健脾化痰、软坚散结等法辨证施治, 处方上灵活运用柴胡桂枝汤加减, 临床疗效显著。

(五)其他治疗

1. 针刺治疗 针刺治疗甲状腺结节主要治法是选取甲状腺结节局部进行围刺或甲状腺区临近腧穴加远部特定穴配合治疗。针刺治疗的原理可能是其能改善甲状腺结节局部血运, 疏通经络。

(1)针刺水突、间使、内关、神门、太溪、复溜、照海、合谷、丰隆。将其分两组, 任选一组穴位, 交替使用。采用平补平泻手法, 每次留针15～30min, 10日为1个疗程, 间隔3～4日后可再行针刺。

(2)针刺风池、水突、天突、合谷、足三里诸穴, 皆用泻法, 采用强刺激, 间歇留针30min。注意勿刺伤颈总动脉及喉返神经。

2. 按摩 可以选择相应脏腑经络的穴位进行保健按摩。如肝火旺盛可选择太冲穴，心悸可按摩手部的内关穴。

3. 药物外治 中药外敷亦可应用于甲状腺结节的治疗中。外敷药可皮肤透入，直达病灶。配合内服中药，内外同治，效果更佳。外敷药物组方一般较为精简，药味较少，多选用具有化痰软坚、祛瘀散结的药物。

（1）阳和解凝膏外敷。瘿肿处疼痛灼热者，可用鲜品商陆根或牛蒡子捣烂外敷患处。

（2）华南胡椒（全株）2 份，野菊花 1 份，生盐适量。上药一起捣烂，隔水蒸熟，待温度适宜时外敷患处，1 剂可多次使用。

4. 中药离子导入法 主要是通过中频脉冲电流直接将中药离子经由皮肤导入机体内的治疗方法，可使药物快速有效地渗透组织，发挥中药成分化瘀通络、散结之功效。相关研究报道显示，中药离子导入配合中药内服能进一步帮助修复受损的甲状腺组织，恢复甲状腺的功能，使结节缩小。

六、预防调护

（一）控制碘摄入

甲状腺结节与碘有很直接的关系，因此在平时的生活中需要注意控制碘的摄入，每天碘摄入是有一定的限制的，成年的男性 120～165μg，女性为 100～115μg，如果女性处在怀孕的阶段，要酌情增加 10μg 左右，不要吃太多的富含碘的食物比如海鲜、海带、紫菜等。

（二）多吃蛋白质食物

多吃一些富含蛋白质的食物，比如瘦肉、鸡蛋、牛奶、豆类等，这样不仅可以补充身体所需的营养，而且还能提高身体的免疫力，这对于预防也是相当有好处的。

（三）运动

平时要多进行运动，尤其是长期坐办公室的白领，更需要定期进行运动，多运动可以提高身体的免疫力，增强体质，对于任何疾病的预防都有好处。运动可以选择如太极拳、八段锦等中医运动疗法，不仅可以强生健体还可以改善体质。

（四）避免刺激

要尽量避免任何可能出现的刺激，不要吃辛辣的有刺激性的食物，不要抽烟喝酒，也不要经常烦躁、发怒等，避免情绪不良造成内分泌的紊乱。

七、疾病发展及转归

甲状腺结节的预后大多较好。瘿肿小、质软，治疗及时者，多可治愈或使结节不再继续增长或结节体积缩小，症状改善。但瘿肿较大者，不容易完全消散。若肿块坚硬、移动性差而增长又迅速者，则预后严重，多需要外科手术治疗后定期随访。肝火旺盛及心肝阴虚的轻、中症患者，疗效较好；重症患者则阴虚火旺的各种症状常随病程的延长而加重和增多，出现烦躁不安、高热、脉疾等症状时，为病情危重的表现。

第六节　甲状腺癌

一、概述

（一）西医的定义及流行病学

甲状腺癌是指原发于甲状腺侧叶或峡部，且起源于甲状腺滤泡上皮或滤泡旁上皮细胞的恶性肿瘤。甲状腺癌根据组织类型不同可以分为多种病理类型，其中甲状腺乳头状癌（papillary thyroid carcinoma，PTC）及甲状腺滤泡癌（follicular thyroid carcinoma，FTC）最为常见，两者均起源于甲状腺滤泡细胞，肿瘤较为惰性，一般预后良好；甲状腺低分化癌及甲状腺未分化癌（anaplastic thyroid cancer，ATC）亦起源于甲状腺滤泡细胞，侵袭性强，预后差；而甲状腺髓样癌（medullary thyroid carcinoma，MTC）则起源于甲状腺滤泡旁细胞，常有远处转移，其中 PTC 最为常见，占全部甲状腺癌的 85%～90%。不同病理类型的甲状腺癌，其发病机制、生物学行为、组织学形态、临床表现、治疗方法及预后等方面均存在明显的差异。

近年来，我国甲状腺癌每年以 20% 的速度递增，且在头颈部恶性肿瘤及内分泌肿瘤中位居首位，占所有头颈部肿瘤的 30%；恶性程度最高的甲状腺未分化癌仅占甲状腺肿瘤的 1.3%～9.8%，低度恶性的甲状腺乳头状癌占 80%。在我国，女性发病率普遍高于男性，其发病以女性居多，位居女性所有恶性肿瘤的第 4 位；城市男女比率为 1：3.2，农村男女发病率为 1：3.85。在人体各部位肿瘤发生中，甲状腺癌在男性为 0.98%，而女性高达 3.99%。在人体各部位恶性肿瘤死亡率中，甲状腺癌在男性为 0.17%，在女性高达 0.51%。从年龄分布上看，发病率在 0～14 岁处于较低水平，女性从 15 岁开始快速升高，在 45～54 岁年龄组达高峰；男性从 15 岁缓慢上升，60～64 岁达高峰。死亡率随年龄增加逐渐上升，男性在 70～74 岁、女性在 85 岁以上达到高峰。

（二）中医相关的病证论述

甲状腺癌属于祖国医学"瘿瘤"、"石瘿"的范畴。宋代《圣济总录》认为："石瘿、泥瘿、劳瘿、忧瘿、气瘿，是为五瘿，石与泥则因山水饮食而得之，忧劳气则本于七情，情之所至，气则随之，或上而不下，或结而不散是也"，"石瘿难愈，气瘿易治"。《外科正宗》说："夫人生瘿瘤之症，非阴阳正气结肿，乃五脏瘀血、浊气、痰滞而成。"

石瘿为气郁痰结血瘀聚结颈前，日久所成，结块坚硬如石，触之凹凸不平，坚硬有根，可随吞咽而上下移动为特征的疾病。宋代陈无择在《三因极一病证方论》中云：坚硬不可移者，名曰石瘿，且与《内经》所谓失荣有一定的关联。石瘿晚期虚损症候亦属于失荣病症。

二、西医发病机制

（一）病因

甲状腺癌的病因复杂。目前，电离辐射是唯一已经确定的致癌原因，碘缺乏可以刺激 TSH 的分泌，以间变/未分化型甲状腺癌多见，遗传因素是可能的病因之一，如家族性遗传性疾病 Gardner 患者常伴有甲状腺癌；此外，女性激素可以促进 TSH 的分泌，也是可能的病因之一。甲状腺癌起源于滤泡上皮细胞、滤泡旁的 C 细胞和间质细胞。

（二）发病机制

甲状腺癌的发病机制与其他部位恶性肿瘤一样，涉及多因素、多环节，且均与癌基因和抑癌基因有关。甲状腺髓样癌主要分子发病机制为 RET 基因突变所引起的 RET 信号异常活化。基因突变，如 BRAF、RAS、PIK3CA、PTEN、TP53 和 β-catenin 突变，以及表观遗传学改变，如基因异常甲基化是甲状腺癌发生的重要始动因素。甲状腺癌分子发病机制涉及多种信号通路的异常活化。

三、中医病因病机

（一）病因

1. 水土、饮食因素 《诸病源候论》曰："诸山水黑土中出泉流者，不可久居，常食令人作瘿病，动气增患"。由此可以看出，瘿病的发生与所居地有关，尤其与碘的过量摄取密切关联。饮食失调，或饮食不洁，过食肥甘，或劳伤脾胃，脾胃运化失调，痰浊内生，循经上犯，结滞于颈部，渐而凝结成块。

2. 情志失调 肝主疏泄，性喜条达而恶抑郁，情志抑郁或暴怒伤肝，则气机不畅，气滞血瘀；或气滞津伤停，聚湿成痰，或气郁日久化火，灼津成痰，痰瘀交阻，积于颈前。《素问·玉机真脏论》有言："忧恐悲喜怒，令人不得以其次，故令人有大病矣。"《丹溪心法》言："气血冲合，万病不生，一有怫郁，诸病生焉。故人身诸病多生于郁。"

3. 正气亏虚 先天不足，禀赋薄弱，或人到中年，正气渐趋不足，或房劳、惊恐伤及先天之肾，毒邪乘虚而入，毒邪浸入机体，邪气久羁，正气越发耗伤，邪盛正负，日久渐积颈前而成瘤。《外证医编》指出："正气虚则成岩。"《景岳全书》提及"凡脾肾不足及虚弱失调之人，多有积聚之病"。

（二）病机

本病的病位在颈，基本病理是气、痰、瘀三者蕴结。本病与肝、脾、心、肾密切相关，初期以气滞为主，多为气机郁滞，津凝痰聚，日久则血脉瘀阻，故中晚期以痰凝血瘀为主。本病的病理属性以实证居多，久病则由实致虚，可见虚实夹杂之候。

四、西医诊断及治疗

（一）临床表现

本病临床上最常见的表现是甲状腺结节，早期多无临床症状，多为无意中或体检中发现；病变发展到晚期，可出现周围结构受到侵犯而出现的相应的症状。如气管受到压迫出现咳嗽、呼吸困难症状，食管受到压迫表现为进食哽咽等不畅症状，若侵犯到喉返神经则出现声音嘶哑症状，压迫到颈内静脉则会出现颜面部水肿及颈静脉怒张等临床表现。此外，出现甲状腺外组织或器官转移则出现相应症状，如骨转移则出现骨痛症状或病理性骨折，肺转移表现为咳嗽、胸痛及呼吸困难等。

（二）辅助检查

本病辅助检查主要包括实验室检查、影像学检查及病理学检查（包括组织及细胞学检查）。

本病诊断无特异性实验室检查。血清 TSH、Tg 主要用于术后甲状腺激素替代治疗的监测，以及术后肿瘤复发的监测，血清降钙素的检测对甲状腺髓样癌的诊断有一定价值。甲状腺超声检查是甲状腺癌诊断的首选方法，它可以确定甲状腺癌肿的大小、位置、质地（实性或囊性）、形状、边界、包膜、钙化、血供和与周围组织的关系，同时可评估颈部区域有无淋巴结，以及淋巴结大小、形态和结构特点。而甲状腺 FNAC 检查是诊断甲状腺癌的金标准。FNAC 检查诊断甲状腺癌的敏感度为 83%，特异度为 92%，假阴性及假阳性率为 5% 左右。CT 及 MRI 对甲状腺癌浸润周围组织、颈部或纵隔淋巴结异常增大的患者有一定的协助诊断价值。

此外，甲状腺放射性核素检测主要包括 ^{131}I、^{125}I、^{123}I、^{99m}Tc，主要对临床可触及的甲状腺结节提供精确的解剖位置定位，以及了解结节的功能，检出远处甲状腺转移灶，治疗疗效的评估。

具有以下超声征象者提示甲状腺癌可能：①实性低回声结节；②结节内血供丰富（TSH正常）；③结节形态和边缘不规则，纵横比＞1，晕圈缺如；④微小钙化，针尖样弥散分布或簇状分布的钙化；⑤同时伴有颈部淋巴结超声影像异常。

（三）诊断要点

（1）超声检查发现疑似甲状腺癌的患者，需经过 FNAC 确诊。对于高度怀疑甲状腺癌者，且未行 FNAC 直接手术治疗，需要在术中行冰冻病理诊断。

（2）甲状腺肿瘤的组织学分类主要分为：原发性上皮肿瘤、原发性非上皮肿瘤与继发性肿瘤。其中原发性上皮肿瘤包括：①分化型甲状腺癌：乳头状癌（PTC）、滤泡状癌（FTC）等；②未分化癌（ATC）；③C 细胞肿瘤（MTC）；④滤泡上皮与 C 细胞混合性肿瘤。原发性非上皮肿瘤包括恶性淋巴瘤、肉瘤等（表 5-1）。

（3）甲状腺癌的分期诊断包括根据术前评估（病史、查体、辅助检查）确立的临床分期（cTNM）和术后病理的病理分期（pTNM），具体分期标准如表 5-2（AJCC 第 8 版）

所示。

表 5-1 甲状腺肿瘤的组织学分类

甲状腺乳头状癌、滤泡癌、低分化癌、Hürthle 细胞癌和未分化癌

 pT_X：原发肿瘤不能评估

 pT_0：无肿瘤证据

 pT_1：肿瘤局限在甲状腺内，最大径≤2cm

 T_{1a} 肿瘤最大径≤1cm

 T_{1b} 肿瘤最大径>1cm，≤2cm

 pT_2：肿瘤 2～4cm

 pT_3：肿瘤>4cm，局限于甲状腺内或大体侵犯甲状腺外带状肌

 pT_{3a}：肿瘤>4cm，局限于甲状腺内

 pT_{3b}：大体侵犯甲状腺外带状肌[①]，无论肿瘤大小

 pT_4：大体侵犯甲状腺外带状肌外

 pT_{4a}：侵犯喉、气管、食管、喉返神经及皮下软组织

 pT_{4b}：侵犯椎前筋膜，或包裹颈动脉、纵隔血管

甲状腺髓样癌

 pT_X：原发肿瘤不能评估

 pT_0：无肿瘤证据

 pT_1：肿瘤局限在甲状腺内，最大径≤2cm

 T_{1a} 肿瘤最大径≤1cm

 T_{1b} 肿瘤最大径>1cm，≤2cm

 pT_2：肿瘤 2～4cm

 pT_3：肿瘤>4cm，局限于甲状腺内或大体侵犯甲状腺外带状肌

 pT_{3a}：肿瘤>4cm，局限于甲状腺内

 pT_{3b}：大体侵犯甲状腺外带状肌，无论肿瘤大小

 pT_4：进展期病变

 pT_{4a}：中度进展，任何大小的肿瘤，侵犯甲状腺外颈部周围器官和软组织，如喉、气管、食管、喉返神经及皮下
  软组织

 pT_{4b}：重度进展，任何大小的肿瘤，侵犯椎前筋膜，或包裹颈动脉、纵隔血管

区域淋巴结：适用于所有甲状腺癌

 pN_0：无淋巴结转移证据

 pN_1：区域淋巴结转移

 pN_{1a}：转移至Ⅵ、Ⅶ区（包括气管旁、气管前、喉前/Delphian 或上纵隔）淋巴结，可以为单侧或双侧。

 pN_{1b}：单侧、双侧或对侧颈淋巴结转移（包括Ⅰ、Ⅱ、Ⅲ、Ⅳ或Ⅴ区淋巴结或咽后淋巴结转移）

注：带状肌包括胸骨舌骨肌、胸骨甲状肌、甲状舌骨肌、肩胛舌骨肌

表 5-2 甲状腺癌 TNM 分期

乳头状或滤泡状癌（分化型）			
年龄≥55 岁			
	T	N	M
Ⅰ期	任何	任何	0
Ⅱ期	任何	任何	1
年龄≥55 岁			
Ⅰ期	1	0/X	0
	2	0/X	0
Ⅱ期	1～2	1	0
	3a～3b	任何	0
Ⅲ期	4a	任何	0

乳头状或滤泡状癌（分化型）			
年龄≥55 岁			
	T	N	M
ⅣA 期	4b	任何	0
ⅣB 期	任何	任何	1
髓样癌（所有年龄组）			
Ⅰ期	1	0	0
Ⅱ期	2～3	0	0
Ⅲ期	1～3	1a	0
ⅣA	4a	任何	0
	1～3	1b	0
ⅣB 期	4b	任何	0
ⅣC 期	任何	任何	1
未分化癌（所有年龄组）			
ⅣA 期	1～3a	0/X	0
ⅣB 期	1～3a	1	0
	3b～4	任何	0
ⅣC 期	任何	任何	1

（四）鉴别诊断

1. 甲状腺腺瘤 多见于年轻人，多为单结节，边界清，表面光滑，生长缓慢，突然增大常为囊内出血，无颈淋巴结转移和远处转移。

2. 结节性甲状腺肿 多见于中年以上妇女，病变时间较长，常累及双侧甲状腺，为多结节，大小不一，病程长者可有囊性变，压迫局部组织及器官出现症状。可发生癌变，肿物增大明显加快。

3. 亚急性甲状腺炎 常认为是由病毒感染引起，病期数周或数月，发病前常有呼吸道感染的病史，可伴有轻度发热，局部有疼痛，以吞咽时明显，可放射到耳部，甲状腺弥漫性增大，也可出现不对称的结节样肿物，肿物有压痛。本病为自限性疾病，约经数周的病程可自愈。少数患者需手术以排除甲状腺癌。

4. 慢性淋巴细胞性甲状腺炎 又称桥本甲状腺炎，为慢性进行性双侧甲状腺肿大，有时与甲状腺癌难以区别，一般无自觉症状，自身抗体滴度升高。本病对肾上腺皮质激素较敏感，有时需要手术治疗，少量 X 线治疗效果好。

5. 纤维性甲状腺炎 甲状腺普遍增大，质硬如木，但常保持甲状腺原来的外形。常与周围组织固定并产生压迫症状，常与癌难以鉴别。可手术探查，并切除峡部，以缓解或预防压迫症状。

（五）治疗

1. 手术治疗 甲状腺癌的治疗以手术为主，且首选外科手术治疗，只要有指征就应当手术切除治疗；对于未分化癌或分化差的癌，如果手术后有残留或淋巴结广泛转移者，则应当给予放射治疗。具体情况如下：

（1）无远处转移者：肿瘤局限于一侧腺体时（T_1、T_2）行患侧腺叶及峡部切除；双侧甲状腺肿瘤（T_1b～T_3b）则行甲状腺全切除术；甲状腺肿瘤有外浸润（T_4）时则行广泛范围切除。

（2）对于临床非 N_0 患者，一般 CT 和超声发现可疑淋巴结者，则应当行颈部淋巴结清扫，清扫范围为气管—食管沟和颈内静脉上、中、下区及颈后三角区。对于可疑纵隔淋巴结转移者，则行前上纵隔淋巴结清扫。

（3）有远处转移者，如果病理为乳头状腺癌和滤泡状腺癌，则尽可能切除原发病灶及转移灶，术后行 ^{131}I 治疗。这两种类型术后有高危因素者（静脉瘤栓、大于 45 岁的局部晚期者），亦可行 ^{131}I 治疗。对分化差的癌和髓样癌，则行放射治疗。骨转移可局部放疗联合双磷酸盐治疗。

2. 热消融治疗　目前热消融治疗范畴中的射频和微波消融在恶性肿瘤治疗中应用较为广泛。对于甲状腺癌，国内外主要将射频消融用于治疗甲状腺癌术后颈部孤立转移淋巴结，亦有报道用于甲状腺区复发肿物、局部骨转移或孤立肺转移，而对于甲状腺癌的初始治疗，尤其是具有外科手术指征者，尚未成熟。与射频消融一样，微波消融亦用于甲状腺癌的颈部转移及复发者治疗。

3. 药物治疗

（1）分化型甲状腺癌术后需要甲状腺激素替代治疗及抑制性治疗：甲状腺激素的补充使血清 T_4 维持在正常水平，同时还要使血清 TSH 保持正常到甲状腺功能亢进之间。一般对于高危复发风险者，血清 TSH 控制在 0.1mU/L 以下，低危复发风险者，术后 1 年内，TSH 控制在正常参考范围下线，之后维持在 2.0mU/L 5～10 年。

（2）靶向抗肿瘤药物治疗：目前，随着甲状腺癌分子机制研究的深入，酪氨酸激酶抑制剂（TKI）类药物对于晚期甲状腺癌的治疗显示了较好的应用前景。依据 FDA 批准的治疗甲状腺癌的药物及相关的临床试验研究结果，对于治疗晚期碘难治性分化型甲状腺癌（DTC）的 TKI，建议选择索拉菲尼或乐伐替尼治疗；对于治疗晚期、髓样癌和的 TKI，建议可用的药物有凡德尼布和卡博替尼。

4. 放射治疗　未分化型甲状腺癌常规术后放疗，不能手术者姑息性放疗。分化型甲状腺放射治疗适应证：手术切缘不净或者残留者，尤其是不摄取 ^{131}I 者；外科医生认为局部复发高危患者；术后残存病灶较大，虽可吸收 ^{131}I，但不能达到治疗剂量；手术不能切除或 ^{131}I 治疗后复发者；广泛淋巴结转移，尤其是包膜受浸润者。

五、中医治疗

（一）治疗原则

本病治疗基本原则为理气化痰、消瘿散结，瘿肿质地较硬者，配合活血化瘀；气血两虚者，以扶正固本为主。

（二）辨证论治

1. 肝郁痰结证

症状：颈前质硬肿块，渐大，痛或不痛，或胀痛，可随吞咽上下移动，或固定不移，胸闷，善太息，或胸胁窜痛，舌质淡，苔薄白或腻，脉弦滑。

治法：疏肝解郁，化痰散结。

方药：四海疏郁丸加减。该方由青木香、陈皮、海蛤粉、海带、海藻、昆布、海螵蛸等组成。方中青木香、陈皮理气化痰；海蛤粉、海带、海藻、昆布清热化痰，软坚散结；海螵蛸破血消瘿。合用共奏行气化痰，软坚消瘿之效。黄药子凉血降火，消瘿解毒，煮酒内服，能治瘿瘤结气，愈后继服，可以根除气瘿。

加减：肝气不舒明显者并见胸闷、胁痛，可加柴胡、枳壳、香附、延胡索、川楝子；结块硬结或有结节者，可加用黄药子、三棱、莪术、露蜂房、僵蚕、土贝母等；咽部肿痛、声音嘶哑者加用桔梗、牛蒡子、木蝴蝶、射干等。

2. 痰结血瘀证

症状：颈前质硬肿块，迅速增大，固定不移，质地坚硬，表面高低不平，胸闷，吞咽困难，纳差，舌质紫暗或有瘀斑、瘀点，舌苔腻，脉弦或涩。

治法：理气活血，化痰消瘿。

方药：海藻玉壶汤加减。该方由海藻、贝母、陈皮、昆布、青皮、川芎、当归、半夏、连翘、甘草节、独活、海带等组成。海藻、昆布、海带化痰软坚；青皮、陈皮疏肝理气；当归、川芎、独活活血通经，浙贝母、连翘、半夏化痰散结消肿，甘草调和诸药。

加减：胸闷不舒者，可加用郁金、香附、枳壳解郁，血瘀肿痛明显者，加用穿山甲、延胡索、桔梗；心烦易怒、口干口苦者，可加用牡丹皮、龙胆草、栀子、川楝子及大黄等。

3. 痰毒热结证

症状：颈部肿物迅速增大，表面高低不平，烦躁，声音嘶哑，或可见吞咽及呼吸困难，口苦，咯吐黄痰，大便干结，小便短赤，舌质红，苔黄燥，脉弦数。

治法：清热泻火，解毒消瘿。

方药：清肝芦荟丸加减。该方由川芎、当归、白芍、生地、青皮、芦荟、昆布、海粉、甘草节、牙皂、黄连组成。黄连清热解毒泻火；芦荟凉肝泻热通便；昆布、海蛤粉、猪牙皂软坚化痰散结；当归、川芎、青皮活血化瘀理气；生地黄、白芍柔肝养血；同时，芍药、甘草伍用，有缓急止痛之功效。

加减：肝火旺盛，烦躁易怒者，加用龙胆草、黄芩、青黛及夏枯草等；兼见胃热内盛而见多食易饥者，可加用生石膏、知母等；大便干结不通者，可加用桃仁、玄参、首乌等。

4. 气血两虚证

症状：颈部肿块或大或小，局部痛或不痛，起病缓慢，病程长，伴有心悸气短，乏力，自汗，心悸不宁，心烦少寐，头晕目眩，消瘦，舌质红，苔少或无苔，脉细数。

治法：益气养血，清热消瘿。

方药：生脉散加扶正解毒汤加减。该方由人参、麦冬、五味子、柴胡、白芍、枳壳、丹参、板蓝根、半枝莲、白花蛇舌草、大黄、黄芪、甘草等组成。

加减：兼见耳鸣、腰膝酸软等阴虚症状者，可加用龟板、桑寄生、牛膝、女贞子等；见口舌生疮等阴虚火旺者，可加用淡竹叶、黄连等；呃逆不止者，加用玉竹、竹茹、柿蒂等。

（三）中成药

1. 参一胶囊　主要成分为人参皂苷 Rg3，功能主治为增强机体免疫功能，提高化疗疗效，抑制肿瘤转移，缓解症状，改善生活质量。用法用量：早晚饭前空腹口服，每日 2 次，每次 2 粒，一般 1 个月为 1 个疗程；可连续服用 2~3 个疗程。服用期间不宜饮用浓茶，吃萝卜及生芥菜咸菜，服用后可发生口干或略有口舌生疮，对症处理即可。

2. 贞芪扶正颗粒　主要成分为黄芪、女贞子等。功能主治为补气养阴，主要用于久病虚损，气阴不足。可配合手术、放疗、化疗治疗，促进机体功能恢复。用法用量：口服，每次 6 粒，每日 2 次。本品容易吸潮，用后立即拧紧。

3. 槐耳颗粒　主要成分为槐耳菌质。功能主治为扶正固本，活血消癥。具有抗肿瘤作用及增强机体免疫的功能。主要用于不宜手术或化疗辅助治疗。用法与用量：每次 20g 口服，每日 3 次，一般 1 个月为 1 个疗程。主要不良反应一般较轻微，偶可见恶心、呕吐。

4. 华蟾素注射液　主要成分为中华大蟾蜍。功能主治主要为清热解毒，消肿止痛，活血化瘀，软坚散结。用于各种中晚期肿瘤的治疗。用法用量：静脉滴注者，每日 1 次，每次 10~20ml，用 5% 葡萄糖注射液 500ml 稀释后缓慢滴注，一般 4 周为 1 个疗程；肌内注射者，每次 2~4ml，每日 2 次，一般 4 周 1 个疗程。用药期间不良反应及注意事项：部分患者可能出现发冷、发热现象，多数即刻缓解；少数患者输液血管局部刺激感觉或静脉炎，极少数出现荨麻疹及皮炎；应当避免与引起心脏兴奋药物配伍使用。

5. 复方苦参注射液　主要成分为苦参和土茯苓。功能与主治为清热利湿，凉血解毒，散结止痛，用于癌肿疼痛及出血。用法用量：静脉滴注者，通常 12ml 加入生理盐水 200ml 中静脉滴注，每日 1 次；肌内注射者，每次 2~4ml，每日 2 次；一般 15~20 天为 1 个疗程，可连续应用 2~3 个疗程。儿童用量酌减。用药期前发现药液浑浊、沉淀者勿使用；用药期间部分患者有轻度血管刺激，恶心等症状，一般轻微，不影响继续用药。

（四）名老中医经验

1. 唐汉钧教授经验　唐汉钧教授认为甲状腺癌总的病机是正气不足、邪毒内生，主张先以手术治疗为主，手术后采用中药治疗。唐教授重视东垣"百病由脾胃衰而生也"的观点，认为在甲状腺癌的治疗过程中，应注意扶正与祛邪的关系，不可过用攻伐之品，以免妨碍损伤脾胃。治以健脾养血、养阴生精，佐以清热解毒。临证选用黄芪、党参、白术、茯苓健脾益气，黄精、淫羊藿、灵芝、山茱萸养阴生精，诸药合用扶助正气，调整机体内环境；蛇舌草、石见穿、蜂房、莪术、薏苡仁等清热解毒、祛瘀散结，清除可能残留的余毒，以防邪毒旁窜；黄芩、玄参、苏梗等清肝疏肝。

2. 周岱翰教授经验　周岱翰教授对于癌肿的辨治，提出"三层广义"理念，首层即为辨病，二层为辨证，三层为辨症。

以一则病例为例。

患者，女，45 岁。初诊日期：2009 年 1 月 20 日。2007 年底因自觉右颈肿大，在当地医院 B 超检查发现右侧甲状腺肿块，甲状腺功能正常，未加注意。2008 年 7 月至广州某三甲医院行彩超检查提示：右侧甲状腺低回声团，考虑甲状腺癌可能性大。遂于次月行甲状腺峡部+右叶切除+右侧颈部淋巴结清扫术。术后病理提示甲状腺乳头状癌。同年 10 月单位体检 B 超发现右侧乳腺肿块约 1cm 大小，即到原甲状腺手术医院行穿刺活检提示浸润性导管癌，于 12 月份行右乳癌改良根治术，病理为右乳浸润性导管癌 II 级，$T_1N_0M_0$（肿块尺寸≤2cm；未见同侧腋窝区淋巴结转移；未见远处转移），Ⅰ期。患者来诊时胃纳欠佳，口干，夜寐不安，二便尚可，月经正常。舌淡黯，苔白腻，脉细沉。细问患者1年经历两次大手术，自觉体虚乏力，腰酸，体重下降约5公斤。证属脾气亏虚，痰湿内蕴。治法为健脾化痰，兼以宁心安神。处方：补中益气汤加减，黄芪30g，党参15g，茯苓15g，薏苡仁30g，淫羊藿15g，法半夏15g，陈皮6g，浙贝母15g，当归10g，首乌藤15g，白术15g，30剂，每日1剂，水煎取汁200ml，早晚分两次温服。建议服山药、薏苡仁合成的"珠玉二宝粥"健脾醒胃，可按口味酌加山楂等。

二诊：1个月后，胃纳增多，腰酸症状明显减轻。夜寐较前转佳，稍许口干，舌质淡黯，苔薄白，脉细沉。前方既效，在原方基础上去当归，加黄药子10g，30剂，加小金丸口服。

三诊：1个月后，原方加夏枯草30g，继服30剂，后定期复查，现随诊3年半，身体健康，体重稳定，未见新发肿瘤。

3. 陈如泉教授经验 陈如泉教授秉承中医"整体观"和"辨证论治"的特点，并将辨证与辨病有机结合，以"虚者补之，结者散之"为原则，拟定"益气养阴，软坚散结，扶正解毒"的基本治则。在沙参麦冬汤或者二至丸的基础上化裁。选用沙参、麦冬、天冬、玉竹、生地养阴生津；女贞子、旱莲草、枸杞子补益肝肾之阴；鳖甲、玄参既能养阴清热，又能软坚散结；党参、黄芪补气生津，兼能补气生血，顾护正气，扶正祛邪；太子参补脾肺之气，又养阴生津；山药、黄精补益脾肺肾之气阴；当归、鸡血藤养血活血；龙葵、白花蛇舌草、半枝莲增强机体免疫力、抗癌解毒；山慈菇、猫爪草清热解毒，化痰散结。

以一则病例为例。

苏某，女，41岁。2010年3月26日就诊。患者诉于4个月前发现颈前包块，在某医院诊断为甲状腺癌，行手术治疗，病理切片示甲状腺滤泡状癌。现服左甲状腺素100μg，每日1次，查甲状腺功能正常。症见：时有口干、咽干、乏力，易疲劳，无声音嘶哑及吞咽困难等不适，无心慌，睡眠欠佳，二便正常。查体：一般可，甲状腺不肿大，可见一长约5cm手术瘢痕，舌暗红少苔，脉细。诊断：石瘿，属气阴两虚证。治拟益气养阴，化痰解毒之法。处方：麦冬10g，天冬10g，玄参15g，生地15g，当归12g，龙葵24g，白花蛇舌草24g，黄芪24g，瓜蒌皮15g，半枝莲24g，夜交藤24g，甘草10g。每日1剂，水煎分两次服。经上方加减治疗半年，患者症状明显改善，至今未见复发。

4. 马科教授经验 马科教授从事中医药防治肿瘤方向科研、教学、临床多年，结合临床肿瘤特点，并逐步形成喜用对药的用药经验，在治疗甲状腺癌方面灵活运用对药配伍，取得一定疗效。

（1）玄参-牡蛎：玄参，别名元参，甘、苦、咸，寒。归肺、胃、肾三经，色黑质润，具有清热凉血、养阴解毒之功。该药因咸寒能泻火解毒、软坚散结，适用于咽喉肿痛，瘰疬痰核，正如《本草正》中"退无根浮游火而散周身痰结"之意。牡蛎，咸涩以软坚消瘰，适用火郁痰结所致痰核、瘿瘤瘰疬等。两药参合，玄参解毒为主，牡蛎散结为要，相互为用，滋阴凉血、泻火解毒、软坚散结，治瘰疬瘿瘤之力益彰。临床用于甲状腺癌时，其量玄参12g，牡蛎15～30g，疗效较好。常与浙贝母、夏枯草配伍使用，效果更加。

（2）大贝-夏枯草：大贝，味苦性寒，入心、肺经，开泄力强，长于宣肺化痰止咳，又善清火散结，治疗瘰疬、乳痈等症；夏枯草辛、苦寒，归肝胆两经，即清肝泻火，治疗肝火上炎目赤肿痛，又解郁散结，用于治疗痰火郁结所引起的瘰疬、瘿瘤。两药配伍，消瘰之力增强。其用量大贝 10g，夏枯草 15g，用于治疗甲状腺癌时，常与海藻、昆布搭配使用，疗效显著。

（3）瓦楞子-海浮石：瓦楞子，咸平，入肺、胃、肝经。《医林纂要·药性》曰"攻坚破瘀。去一切痰积，攻瘰疬"，即祛痰又软坚散结，可治顽痰及瘰疬、瘿瘤、痞块。海浮石，苦咸、寒，体质浮滑，入肺经而肃降水上之源，软坚消石，二药相伍，软坚化石、散瘀之力加强。其用量各 15g，打碎同煎。

（4）山慈菇-半边莲：山慈菇，辛寒、小毒，归肝胃经，有清热散结、消肿解毒之功。《本草拾遗》有"主痈肿疮瘘，瘰疬等"，本品解毒散结，用于瘰疬痰核、痈疽等。有临床报道该品能下调 BCL-2 基因表达，抗细胞凋亡，促使 SW579 凋亡，内服可治甲状腺瘤、免疫力低下。半边莲，性甘、淡、寒。清热解毒，利水消痈。研究显示半边莲中含有木犀草素对肿瘤细胞具有抗增殖、抗药物增敏的作用，因此其具有广谱抗癌之效，用于各种癌证。两药相伍，协同增强清热解毒散结之力，虚症体弱水肿者忌用。常用于术后余毒未清兼有热象者，煎服用量山慈菇 3～6g，半边莲 30g 煎服。

（5）海藻-黄药子：海藻，味苦而寒，清热软坚、消痰，可治项间瘰疬、颈下核。现代医学表明，海藻有不同程度抑肿瘤作用，含碘化物促进甲状腺对炎性渗出的吸收。黄药子，苦寒有毒，清泻肺肝实火、消结散瘿，《本草纲目》云："降火、凉血、消瘿。"两药相伍，用于缺碘引起的甲状腺功能下降所致癌症，可煎服，其用量各 12g，嘱患者需定期护肝。

（6）石上柏-石打穿：石上柏，味甘、苦涩；性凉；归肺、肝经。《全国中草药汇编》中石上柏有清热解毒，止血，抗癌，主治癌症之功。石打穿，味苦；辛平；归肝经；具有清热解毒、活血化瘀、散结止痛消肿功效，可治"瘰疬、骨痛"。药理学研究证明本品有明显的抑癌功效，作为临床抗癌中药广泛被用。两药均入肝经，清热毒、活血，多用于热毒血瘀型及癌症复发骨转移而痛型患者，其量各 30g，根据症状最大可加至 60g，共奏解毒散结之力。

（五）其他治疗

1. 外治法 以八宝珍珠散（《古今医统大全》）、紫雪散（《外科大成》）外敷于患处。其中八宝珍珠散由儿茶、川连、川贝母、青黛、黄柏、鱼脑石、琥珀、人中白、硼砂、冰片、牛黄、珍珠、麝香等组成。紫雪散由升麻、寒水石、犀角、羚羊角、玄参、沉香、木香、甘草、朱砂、冰片、金箔等组成。

2. 针灸 对甲状腺癌晚期引起的局部剧烈疼痛、声音嘶哑及吞咽不适症状，可应用针灸疗法，取合谷、支沟穴，快速进针，运针 2min，留针 5min。

六、预防调护

因水土失宜者，尤应注意饮食调摄，缺碘居住区，可多食海带，使用加碘食盐。情绪不佳者，尤应注意调节，保持精神愉快，防情志内伤。以补益气血的食品进行调理，如桂圆、红枣、莲心等。放疗过程中，饮食宜清淡，滋味鲜美、营养丰富。放疗后期，饮食中要增加养阴生津类食品，多食甘寒养阴生津之品，如梨汁、白茅根汁、荸荠汁等。此外，可以根据患者的症状进行食疗调补。

七、疾病发展及转归

不同病理类型的甲状腺癌预后不同，通常情况下经过积极合理干预，甲状腺乳头状癌的10年生存率为74%～95%，滤泡状癌为43%～95%，而未分化甲状腺癌2年的生存率仅为10%。

参 考 文 献

阿勒哈，孟庆彬，于健春，等.2013.甲状腺癌分子发病机制研究进展[J].中国医学科学院学报，35（4）：382-385.

陈继东，赵勇，徐文华，等.2015.陈如泉教授治疗亚急性甲状腺炎的经验[J].时珍国医国药，26（6）：1506-1507.

陈家伦.2015.临床内分泌学[M].上海：上海科学技术出版社.

陈银，魏军平.2014.中医药治疗桥本氏甲状腺炎的临床研究进展[J].世界中西医结合杂志，9（7）：789-792.

逄杰，吴玉宏，焦娇，等.2014.桥本氏甲状腺炎的中医药治疗现状[J].湖南中医杂志，30（4）：178-179.

盖宇婷，高天舒.2014.论桥本甲状腺炎与肝脾关系[J].辽宁中医药大学学报，16（5）：150-151.

高国宇.2005.许芝银教授治疗桥本氏甲状腺炎经验[J].南京中医药大学学报，21（5）：321-322.

高明.2012.甲状腺结节和分化型甲状腺癌诊治指南[J].中国肿瘤临床，39（17）：1249-1272.

高青，简立信，许金国，等.2012.桥本甲状腺炎病因病机与临床治疗研究进展[J].中国中药杂志，20（37）：3003-3006.

蒋梅.2016.周岱翰教授从"三层广义"理念疏调肝脾论治甲状腺癌[J].环球中医药，9（9）：1098-1100.

康健，冯亚敏，唐莹，等.2014.亚急性甲状腺炎患者氧化应激状态的研究[J].南京医科大学学报（自然科学版），34（3）：349-351.

李方远，刘晓玲，秦媛媛，等.2016.针灸治疗桥本氏甲状腺炎研究进展[J].亚太传统医学，18（12）：51-53.

李静.2007.高天舒教授治疗原发性甲状腺功能减退症经验介绍[J].新中医，39（11）：8-9.

李彤寰.2009.正确认识中医对"瘿病"的定义范畴"甲亢"不等同于"瘿病"[J].内蒙古中医药，28（5）：72.

林鹏.2014.张兰教授中西医结合治疗亚急性甲状腺炎经验[J].中医研究，27（2）：43-45.

刘国岭.2016.亚急性甲状腺炎中医辨治体会[J].陕西中医药大学学报，39（2）：49-51.

刘继虹，孙龙，潘立民.2017.甲状腺功能减退症中医治疗现状[J].中医药临床杂志，29（8）：1342-1344.

刘佳.2015.免疫抑制剂局部注射治疗亚急性甲状腺炎效果探讨[J].海峡药学，27（6）：215-216.

卢秀鸾.2000.曲竹秋教授辨证论治甲状腺功能减退症[J].天津中医学院学报，19（2）：5-6.

任志雄，李光善，倪青.2012.林兰教授诊治甲状腺结节的学术思想[J].四川中医，（8）：8-10.

任志雄，李光善，倪青.2013.林兰论治桥本甲状腺炎的学术思想[J].辽宁中医杂志，40（4）：681-682.

任志雄，李光善，倪青.2013.林兰教授谈亚急性甲状腺炎的中医诊治[J].天津中医药，30（8）：453-454.

孙燕.2013.临床肿瘤学高级教程[M].北京：人民军医出版社.

王霜，杨正国，杨波，等.2014.地塞米松局部注射治疗亚急性甲状腺炎[J].实用医药杂志，31（1）：17-18.

吴雪卿.2016.唐汉钧从脾论治甲状腺疾病之经验[J].江苏中医药，48（8）：13-14.

徐振晔.2007.中医治疗恶性肿瘤[M].北京：人民卫生出版社.

许天蕴.2015.亚急性甲状腺炎诊治[J].上海医药，36（7）：23-26.

杨丽爽，谢瑞，许凯丽，等.2016.桥本氏甲状腺炎中医证候及辨证用药分析[J].哈尔滨医药，36（2）：175-176.

杨中元，王曦，李茵，等.2015.甲状腺癌靶向治疗进展[J].中国普外基础与临床杂志，22（7）：803-810.

于晓会，单忠艳.2011.甲状腺结节的病因与流行病学趋势[J].中国普外基础与临床杂志，18（8）：800-802.

翟慕东，刘光宪.2000.平消丸治疗体内囊性包块118例[J].四川中医，18（9）：15-16.

张舒，王旭.2009.原发性甲状腺功能减退症的中医治疗近况[J].中国中医急症，18（4）：615-616.

赵进喜，邓德强，王新歧.2005.甲状腺疾病相关中医病名考辨[J].陕西中医学院学报，28（4）：13.

赵进喜.2004.内分泌代谢病中西医诊治[M].沈阳：辽宁科学技术出版社.

赵勇，徐文华.2013.陈如泉运用益气养阴扶正法治疗甲状腺癌术后经验[J].湖北中医杂志，35（11）：24-25.

赵宇翔，王旭，赵晓光，等. 2005. 针灸治疗甲状腺机能减退 26 例[J]. 上海针灸杂志，25（1）：25-26.

中华医学会内分泌学分会. 2017. 成人甲状腺功能减退症诊治指南[J]. 中华内分泌代谢杂志，33（2）：167-180.

中华医学会内分泌学分会《中国甲状腺疾病诊治指南》编写组. 2007. 中国甲状腺疾病诊治指南—甲状腺功能亢进症[J]. 中华内科杂志，46（10）：876-882.

周岱翰. 2011. 中医肿瘤学[M]. 北京：中国中医药出版社.

周仲瑛. 2009. 中医内科学[M]. 2 版. 北京：中国中医药出版社.

邹丽妍，杨文军. 2012. 浅谈桥本甲状腺炎的中医分期治疗[J]. 山东中医药志，31（5）：335-337.

Algün E，Alici S，Topal C，et al. 2003. Case report：coexistence of subacute thyroiditis and renalcellcarcinoma：a paraneoplastic syndrome[J]. Canadian Medical Association Journal，168（8）：985.

Cunha B A，Berbari N. 2013. Subacute thyroiditis（de Quervain's）due to influenza：a presenting asfever of unknown origin（FUO）[J]. Heart & Lung，42（1）：77-78.

Hamaguchi E，NishimuraY，Kaneko S，et al. 2005. Subacute thyroiditis developed in identical twins two years apart [J]. Endocr J，52（5）：559-562.

Ma S G, Bai F, Cheng L. 2014. A novel treatment for subacute thyroiditis：administration of a mixture of lidocaine and dexamethasone using an insulin pen[J]. Mayo Clinic Proceedings，89（6）：861-862.

Shan Z，Chen L，Lian X，et al. 2016. Iodine status and prevalence of thyroid disorders after introduction of mandatory universal salt iodization for 16 years in China：a cross-sectional study in 10 cities[J]. Thyroid，26（8）：1125-1130.

Tachibana T，Orita Y，Ogawara Y，et al. 2014. Time-lag between symptom onset and laboratory findings in patients with subacute thyroiditis[J]. AurisNasus Larynx，41（4）：369-372.

Teng W，Shan Z，Teng X，et al. 2006. Effect of iodine intake on thyroid diseases in China[J]. N Engl J Med，354（26）：2783-2793.

第六章　妊娠期及产后甲状腺疾病的诊治精要

甲状腺是人体最重要的内分泌器官之一，分泌的甲状腺激素广泛作用于全身各组织，调节新陈代谢，促进机体的生长及发育，影响各器官功能，是机体所必需的激素之一。甲状腺激素功能受下丘脑分泌的 TRH 和腺垂体分泌的 TSH 调节，形成下丘脑-腺垂体-甲状腺轴调控系统。血清甲状腺素激素水平对于下丘脑、腺垂体有负反馈性调节作用。另外，甲状腺还有根据血碘水平调节自身摄碘和合成甲状腺激素的功能。

甲状腺激素的生理作用广泛，主要是促进物质与能量代谢，促进生长发育。甲状腺疾病在育龄期女性中较常见，有可能影响到产程及胎儿的发育。在整个妊娠过程中，母体的甲状腺会发生一系列生理适应性变化，包括甲状腺增大、心输出量增加、周围血管扩张及甲状腺激素水平和甲状腺自身免疫的改变。与妊娠有关的甲状腺疾病是常见病，如妊娠合并甲亢、甲减及产后甲状腺炎，这些疾病无论对母体还是胎儿都会造成危害。甲状腺激素是胎儿和新生儿大脑发育的关键激素，其可促进神经元增殖分化，促进神经胶质细胞生长和髓鞘形成。母体甲状腺功能除对妊娠本身产生影响外，对其子代亦起着重要的作用，妊娠期间的正常甲状腺激素分泌是维持子代正常发育的重要条件。

第一节　甲状腺疾病女性的孕前处理、妊娠时机

作为我国育龄期女性的常见病之一，妊娠期甲状腺疾病包括甲减、亚临床甲减、TPOAb 阳性等，在妊娠前半期女性中上述三种甲状腺疾病的发病率分别为 0.6%、5.27%和 8.6%。甲状腺疾病在育龄期女性中较常见，有可能影响到产程及胎儿的生长发育，因此甲状腺功能检测应作为育龄期女性常规检查项目，并且应当在妊娠前进行相关筛查，如果一旦被诊断为甲状腺疾病，经过正规治疗者则可在一定程度上避免或改善上述情况，确定合理的妊娠时机。

ATA 指南建议，如果发现以下任何一种危险因素，均建议检测血清 TSH 浓度：①甲减/甲亢或甲状腺功能异常的现有症状/体征史；②已知的甲状腺抗体阳性或甲状腺肿的存在；③头部或颈部放射史或甲状腺手术史；④年龄>30 岁；⑤1 型糖尿病或其他自身免疫性疾病；⑥怀孕失败，早产或不孕的历史；⑦多次先前怀孕（≥2）；⑧自身免疫性甲状腺疾病或甲状腺功能障碍的家族史；⑨病态肥胖（BMI≥40kg/m²）；⑩使用胺碘酮或锂，或最近施用碘化影像学对比剂；⑪居住在已知中度至重度碘不足的区域。

一、甲减

（一）早期筛查

甲状腺功能减退为慢性进行性过程，临床上一般没有明显症状，因此容易延误诊断，

与甲减相关的病因及诱因存在时，及时进行 TSH、甲状腺激素和 TPOAb 检查，可及时发现甲减并开始治疗。对于有闭经、月经稀发、月经过多、月经过少、不育、习惯性流产或有不良产史的女性患者，或有妊娠早期胚胎停育、胎死宫内、胎儿生长受限、早产、围产期胎儿死亡病史者，应进行 TSH 及甲状腺激素检查。妊娠合并甲减对孕、产妇妊娠期间影响比较大，严重者对胎儿也会产生较大的影响，增加胎儿甲状腺功能低下的发生率，并导致低体重儿比例上升、新生儿 1min 和 5min 评分降低，同时还会严重影响新生儿智力和身体的正常发育。由于大脑和骨骼的生长发育受阻，可致身材矮小和智力低下。甲状腺功能低下的孕妇中出现贫血、早产、妊娠期糖尿病、羊水少、胎膜早破、胎盘异常、胎儿窘迫、脐带异常、产后出血和胎儿发育迟缓的比例明显高于正常孕妇。妊娠期甲减若不接受治疗，则可能导致妊娠时间维持困难、胎儿窘迫及胎儿生长受限（FGR）发生率增高等不良妊娠结局，而经过正规治疗者则可在一定程度上避免或改善上述情况。甲状腺功能检测应作为孕妇常规产检项目，并且应当在妊娠早期进行相关筛查。对筛查中确诊为甲减的孕妇应及时进行 L-T$_4$ 的替代治疗，可改善其甲状腺功能状态，从而减少不良妊娠结局的发生，促进优生优育。

（二）甲减孕前处理及妊娠时机

对计划怀孕的甲减女性患者，应当调整怀孕前 L-T$_4$ 剂量，若甲状腺相关抗体高，则将 TSH 控制＜2.5mIU/L 以下再怀孕；若抗体不高，则将 TSH 范围控制于正常值下限与 4mIU/L 之间。妊娠前较低水平的 TSH（在非妊娠女性正常参考范围内）可减少妊娠前 3 个月 TSH 增高的可能性。正在接受 L-T$_4$ 治疗的甲减患者，一旦出现停经或是妊娠试验阳性时，需进一步明确是否怀孕，对于已经明确妊娠的甲减女性患者，L-T$_4$ 剂量需增加 25%～30%。

二、甲亢

（一）早期筛查

在我国，甲亢在各年龄段均可发病，中青年女性患者居多。甲亢病程较长，容易复发。以下几种因素都有可能导致甲亢：①碘制剂或含碘食物过度刺激甲状腺。②甲状腺激素合成和分泌的持续激活导致过量的甲状腺激素释放，如甲状腺高功能腺瘤和 Graves 病。③由于自身免疫、感染、化学或物理性的损伤导致储存在甲状腺中的激素前体被过量释放，如亚急性甲状腺炎。④既往有甲状腺激素服用史，可以是内在的因素（转移性分化型甲状腺癌），也可以是外在的因素（如误服甲状腺片）。怀孕前女性患者应该进行甲状腺激素、TPOAb 及 TSH 检查，对筛查中确诊为甲亢的女性患者及时进行抗甲状腺药物（ATD）的治疗，有效改善其甲状腺高功能状态，从而减少不良妊娠结局的发生。

（二）甲亢孕前处理及妊娠时机

甲亢患者应在妊娠前使甲状腺功能恢复正常，甲亢患者能否妊娠主要取决于病情的轻重程度。轻度甲亢对妊娠无明显影响，而中、重度甲亢或症状未控制的患者妊娠后可能会影响妊娠结局。因此，建议甲亢患者在妊娠前应积极治疗，根据病情需要选择药物、手术或放射性碘治疗。

甲亢患者妊娠的时机：

（1）妊娠前甲亢患者，如正在接受抗甲状腺药物（ATD）治疗，且实验室检查甲状腺功能达到正常范围，可改用 ATD 的最小有效剂量，维持血清 FT_4 达正常参考值的上限。ATA 指南建议：在妊娠前 3 个月推荐服用丙硫氧嘧啶（PTU）治疗甲亢，如果服用甲巯咪唑（MMI），一旦证实妊娠，需在妊娠前 3 个月换成 PTU，3 个月以后再考虑换成 MMI。

（2）^{131}I 治疗后达 6 个月以上，并在受孕前 3 个月维持甲状腺功能正常。在告知患者病情治疗的方案及治疗期间避孕建议的前提下，要充分尊重患者的意愿，如若患者在治疗期间意外怀孕，必须告知其妊娠期间可能伴发的风险及相应的治疗措施。

三、甲状腺自身抗体阳性

甲状腺过氧化物酶抗体（TPOAb）阳性反映甲状腺自身免疫异常，是甲状腺功能障碍最重要的危险因素，亦是妊娠合并甲状腺病中较多见的病况。早产已被确定为几乎所有高收入和中等收入国家儿童发病率和死亡率的最大直接原因。此外，它是生命后期精神病、代谢、心血管和肾脏疾病的重要危险因素。Korevaar 等的研究表明 TPOAb 阳性与早产风险有较高的相关性，其中对 hCG 甲状腺应答不足的 TPOAb 阳性女性（根据 hCG，FT_4 低于预期）具有较高的早产风险。在临床试验中研究使用 L-T_4 治疗 TPOAb 阳性妇女，可以降低该群体的流产、早产的发生率。一些观察性研究报告显示，甲状腺功能正常的 TPOAb 阳性妇女妊娠的不良后果，如流产、早产，甚至新生儿并发症风险增加。Negro 等进行的单一临床试验，表明 L-T_4 治疗的 TPOAb 抗体阳性女性，妊娠不良反应发生率下降，故应重视妊娠期合并甲状腺自身抗体阳性患者的筛查及处置。

（一）早期筛查

甲状腺功能检测应作为孕妇常规产检项目，其中甲状腺自身抗体检测也尤为重要，应当在妊娠早期进行相关筛查。甲状腺功能正常但抗体阳性的孕妇，每 4～6 周检查一次。如果发现 TSH 升高幅度超过了正常范围，应该及时给予治疗。由于在妊娠期对甲状腺激素的需求逐渐增高，所以在妊娠中期需要连续监测。在妊娠 26～32 周应至少检测一次。甲状腺自身抗体阳性的诊断标准是 TPOAb 的滴度超过试剂盒提供的参考值上限。单纯甲状腺自身抗体阳性不伴有血清 TSH 升高和 FT_4 降低，也称为甲状腺功能正常的甲状腺自身抗体阳性。

（二）孕前处理及妊娠时机

美国甲状腺协会目前的指南主张仅在合并亚临床甲减的 TPOAb 阳性女性中使用 L-T_4 进行治疗，而欧洲甲状腺协会和内分泌学会指南未在其建议中纳入 TPOAb 状态。对于 TPOAb 阳性的女性，必须检查甲状腺功能，确认甲状腺功能正常后才可以怀孕；对于妊娠前 TPOAb 阳性伴临床甲减或者亚临床甲减的女性，必须纠正甲状腺功能至正常才能怀孕；

对于 TPOAb 阳性、甲状腺功能正常的孕妇，妊娠期间需定期复查甲状腺功能，一旦发生甲减或低 T_4 血症，应当立即给予 L-T_4 治疗。

第二节　妊娠期甲状腺疾病的诊治

一、妊娠期母体甲状腺激素产生和代谢的改变

妊娠后母体会发生一系列激素和代谢的变化，与甲状腺代谢相关的变化是血清 TBG 增加，肾对碘的清除率增加及甲状腺激素的合成和转化增加。

（一）血清 TBG 增加

妊娠妇女血清 TBG 浓度从孕 6~10 周开始增加，在孕 20~24 周达到平台，并持续妊娠的全过程，血清 TBG 可达到非妊娠时基值的 1.5~2 倍。这是因为雌激素引起肝脏 TBG 合成增加及雌激素所致的 TBG 糖基化，使 TBG 代谢清除率减慢和半衰期延长。由于 TBG 浓度的增加，血清 TT_4、TT_3 的浓度增加，甲状腺外 T_4 的贮存池增大，T_4 增加至 300μg 左右。在碘充足地区，FT_4、FT_3 的浓度仍然可以维持在正常范围。

（二）人绒毛膜促性腺激素（hCG）增加

妊娠时血清 hCG 的浓度在受孕后的第一周就开始增加，在 3 个月内达到高峰，然后下降，所以这主要影响妊娠的 1~3 个月（孕早期）。hCG 与 TSH 有相同的 α 亚单位、相似的 β 亚单位和受体亚单位，所以对甲状腺细胞 TSH 受体有轻度的刺激作用。由于这种刺激作用，在妊娠 8~14 周可以导致垂体-甲状腺轴的抑制。血清 hCG 的水平与血清 TSH 水平呈现一种镜像关系。孕早期大约有 15% 的正常妊娠妇女出现血清 TSH 水平低于正常；孕中期（4~6 个月）有 10% 血清 TSH 水平低于正常；孕晚期（7~10 个月）有 5% 血清 TSH 水平低于正常。但是，血清 hCG 达到 50 000~70 000U/L 的水平，若可维持一段时间，才能导致临床甲亢。大多数妊娠妇女的血清 hCG 高峰仅能维持数天，所以不能导致甲亢。仅有 1.5% 的妊娠妇女由于 hCG 对甲状腺的刺激作用发生妊娠一过性甲亢。

（三）胎盘 II 型、III 型脱碘酶活性增加

在人的组织中存在 3 种脱碘酶。I 型脱碘酶可同时促使内环和外环脱碘，是一种含硒蛋白质，存在于肝、肾、甲状腺和垂体中，主要介导血清中 T_3 的生成，也可催化 rT_3 的转化。II 型脱碘酶存在于脑、垂体、棕色脂肪组织、胎盘等器官和组织中。III 型脱碘酶主要存在于胎盘、脑和表皮，催化 T_4 向 T_3，T_3 向 3，3′-二碘甲腺原氨酸（T_2）转化。II 型脱碘酶的活性在绒毛膜和蜕膜中的活性较羊膜高；III 型脱碘酶主要存在于滋养层。胎盘中 II 型、III 型脱碘酶可介导 T_4 向 T_3，T_4、T_3 向 rT_3 和 T_2 的转化。胎盘中 III 型脱碘酶可抑制 II 型脱碘酶的活性。与其他组织相同，当 T_4 利用度下降时 II 型脱碘酶的活性增强。这表明当孕妇 T_4 浓度下降时（如甲减或碘缺乏时）脱碘酶有助于维持甲状腺激

素在体内的稳态。

（四）肾对碘清除率增加

妊娠期间由于肾小球滤过率的增加，肾对碘的清除率增加，部分碘和碘化甲状腺原氨酸从母体转运至胎儿体内，所以血清中无机碘的浓度下降。生活在边缘性缺碘地区的女性妊娠期间会出现碘绝对或相对缺乏和甲状腺体积的增大。在妊娠后半期随着胎儿的甲状腺合成甲状腺激素的增加，胎儿对碘的需求量也增加。碘通过胎盘进行转运，随着胎盘的增大，胎盘内碘化甲状腺原氨酸脱碘使转运至胎儿体内的碘的含量增加，以保证胎儿对碘的需求，但是大量碘离子可以抑制胎儿的甲状腺合成激素的功能。

二、妊娠期甲减

妊娠期妇女甲状腺疾病发生率高于非妊娠期妇女。流行病学研究显示，有 2%～3% 的孕妇甲状腺功能减退（甲减），其中 0.3%～0.5% 为临床型甲状腺功能减退（OH），2%～2.5% 为亚临床型甲状腺功能减退（SH）。排除很少见的病因如垂体 TSH 瘤和甲状腺激素抵抗综合征等，原发性妊娠期甲减是指妊娠期间血清 TSH 浓度升高。孕妇 TSH 水平升高时，必须检测 FT_4 以区分亚临床甲减和临床甲减。

妊娠期最常见的原发甲减的病因是自身免疫性甲状腺疾病，即自身性免疫性甲状腺炎（又称慢性淋巴性甲状腺炎），另一类原发甲减的病因是甲状腺手术后，可以是全部或部分甲状腺切除术后，或经甲状腺放射性碘治疗后。甲状腺手术或放射治疗原发病多为 Graves 病、甲状腺肿、甲状腺癌等，还有地方性缺碘引起的甲减。少见的原发甲减病因有亚急性甲状腺炎、药物引起、颈部外照射后、先天性甲减（甲状腺缺如或异位）、甲状腺遗传代谢病、甲状腺激素耐受综合征。继发性甲减是由于垂体或下丘脑疾病引起的。

（一）症状及体征

甲减的症状，常常缓慢出现，主诉有水肿、便秘、乏力、困倦、嗜睡、记忆力减退、抑郁、怕冷（孕妇不常见）、出汗减少、皮肤干燥、头发细而稀少、声音低或嘶哑、关节痛、肌肉痛、关节不灵活、感觉异常、食欲不佳等。妇产科症状有妊娠前月经紊乱、不孕、不明原因流产或习惯性流产、胚胎停止发育、早产、胎死宫内、胎儿生长受限等症状。甲减的体征：动作缓慢（身体移动和说话都慢）、声音低或嘶哑、精神呆滞、头发稀疏而且干燥、眉毛脱落，皮肤粗糙苍白发黄没有光泽，增厚多脱屑，水肿主要表现在面部，特别是眼眶周围肿胀，使面部表情呆滞，眼睑肿胀并下垂，下肢呈黏液水肿，甲减严重者体温低、心脏扩大、心包积液、心动过缓、腱反射迟钝、精神呆滞等。

（二）实验室检查

ATA 推荐当 TSH 水平升高（大于参考值范围上限），FT_4 下降，可诊断为临床甲减；如果 TSH≥10.0mIU/L，无论 FT_4 水平如何，也考虑是临床甲减。我国相关指南推荐妊娠期临床甲减的诊断标准为 TSH 大于妊娠期参考值上限（P97.5），血清 FT_4 小于妊娠期参考值下限（P2.5）；同时也建议如果 TSH>10mIU/L，无论 FT_4 是否降低，应按临床甲减处理。

（三）治疗

妊娠期甲减可能损害后代的神经智力发育，增加早产、流产、低体重儿、死胎和妊娠高血压的危险，必须给予治疗。妊娠期临床甲减选择 L-T_4 治疗，不建议给予碘塞罗宁或者甲状腺片治疗，L-T_4 起始剂量 50～100μg/d。2011 年版 ATA 推出妊娠期甲状腺功能诊断标准，TSH 孕早期参考值范围为 0.1～2.5mIU/L，孕中期为 0.2～3.0mIU/L，孕晚期为 0.3～3.0mIU/L。计划怀孕的临床甲减妇女 TSH 目标值同妊娠早期，更理想的是达到孕前 TSH 0.1～1.5mIU/L。妊娠期母体和胎儿对甲状腺激素的需求增加，相关指南还推荐临床甲减孕妇一旦怀孕应增加 L-T_4 剂量，但推荐增加的比例从既往《中国甲状腺疾病诊治指南》30%～50%降至 25%～30%，之后再根据目标值调整。妊娠前半期（1～20 周）每 4 周监测 1 次，26～32 周至少监测 1 次甲状腺功能。产后 L-T_4 剂量应降至孕前水平，并需要在产后 6 周复查 TSH 水平，调整 L-T_4 剂量。

（四）妊娠期甲减的筛查

目前不推荐对妊娠妇女作甲状腺功能的普查，而主张对可能患甲减的高危人群做妊娠前的筛查。一旦诊断为临床甲减，立即给予 L-T_4 治疗；如果甲状腺功能正常，建议定期随诊观察。甲减的高危人群：①已知具有甲状腺疾病史、甲状腺肿和甲状腺手术切除史者。②正在服用甲状腺片者。③有自身免疫疾病病史和家族史者，如系统性红斑狼疮、类风湿关节炎、1 型糖尿病等。④既往或在妊娠中发现血清 TSH 增高者或者血清甲状腺自身抗体阳性者。

三、妊娠期亚临床甲减

（一）妊娠期亚临床甲减的诊断标准

ATA 将亚临床甲减定义为 TSH 在 2.5～10.0mIU/L，血清 FT_4 正常。而我国相关指南定义的妊娠期亚临床甲减的诊断标准是 TSH 大于妊娠期特异参考值的上限（P97.5），FT_4 正常。多数研究认为妊娠期亚临床甲减增加不良妊娠结局发生的危险。既往国内外研究均报道亚临床甲减孕妇后代神经智力评分低于正常孕妇后代，但 2012 年发表的 CATS 研究结果显示：对 390 例亚临床甲减或者低 T_4 血症妊娠女性，在孕 13 周启动 L-T_4（150μg/d）干预，测定她们出生后代 3 岁时的智商，与未干预组比较差异无统计学意义。虽然亚临床甲减可能对孕妇和胎儿造成不良影响，但由于缺乏随机对照研究，目前对甲状腺抗体阴性的亚临床甲减孕妇是否需要接受 L-T_4 治疗尚缺乏充分的依据，美国内分泌协会建议给予 L-T_4 治疗。亚临床甲减孕妇如 TPOAb 阳性应予 L-T_4 治疗。对于亚临床甲减的妊娠妇女是否给予治疗也未达成共识。最近的一项循证医学研究推荐对患有亚临床甲减的妊娠妇女给予 L-T_4 治疗，L-T_4 的应用剂量应当是适时使 TSH 低于 2.5mIU/L。治疗过程中每 4～6 周监测甲状腺功能以及时调整药物用量。亚临床甲减孕妇如未予治疗，应每 4 周检测 1 次血清 TSH 和 FT_4，直至孕 16～20 周，以警惕进展到临床甲减的可能，在孕 26 和 32 周期间至少应检测 1 次，但这种策略尚无前瞻性研究证实。

（二）产科处理

对于甲减的妊娠孕妇，临产分娩时，给予产妇氧气吸入，鼓励进食，必要时输液，产程中进行胎心连续监护。第二产程时，先天性甲减产妇多数有腹直肌力量不足，常无力屏气用力，不能很好增加腹压，必要时应用器械助产。做好新生儿复苏准备，产时留脐带血，化验甲状腺激素及 TSH。第三产程后注意产后出血，给予宫缩剂。产后为防止感染，预防性给予抗生素。产后继续服用 L-T_4，甲状腺补充药物基本不通过乳汁，可以哺乳。

四、妊娠期甲亢

甲亢（hyperthyroidism 或 thyrotoxicosis）是指由于血清 FT_4 和（或）FT_3 浓度增高，引起机体兴奋性增高和代谢亢进为主要表现的一组临床综合征。妊娠期甲亢的发病率国内报道为 0.1%～0.2%，与国外文献报道 0.1%～0.4%接近。妊娠期甲状腺毒症最常见的原因是妊娠期一过性甲亢综合征（gestational transient hyperthyroidism，GTH），其发病率为 1%～3%。而 Graves 病则是自身免疫所致甲亢最常见的原因，妊娠期妇女的发病率为 0.1%～1.0%。非自身免疫性甲状腺毒症较少见，原因主要包括多结节性毒性甲状腺肿、毒性腺瘤及人为导致的甲状腺毒症。

（一）甲亢对妊娠和胎儿的影响

未控制的甲亢对妊娠妇女的不良影响包括流产、早产、先兆子痫、充血性心力衰竭、甲状腺危象、胎盘早剥和感染等。对胎儿的影响有新生儿甲亢、宫内生长迟缓、早产儿、足月小样儿（SGA）、死胎。有效地控制甲亢可以明显改善妊娠的结果。甲亢与先天畸形发生率的关系目前尚无定论。

（二）病因分类

妊娠期间最常见的甲亢的病因有 Graves 病、亚急性甲状腺炎、毒性结节性甲状腺肿、毒性单发甲状腺腺瘤、慢性淋巴性甲状腺炎；少见的甲亢的病因有滋养细胞病、甲状腺癌、碘源性甲亢、妊娠剧吐、医源性甲亢等。

（三）妊娠期甲亢的临床表现与诊断

1. 妊娠合并甲亢 妊娠期表现出高代谢症候群和生理性甲状腺肿均与甲亢极为相似，由于 TBG 升高，血 TT_3、TT_4 亦相应升高，这些均给甲亢的诊断带来困难。如妊娠妇女体重不随妊娠月数而相应增加、四肢近端消瘦、休息时心率在 100 次/分以上应疑为甲亢。如血清 TSH 降低，FT_3 或 FT_4 升高可诊断为甲亢。如果同时伴有浸润性突眼、弥漫性甲状腺肿、甲状腺区震颤或血管杂音、血清 TSAb 阳性，可诊断为 Graves 病。

2. 一过性妊娠剧吐甲亢　是一种 hCG 相关性甲亢，发生在妊娠早期，患病率约为 1.5%。hCG 在妊娠 3 个月达到高峰，过量的 hCG 能够刺激 TSH 受体产生妊娠期甲亢。一过性妊娠剧吐甲亢表现为长期严重的恶心、呕吐，体重下降 5% 以上，严重时出现脱水和酮症，甲状腺无阳性体征。血清 TSH 水平减低、FT$_4$ 或 FT$_3$ 增高，血清 hCG 水平增高，并且与病情的程度相关，有助于与妊娠期 Graves 病的鉴别。

（四）治疗和监测

妊娠期甲亢的治疗首选 ATD，目前常用的 ATD 有两种：丙硫氧嘧啶（PTU）和甲巯咪唑（MMI）。少数患者需要选择手术治疗，禁用放射性碘治疗。

1. ATD 对胎儿的影响

（1）ATD 的胎盘通过率：仅有的一项人类体内研究报道，7 名妊娠 8～20 周妇女，在终止妊娠前 2h，服用了 ^{35}S 标记化合物。服用 PTU 者脐带血和胎儿血清与母体血清药物浓度的比值在 0.27～0.35，而服用 MMI 者其比值为 0.72～1.0，说明 PTU 的胎盘通过率低于 MMI，PTU 通过胎盘的量是 MMI 的 1/4。在大鼠的研究中也得到了相同的结论。这种区别与 MMI 更易与血浆蛋白结合及在生理 pH 的条件下更易离子化有关。

（2）ATD 的致畸作用：Momotani 等报道孕期应用 PTU 和 MMI 都不会使胎儿先天畸形的发生率增加。妊娠早期服用 MMI 者，新生儿发生先天畸形的危险是服用 PTU 者的 19.3 倍，是未用 ATD 治疗者的 42.9 倍。还有报道 MMI 可能导致胚胎发育不良，包括先天性头部皮肤缺损、后鼻孔闭锁、气管-食管瘘、乳头发育不全、面部畸形和精神运动迟缓等。鉴于此，治疗妊娠期甲亢应当优先选择 PTU。但是 MMI 也不是妊娠期禁忌使用的药物，可作为第二线选择。

2. 妊娠期甲亢 ATD 的使用　妊娠期甲亢治疗的目标是使用最小量的 ATD，在尽可能短的时间内使甲状腺功能恢复正常，保证母体和胎儿健康。

（1）ATD 剂量应尽可能减小，指标是维持血清 FT$_4$ 在正常值的上 1/3 范围。起始剂量 PTU（100mg，每 8h 一次），或者 MMI（10mg，每日两次）。

（2）临床症状和甲状腺功能出现改善，ATD 的剂量应减少。最小剂量的 ATD（PTU 50mg/d 或 MMI 5mg/d）维持甲状腺功能正常持续数周后，可以停药。目前主张维持治疗到妊娠 32～36 周，可避免甲亢复发。

（3）治疗初期每 2 周检查甲状腺功能，以后延长至 4～6 周。多数患者在 3～8 周甲状腺功能恢复正常。如果甲亢复发，可以再次使用 ATD 治疗。对于既往患甲亢的患者，如在 ATD 治疗中，血清 TSH 达到正常范围，停用 ATD 后可以怀孕，或者减少 ATD 的剂量，使血清 FT$_4$ 处于正常值的上 1/3 范围，也可以怀孕。

（4）部分学者主张怀孕前应当停用 MMI，改用 PTU，避免 MMI 可能引起的畸形。由于合用 L-T$_4$ 后，ATD 控制甲亢的剂量需要增加，所以妊娠期间禁止合并使用 L-T$_4$。

3. 妊娠期甲亢患者甲状腺功能的监测　妊娠期甲亢患者要使用 FT$_4$ 作为监测甲状腺功能的指标，因为孕妇血清 FT$_4$ 水平与脐带血的 FT$_4$ 水平显著相关，与 FT$_3$ 缺乏相关性。如试图使孕妇血清 FT$_3$ 正常，可能会发生 ATD 过度治疗，造成胎儿甲减。血清 FT$_4$ 达到正常后数月，血清 TSH 水平可以仍然处于抑制状态，因此开始治疗的前 2 个月，TSH 水平不能作为监测指标。TSH 水平达到正常是甲亢得到有效控制的指标，此时，ATD 应当减量或者停药。

4. 手术治疗　目前，治疗妊娠期甲亢很少应用手术方法。选择手术治疗，应在妊娠 4~6 个月进行，在妊娠 3 个月内手术容易引起流产，必须告知患者手术的风险及手术过程中会出现的意外，签署病情告知书及手术同意书方可行手术治疗。

手术治疗的指征如下所述。

（1）甲状腺肿大显著，需要大剂量 ATD 才能控制，PTU 剂量大于 400mg/d，也有人认为 PTU 剂量大于 300mg/d 就应进行手术治疗。

（2）对 ATD 过敏。

（3）心理负担重，过度担心药物对胎儿的副作用或不能遵医嘱规律服药。

5. ^{131}I 治疗　妊娠期甲亢禁用放射性碘治疗。妊娠 10 周以后胎儿甲状腺可浓集 ^{131}I 而引起胎儿甲状腺肿和甲减。对女性甲亢患者给予放射性碘治疗之前必须确认是否妊娠。如果选择放射性碘治疗，治疗后的 6 个月内应当避免怀孕。

6. 其他治疗

（1）β 受体阻断剂：对控制甲亢症状有效，开始治疗时可以与 ATD 合并使用。但是 β 受体阻断剂如普萘洛尔与自发性流产有关，有文献报道合并使用 ATD 和普萘洛尔，自发性流产的发生率为 24.4%，单纯 ATD 治疗仅为 5.5%。普萘洛尔还可能引起胎儿宫内生长迟缓、产程延长、新生儿心动过缓、低血压、低血糖和高胆红素血症等并发症，故应慎重使用。

（2）碘剂：碘化物可引起新生儿的甲状腺肿和甲减，妊娠期尽量不用，但是在甲状腺手术之前和甲亢危象抢救时可以短期内应用。

7. 孕期胎儿监护及产前保健　妊娠期甲亢患者因代谢亢进，不能为胎儿提供足够营养，易发生胎儿生长受限（FGR）、新生儿出生体重偏低等妊娠并发症。针对上述情况，在甲亢患者妊娠期间应该注意以下几点。

（1）补充营养和对症治疗，增加产检的次数，密切注意孕妇血压、体重、宫高、腹围的变化。

（2）每个月进行 1 次子宫超声检查，妊娠晚期每周监护胎心。

（3）妊娠期甲亢患者可能因感染、精神和情绪波动等刺激诱发甲亢危象。一旦发生甲亢危象应立即抢救，待病情稳定后 2~4h 终止妊娠，以剖宫产为宜。

1）分娩期：甲亢病情控制良好者，分娩时一般不会有太大风险。产程中应给予患者精神安慰，鼓励患者休息和进食，并严密观察产程进展，尽量缩短第二产程，避免加重心脏负担，必要时可手术助产。若产妇有心功能不全或其他产科因素，可放宽剖宫产指征。

2）产褥期：妊娠期有免疫抑制现象，产后抑制解除，故妊娠时患者的甲亢症状有所缓解，而产后病情可能会加重。因此，产后应注意复查甲状腺功能，以及时调整 ATD 用量。

8. ATD 与哺乳　传统的观点认为服用 ATD 的产妇不能哺乳。与 PTU 相比，MMI 较高的乳汁排泌率是由于很少与血清蛋白结合，所以哺乳期治疗甲亢，PTU 应当作为首选。哺乳期使用 PTU 300mg/d 或 MMI 20mg/d 对胎儿甲状腺功能没有明显影响，但是应当监测婴儿的甲状腺功能；母亲在哺乳期服用 ATD，其后代未发现有粒细胞减少、肝功损害等并发症。建议母亲应该在哺乳完毕后，服用 ATD，间隔 3～4h 再行下一次哺乳。根据 WHO 与 UNICEF 1995 年联合发表的《母乳喂养与母亲用药》一书，母亲服用 PTU 治疗甲亢时可以哺乳婴儿。

五、妊娠期甲状腺结节和甲状腺癌

妊娠期甲状腺结节和甲状腺癌的处理关键是要明确诊断和临床治疗，避免可能对孕妇、胎儿及妊娠本身造成的不良影响。仔细的甲状腺及颈部淋巴结触诊对于甲状腺结节和甲状腺癌的诊断十分重要。在辅助检查中，甲状腺超声最为准确，可明确甲状腺结节的存在、了解结节的特征、监测结节大小的变化和评估颈部淋巴结情况。甲状腺超声提示恶性结节的征象包括低回声结节、边缘不规则、结节内血管紊乱、高度大于宽度的结节和微小钙化。甲状腺 FNAC 检查是一种安全的诊断方式，可在孕期的任何时间进行。除非临床或超声怀疑是恶性结节，否则对于小于 10mm 的甲状腺结节一般不需要进行甲状腺 FNAC 检查。

（一）甲状腺结节

所有患甲状腺结节的女性都应进行 TSH 和 FT4 检测以评估甲状腺功能。对于妊娠期甲状腺结节的检查，其最佳的诊断策略是建立在危险分层的基础上，所有女性都应进行完整的病史询问、详细的体检、血清 TSH 的检测和颈部超声的检查。甲状腺结节或是淋巴结穿刺对于妊娠本身不会增加额外的风险。在妊娠期间发现的甲状腺结节，如果超声提示有恶性征象，应进行甲状腺 FNAC 检查。对于可能是良性的甲状腺结节，根据孕妇意愿，可将甲状腺 FNAC 推迟到产后。同位素碘显像、检测剂量或治疗剂量的同位素碘的摄入在妊娠期间都是禁止的。对于妊娠前 12 周由于疏忽导致的孕妇同位素碘摄入可能不会损伤胎儿的甲状腺组织，但是考虑到安全性，仍应避免孕妇在妊娠前 12 周的同位素碘摄入。妊娠期间发现的分化良好的甲状腺癌，如果不予治疗，其预后与非妊娠患者相似，故手术一般可推迟到产后。

（二）甲状腺癌

妊娠对甲状腺髓样癌的影响尚不明确，在妊娠期间发现的较大的原发性甲状腺恶性肿瘤或是出现淋巴结转移时建议手术治疗。在妊娠中期 3 个月进行的甲状腺癌手术目前没有发现会增加孕妇或是胎儿的风险。分化良好的甲状腺癌如果决定推迟到产后手术，孕妇应每 3 个月检查 1 次颈部超声，以评估肿瘤的生长情况，这有助于决定手术是否需要立即进行。分化良好的甲状腺癌推迟到产后手术对于患者的预后不会造成不利影响，但如果在妊娠中期之前发现肿瘤生长明显或者出现淋巴结转移，则推荐手术治疗。患有分化良好的甲状腺癌的女性，如果手术推迟到产后，可考虑甲状腺激素治疗，L-T4 治疗的目标是将血清 TSH 水平控制在 0.1～1.5mU/L。除非出现下列情况即甲状腺结节生长迅速和（或）出现淋巴结转移，对于甲状腺 FNAC 怀疑是甲状腺癌但暂不需要手术时，不推荐孕妇接受甲状腺激素治疗。

分化型甲状腺癌（由危险分层判定）的女性其孕前的 TSH 目标值在妊娠期间仍需维持，血清 TSH 应该每 4 周监测 1 次直到孕期第 16～20 周，孕期第 26～32 周至少监测 1 次。目前无证据表明以前暴露于放射性碘会影响今后的妊娠和所生后代。在放射性碘治疗后 6 个月才能考虑妊娠，在放射性碘治疗后如果打算妊娠，则应该在妊娠前使 L-T$_4$ 的服用剂量达到稳定剂量。对于低风险的甲状腺癌患者在怀孕前无 Tg 水平增高或是不存在器质性疾病，如果在孕前出现过分化型甲状腺癌治疗病史，妊娠期间不需要进行超声和 Tg 检测。对于在怀孕前存在高水平 Tg 或是存在持续的器质性疾病的孕妇，如果以前进行过分化型甲状腺癌的治疗，则应在妊娠期间每 3 个月检查 1 次超声。

六、妊娠期单纯低 T$_4$ 血症

妊娠期单纯低 T$_4$ 血症诊断标准为 TSH 水平正常，FT$_4$ 水平低于参考范围的第 5 个百分位或第 10 个百分位。而 2017 年指南的诊断标准为 FT$_4$ 水平低于参考范围的第 2.5 个百分位或第 5 个百分位。FT$_4$ 参考范围的第 5 个百分位点和正常人群的参考范围下限接近，利用这个标准进行诊断更严谨和简便。低 T$_4$ 血症除了增加低出生体重量和早产的风险外，大量的研究集中在与子代智力关系上。世界各地许多研究证明低 T$_4$ 血症会导致后代神经系统发育延迟，影响智力、运动和精神状况。2011 年与 2017 年的两个相关指南均指出由于影响因素较多，须获得甲状腺学界和儿童神经智力发育的金指标来证实。目前尚无充分证据显示母亲患单纯性低 T$_4$ 血症对胎儿产生不良影响，也没有 RCT 的研究报告证明 L-T$_4$ 治疗的有益作用。

七、甲状腺自身抗体阳性与妊娠

（一）单纯甲状腺自身抗体阳性孕妇甲状腺功能

Glinoer 等进行的一项前瞻性研究，对 87 例甲状腺功能正常、TPOAb 阳性的女性孕前及妊娠早期进行评估，发现有近 20% 妇女在妊娠时 TSH>4mIU/L；Negro 等进行的 RCT 研究证实，在甲状腺功能正常而甲状腺自身抗体阳性妇女中，TSH 水平随着妊娠进展而逐渐增高，在妊娠第 12 周平均增高 1.7～3.5mIU/L，仅有 19% 妇女在分娩时 TSH 水平正常。这些研究证实：在妊娠期甲状腺激素需求增加的情况下，已经受到自身免疫损伤的甲状腺可以出现亚临床甲减或者临床甲减。总体来说，抗体阳性患者在妊娠前 3 个月，残留的甲状腺功能仍然可以满足妊娠的需求，但是在妊娠晚期，病态的甲状腺因为失代偿可出现亚临床甲减或者临床甲减。

（二）对甲状腺自身抗体阳性（甲状腺功能正常）孕妇的治疗和监测

对甲状腺功能正常但抗体阳性的孕妇实行监测，每 4～6 周检查一次。如果发现 TSH 升高幅度超过了正常范围，应该及时给予治疗。由于在妊娠期对甲状腺激素的需求逐渐增高，所以在妊娠中期需要连续监测。在妊娠 26～32 周应至少检测一次。甲状腺自身抗体阳性的诊断标准是 TPOAb 的滴度超过试剂盒提供的参考值上限。单纯甲状腺自身抗体阳

性不伴有血清 TSH 升高和 FT$_4$ 降低，也称为甲状腺功能正常的甲状腺自身抗体阳性。如果发现 TSH 超过了妊娠特异的参考值范围，应该给予 L-T$_4$ 治疗。

（三）甲状腺自身抗体阳性与自然流产之间的联系

自然流产是指妊娠时间不足 28 周且胎儿体重不足 1000g 而自动终止妊娠的结局。Stagnaro-Green 研究组首次指出了流产和甲状腺自身抗体之间的关系。甲状腺自身抗体阳性的患者流产风险增加 2 倍（17%比 8.4%，P=0.011）。Glinoer 研究组报道 TPOAb 阳性者流产风险增加 4 倍（13.3%比 3.3%，P<0.001）。Sezer 研究组在一项前瞻性研究中发现甲状腺自身抗体阳性妇女的流产率没有增加（28.6%比 20%）。然而，他们发现与足月妊娠妇女相比，较高滴度 TgAb 的孕妇易发生流产。英国伦敦女王玛丽大学对甲状腺自身抗体与流产关系的 31 项研究进行了系统回顾和荟萃分析，其中 19 项是队列研究，12 项是病例对照研究，涉及研究对象 12 126 例。28 项研究证实甲状腺抗体与流产显著相关。抗体阳性组的流产发生率升高 3 倍，OR 值 3.90；补充 L-T$_4$ 组流产的发生率减少 52%。

（四）甲状腺自身抗体阳性与习惯性流产之间的联系

习惯性流产是指自然流产连续发生 3 次或以上者。Irivani 研究组的病例对照研究发现习惯性流产患者的甲状腺自身抗体阳性率显著增高（OR 2.24，95%CI 1.5～3.3）。Kutteh 发现，与 200 名健康对照组比较，700 名甲状腺自身抗体阳性女性习惯性流产的发生率增高（22.5%比 14.5%，P=0.01）。Pratt 研究组报道习惯性流产的甲状腺自身抗体阳性女性，下一次妊娠的流产风险升高。

（五）甲状腺自身抗体与早产之间的联系

早产是指在妊娠 28～37 周分娩。一项前瞻研究中发现甲状腺自身抗体阳性女性患者的早产率明显升高（16%比 8%，P<0.005）；Ghafoor 等对 1500 名甲状腺功能正常妇女进行评估发现，TPOAb 阳性妇女比 TPOAb 阴性妇女的早产发生率显著增高（26.8%比 8.0%，P<0.01）；英国伦敦女王玛丽大学分析了甲状腺自身抗体与早产关系的 5 项研究，涉及研究对象 12 566 例，结果提示抗体阳性组早产发生率升高 2 倍（OR 值 2.07），L-T$_4$ 治疗可以使早产发生危险减少 69%。

（六）妊娠期短暂性甲状腺毒症

甲状腺毒症是人体分泌超过生理分泌量的甲状腺激素时，引起的高代谢和多动症的临床综合征。甲状腺毒症最常见的原因是甲状腺功能亢进，育龄女性甲亢最常见的原因是妊娠前发生 GD，占女性的 0.4%～1.0%，妊娠期约占 0.2%。有研究显示对比 GD，更常见的甲状腺功能检查显示甲状腺功能亢进的原因是"妊娠期短暂性甲状腺中毒"，限于怀孕的前半期。这种以 FT$_4$ 升高和血清 TSH 受抑制为特征的病症在 1%～3%的妊娠者中被诊断出来。这种比例受不同的地理区域所影响，并且是继发于升高的 hCG 水平。通常它与妊娠剧吐有关，临床常表现为妊娠早期严重恶心和呕吐，体重减轻超过 5%，脱水和酮尿症。

每 1000 妊娠剧吐人中发生 3~10 人。与 hCG 诱导甲状腺毒症有关的其他病症包括多胎妊娠、葡萄胎、绒毛膜癌等。大多数病例血清 hCG 明显升高。

1. 处理原则 妊娠期短暂性甲状腺毒症患者的处理原则取决于症状的严重程度。在妊娠剧吐的女性中，控制呕吐和用静脉注射液治疗脱水是常规治疗。严重的妊娠剧吐女性需要多次就诊以监测脱水和电解质异常的情况。在某些严重的情况下，需要住院治疗。ATA 指南没有指出运用 ATD 治疗，因为妊娠 14~18 周时血清 T_4 恢复正常，并且妊娠早期使用 ATD 会增加胎儿出生缺陷的风险。对症治疗的情况下，在有限时间内给予少量 β 受体阻滞剂可能是有用的，并且应该进行密切随访以重复调查病因原因。ATA 建议：由妊娠短暂性甲状腺毒症和（或）妊娠剧吐引起的异常母体甲状腺测试的适当处理包括支持疗法，脱水管理和需要时的住院治疗。不推荐使用 ATD，尽管可考虑使用 β 受体阻滞剂。

2. 孕前监测 95%有活动性 Graves 甲亢患者中 TRAb 是可以测量的，消融治疗后水平可能仍然很高，放射性碘治疗后比手术切除后 TRAb 含量更多。对 GD 妊娠妇女进行 TRAb 检测的指征：①妊娠期未接受治疗或 ATD 治疗的甲状腺功能亢进的母亲；②曾接受过放射碘治疗或甲状腺全切除术的 GD 史；③既往有甲状腺功能亢进的婴儿；④已知的甲状腺切除术史，用于治疗妊娠期甲亢。在大多数患者中，母亲 TRAb 浓度随着妊娠时间的增加而降低；然而，在非妊娠患者中，GD 的病程是可变的。

第三节 产后甲状腺疾病的诊治

一、产后甲状腺毒症

（一）产后 Graves 甲状腺毒症（PPGr）与产后破坏性甲状腺毒症（PPDT）

自身免疫性甲状腺疾病的临床过程受到妊娠的显著影响。在一般人群中，5%~10%的妇女在分娩后一年内发生产后甲状腺功能异常。美国孕妇中甲状腺毒症的患病率：每年每 1000 名孕妇中有 5.9 例。PPDT 的发病率显示在 1.1%和 18.2%。既往研究中，一般人群的 PPGr 患病率估计为 0.54%，目前尚无产后甲状腺功能异常患病率的确实证据。

Akane 等在 187 例产后相关性甲状腺毒症患者中发现，PPGr 的患病率最高（54.5%）。PPGr 和 PPDT 患者的发病年龄中位数约为 31 岁。产后甲状腺毒症的发病时间为产后 1 至 12 个月，其中 PPDT 发生在产后 1 至 7 个月，而 PPGr 发生在产后 3 至 12 个月。患有 Graves 病的妇女，即使她们的病情在怀孕时缓解，产后仍然容易复发。接受超声测量甲状腺体积和血流量（TBF）检查的 92 例 PPGr 患者中，有 81 例（88.0%）TBF 大于 4.0%；11 例（12.0%）TBF 低于 4.0%，即使他们患有甲状腺毒症和 TRAb 阳性。PPGr 患者血清 FT_4 和 FT_3 显著升高，PPGr 血清 FT_3/FT_4 比值也显著高于 PPDT。PPGr 和 PPDT 患者的 TgAb 无显著差异，但 PPGr 中的 TPOAb 显著高于 PPDT。产后甲状腺毒症的早期发作主要与 PPDT 有关，晚发型提示 PPGr，TRAb 阳性和 TBF 大于 4.0%是 Graves 病产后发病的指标。

（二）产后 Graves 甲状腺毒症（PPGr）

Graves 病是一种以甲状腺功能亢进为特征的自身免疫性甲状腺疾病，伴或不伴有眼病，其发病机制与导致甲状腺激素受体自身抗原的耐受性丧失有关，导致腺体的浸润。在抗甲状腺激素受体自身抗体对甲状腺刺激为主的患者中，存在持续性甲状腺毒症或短暂性甲状腺毒症。据估计，Graves 病的产后发病总预防率为产后甲状腺功能异常病例的 11.4%。一部分（60%）的产后 Graves 病是暂时性的，在这种情况下，短暂性甲状腺功能亢进患者在一年内甲状腺功能可自行好转，甲状腺功能亢进在 PPGr 中多见于产后 3～6 个月。安德森等报道了一项基于人群的丹麦孕产妇甲状腺功能亢进发病率研究，他们得出结论，PPGr 的发病风险与早孕和产后期有关。对于一线治疗，抗甲状腺药物可能是一个不错的选择，因为产后 Graves 的甲状腺功能亢进往往是短暂的，即使是持续性 Graves 病，发病后早期也容易控制，其次孕妇可能不希望因为放射性碘治疗而中断母乳喂养。如果甲状腺功能亢进症状似乎持续存在，并且在服用抗甲状腺药物治疗后没有缓解，放射性碘治疗在 1 年后仍可使用。

（三）产后破坏性甲状腺毒症（PPDT）

自身免疫性甲状腺炎的恶化会引起甲状腺细胞的损伤，甲状腺滤泡细胞的广泛破坏引起暂时性甲状腺毒症（破坏性甲状腺毒症），是产后常见的一种甲状腺功能异常，其放射性碘摄取低。根据保存完好的卵泡数量，可继发短暂性甲状腺功能减退。在产后破坏性甲状腺毒症中，甲状腺毒症期总是短暂的，在 1～3 个月内自行停止。ATD（PTU 和 MMI）在治疗 PPDT 的甲状腺毒症阶段是无效的，抗甲状腺治疗是禁忌，因为它是一种破坏性甲状腺炎，甲状腺激素合成不会增加。只有在甲状腺功能减退患者出现症状时才需要治疗。在极少数情况下，当临床症状显著时，可以使用尽可能最低剂量的普萘洛尔缓解症状。

二、产后甲状腺炎

产后甲状腺炎（PPT）是发生在产后的一种亚急性自身免疫性甲状腺炎。其临床特征主要为产后暂时性无痛性甲状腺肿大，伴甲亢或甲减，摄 ^{131}I 率降低。产后妇女 PPT 的发病率占 3.9%～8.2%。

（一）PPT 发病机制

PPT 是自身免疫性甲状腺炎的一个类型。一般在产后发病，整个病程持续 6～12 个月。临床上典型病例分为三期，即甲状腺毒症期、甲减期和恢复期。抗甲状腺自身抗体在本病发病机制中占有重要地位，主要包括 TPOAb 和 TMAb 阳性。TPOAb 的滴度在妊娠期间降低，在产后显著升高。它能够结合甲状腺滤泡细胞，然后激活补体系统，启动 ADCC。但目前尚不能确定 TPOAb 在 PPT 中对甲状腺的破坏作用。TPOAb 等甲状腺自身抗体阳性尤其是高抗体滴度是 PPT 高危因素，是预测产后发生甲状腺炎的重要指标。PPT 的发生与多种因素有关联，如碘的摄入、吸烟、情绪波动等。目前本病的发病机制尚不十分清楚，但与自身免疫状态变化有关。

（二）临床表现

典型的 PPT 通常表现为一个双相过程，早期表现为一过性甲状腺毒血症，后期表现为一过性的甲减，具有此类典型症状的患者仅约占 25%，另外 50% 的患者表现为单纯性的甲减，25% 的患者表现为单纯性的甲亢。

1. PPT 甲亢期 多发生在产后半年内，最常见于产后 3 个月，一般持续 1～2 个月。此期是由于甲状腺组织破坏，甲状腺激素释放入血导致，往往呈一过性、自限性的疾病状态。PPT 甲亢期主要有轻度高代谢症状，如心悸、怕热、易怒、疲劳、体重下降等临床表现。

2. PPT 甲减期 多发生在产后 4～8 个月，通常在产后 6 个月时发生，持续 4～6 个月。这是由于免疫性因素导致甲状腺组织被破坏，激素储备减少所致。PPT 甲减期常有皮肤干燥、记忆力减退、注意力不集中、神情淡漠、肌肉关节疼痛、体力减退等临床症状。此外在 PPT 甲减期的妇女常伴有产后抑郁（PPD）。

研究表明，孕早期或孕中期的 TPOAb 阳性与孕期抑郁状态有关，同时也能预测 PPD 的发生。有研究认为中枢神经系统血清神经递质减少可能与产后精神异常及甲减有关。

（三）治疗

部分 PPT 患者其临床症状常轻微而短暂，不需要特殊治疗。甲亢症状较为明显者，应用 β 受体阻断剂可以取得一定疗效。禁用抗甲状腺药物、^{131}I 或者手术治疗。合并临床甲减者可采用 L-T$_4$ 替代治疗，但若血中 TSH 一过性上升则可诊断为一过性甲减，可逐渐减量。产后一年以上 FT$_4$ 持续低值时，可诊断为永久性甲减，需终身服用 L-T$_4$。甲状腺毒症期不建议使用 ATD 治疗，可用 β 受体阻断剂，之后每个月复查 1 次 TSH，以及时发现临床甲减。甲减期可给予 L-T$_4$ 治疗，6～12 个月后开始逐渐减量。20% 以上 PPT 患者可发展为永久性甲减。因此需要在发病后定期检查 TSH，早期发现临床甲减并给予治疗。

针对 PPT，ATA 指南建议如下：患有产后抑郁的女性应行 TSH、FT$_4$ 和 TPOAb 检测。在 PPT 的甲状腺毒症期，有症状的女性可服用 β 受体阻断剂——普萘洛尔，可缓解症状。在 PPT 的甲状腺毒症期，不推荐使用 ATD 治疗。PPT 甲状腺毒症消退后，在产后 1 年内应每 2 个月（或出现甲减症状时）检测 1 次 TSH 以及时发现 PPT 甲减阶段的出现。PPT 出现甲减症状时，应 4～8 周后复查 TSH 或者立即开始 L-T$_4$ 治疗。PPT 无甲减症状时，可在 4～8 周后复查 TSH。PPT 伴甲减女性如果计划再次怀孕应给予 L-T$_4$ 治疗。PPT 给予 L-T$_4$ 治疗时，应尽量从小剂量开始，药物减量可在治疗后 6～12 个月结合 TSH 及临床症状实施，但如果患者计划怀孕，或处于哺乳期或已经怀孕则不能减低药物剂量。

第四节　孕期碘摄入问题

碘作为一种人体必需的微量元素，是人体合成甲状腺激素的重要原料。妊娠女性作为特殊群体，在妊娠的生理过程中，碘需求量增加，易出现碘缺乏。妊娠女性碘缺乏对其本身及胎儿均可能造成危害，不仅可致母体甲状腺功能减退、甲状腺肿等，还可引起胎儿、新生儿大脑发育障碍、听力损害、生长延迟、甲状腺肿、甲状腺功能低下、克汀病等，新生儿死亡危险升高。我国自1995年开始实施USI以防止IDD，食盐加碘量为20～60mg/kg，2000年国家对各个省进行评估后证实我国已基本实现了消除IDD的阶段目标，并将食盐加碘量下调至（35±15）mg/kg。根据IDD的监测结果，遵照"因地制宜、分类指导、科学补碘"的原则，我国自2012年3月15日开始执行新的盐碘含量标准，食用盐中碘含量由原来的35mg/kg下调至20mg/kg、25mg/kg、30mg/kg三种，允许波动范围为±30%。新盐碘标准规定，各地可结合本地区人群碘营养水平供应1种、2种或3种碘含量的碘盐。

一、长期碘缺乏的危害

胎儿期：流产、死胎、先天畸形、婴儿期死亡率增高、神经型克汀病、黏液水肿型克汀病等。

新生儿期：新生儿甲状腺肿、新生儿甲减。

儿童和青少年：甲状腺肿大、青春期甲减、智力功能障碍、生长发育障碍、性发育延迟。

成人期：甲状腺肿大、甲减、智力功能障碍。

2007年WHO提出拟妊娠、已经妊娠和哺乳期女性每天要保证至少250μg的碘摄入量。为保证上述碘摄入量，除了正常的饮食之外，每天需要额外补碘150μg。但也要注意每天摄碘大于500～1100μg有导致胎儿甲减的危险，妊娠期间要避免使用含碘药物和诊断试剂。我国相关指南还对先天性甲低（congenital hypothyroidism，CH）的诊治进行阐述，具有临床实用性。相关指南建议新生儿先天性甲减筛查应当在出生后48h～7天进行。足跟血TSH大于10～20mIU/L为筛查阳性。筛查阳性者立即复查 TSH、TT_4或FT_4。先天性甲减的诊断可用TSH＞9mIU/L，FT_4＜7.7pmol/L作为参考的诊断标准，并结合病因检查的结果。先天性甲减的治疗应当在出生后2个月之内开始，开始越早预后越好。L-T_4替代的起始剂量是 10～15μg/（kg·d），治疗目标是维持TSH小于5mIU/L，TT_4、FT_4在参考值的50%上限水平。我国相关指南注重普遍筛查，特别指出根据国内外研究，只筛查高危妊娠人群会有30%～80%的甲状腺疾病漏诊，相关分析显示普遍筛查整个妊娠人群优于只筛查高危妊娠人群，因此建议在怀孕前和妊娠早期（妊娠8周以前）开展甲状腺疾病筛查，筛查指标选择TSH、FT_4、TPOAb。人类智力发育在母体内至出生后2岁前完成80%，微量元素碘是甲状腺激素合成和神经系统发育必不可少的重要原料之一，妊娠期碘需求量增加1倍左右。孕妇的碘营养水平直接影响着胎儿和婴幼儿的生长发育。尿碘水平检测是评价人体碘营养状况和碘干预效果的可靠指标，由于孕妇尿碘值与新生儿尿碘值无显著性差异，且呈高度正相关，因此孕妇尿碘水平可以较好地反映母体的碘摄入量和胎儿、新生儿的碘营养状况。孕妇及哺乳期妇女的尿碘最佳均值范围为150～300μg/L，如果人群的尿碘均值大于100μg/L，则孕妇及哺乳期妇女应大于150μg/L，其中尿碘小于100μg/L的比率小于50%，小于50μg/L的比率小于20%，则可判定该人群不存在碘缺乏。

二、妊娠期及产后女性碘营养建议

（1）所有孕妇及哺乳期女性每天至少应摄入碘 250μg。

（2）在北美，为保证每天 250μg 碘摄入，对于计划妊娠、妊娠和哺乳期女性建议在膳食中添加 150μg 的碘口服，建议以碘化钾的形式补充，因为主要考虑到其他形式的碘不能提供稳定的碘摄入。

（3）在北美以外的地区，为保证充足碘摄入，计划妊娠、妊娠和哺乳期女性可根据当地的膳食结构和加碘盐的情况进行适当调整。

（4）除了 GD 患者在术前准备时需要摄入药理剂量的碘外，其他情况下孕妇均不应暴露于高剂量碘环境。临床医师在决定给予会使妊娠期甲亢患者暴露于高碘环境中的处方药物或进行某些诊断试验时，一定要权衡利弊。

（5）考虑到过多的碘摄入有导致胎儿甲减的潜在风险，故孕妇每天从饮食和补充的含碘膳食中，摄入的碘总量不应超过 500～1100μg（表 6-1，表 6-2）。

表 6-1　不同人群碘元素推荐摄入量（RNI）

人群	碘（μg/d）
0～5 个月	85（AI）
6～11 个月	115（AI）
1～10 岁	90
11～13 岁	110
14～79 岁	120
＞80	120
孕妇（早中晚期）	230
乳母	240

表 6-2　食物含碘量表

食物类别	食品名称	碘含量（μg/100g）
菌藻类	海带（干）	36 240
	紫菜	43 23
	海带（鲜）	113.9
鱼虾蟹贝	贻贝（淡菜）	346
	海杂鱼（咸）	295.9
	虾皮	264.5
	虾米、虾仁	82.5
	草鱼（白鲩、草包鱼）	6.4
	带鱼（白带鱼、刀鱼）	5.5
畜禽肉类及制品	小香肠（广式）	91.6
	鸡肉	12.4
	牛肉（瘦）	10.4
	羊肉（瘦）	7.7
	猪肉（瘦）	1.7
水果类	橘子	5.3
	菠萝	4.1
	香蕉	2.5

续表

食物类别	食品名称	碘含量（μg/100g）
水果类	橙	0.9
	梨	0.7
干豆类及制品	豆腐干	46.2
	黄豆	9.7
	赤小豆（红小豆）	7.8
	豆腐	7.7
	芸豆	4.8
坚果种子类	松子仁	12.3
	核桃	10.4
	开心果	10.3
	花生米	2.7
乳类及乳制品	消毒牛奶	1.9
	酸奶	0.9
蛋类及制品	鹌鹑蛋	37.6
	鸡蛋	27.2
	松花蛋（鸭蛋）	6.8
	鸭蛋	5
饮料类	可乐	68.4
	杏仁露（露露）	5.3
谷类及谷制品	糯米（紫）	3.8
	小米	3.7
	小麦粉	2.9
	大米	2.3
薯类	马铃薯	1.2
蔬菜类	小白菜	10
	青椒	9.6
	番茄	2.5
	藕	2.4
	洋葱	1.2
	茄子	1.1
	西葫芦	0.4
	黄瓜	0.2

三、十字花科植物可促进甲减发生

萝卜、白菜、油菜、卷心菜、芸香菜、木薯、水薯、大豆、核桃等十字花科植物中，因为含有某些阻抑甲状腺合成的物质，从而可以导致代偿性甲状腺肿。其中，大豆及豆制品能够阻抑肠道对经由胆汁排泄的 T_4 的重吸收，因此容易让过多的甲状腺激素从肠道排出；木薯中含有氰酸糖苷，使用后易生成硫氰酸盐，能够抑制甲状腺摄取碘并阻抑肾小管对碘的重吸收，使尿碘增加，从而导致身体缺碘而造成甲减。

参 考 文 献

程丽梅，杨小静，谷霞，等. 2013. 新生儿 APGAR 评分在碘缺乏病防治中的应用[J]. 预防医学情报杂志，29（7）：575-577.

戴维，江咏梅. 2013. 妊娠期甲状腺功能筛查指标的参考值建立及方法学研究现状[J]. 中华检验医学杂志，36（1）：10-13.

关海霞，李晨阳，李玉姝，等. 2006. 妊娠晚期妇女甲状腺疾病特点及甲状腺自身抗体变化的研究[J]. 中华妇产科杂志，41（8）：529-532.

关海霞. 2013. 产后甲状腺炎的临床认识[J]. 内科理论与实践，8（6）：402-405.

侯维华. 2011. 浅谈妊娠合并甲状腺功能减退症的治疗[J]. 中外健康文摘，8（45）：201-202.

李淑英，杨华，姚小妹. 2013. 妊娠期甲状腺疾病与产科并发症[J]. 中国计划生育杂志，21（6）：423-426.

刘和莉. 2014. 亚临床甲状腺功能异常在妊娠早期妇女中检测的临床意义[J]. 四川医学，2（35）：256-257.

马慧冬，李子艳. 2013. 妊娠合并甲状腺功能减退或亚临床甲状腺功能减退症 52 例临床分析[J]. 世界最新医学信息文摘，13（11）：130-131.

权海侠，王琼，张文，等. 2012. 左旋甲状腺素片治疗妊娠合并甲状腺功能减退 36 例剂量调整[J]. 陕西医学杂志，41（7）：850-851.

沈莺，李梅芳，李连喜. 2011. 美国甲状腺协会 2011 年妊娠期及产后甲状腺疾病诊治指南解读[J]. 世界临床药物，32（10）：634-639.

王秀红，杨英奎，张希宁，等. 1994. 水源性高碘区居民与病情变化规律的研究[J]. 中国地方病防治杂志，13（3）：184-185.

阎玉芹，陈祖培. 1999. 对标准化尿碘测定方法应用过程中几个问题的讨论与建议[J]. 中国地方病学杂志，18（4）：298-300.

杨柯君. 2013. 我国甲状腺病患者人数量或超 2 亿[J]. 上海医药，34（12）：44.

杨月欣，王光亚，潘兴昌. 2009. 中国食物成分表[M]. 2 版. 北京：北京大学医学出版社.

张森，时立新. 2012. 2012 年中国《妊娠和产后甲状腺疾病诊治指南》解读[J]. 中国实用内科杂志，32（10）：761-763.

郑亚琳，黄达. 2013. 林兰教授治疗甲状腺疾病经验介绍[J]. 新中医，45（9）：176.

中华医学会内分泌学分会，中华医学会围产医学分会. 2012. 妊娠和产后甲状腺疾病诊治指南[J]. 中华内分泌代谢杂志，28（2）：354-371.

中华医学会内分泌学分会中国甲状腺疾病诊治指南编写组. 2007. 甲状腺疾病诊治指南—甲状腺功能减退症[J]. 中华内科杂志，46（11）：968.

中华医学会内分泌学分会中国甲状腺疾病诊治指南编写组. 2007. 中国甲状腺疾病诊治指南—甲状腺功能亢进症[J]. 中华内科杂志，46（10）：876-882.

中华医学会内分泌学分会中国甲状腺疾病诊治指南编写组. 2008. 中国甲状腺疾病诊治指南—甲状腺炎[J]. 中华内科杂志，47（9）：785-786.

ATA. 2016. Guideline of the ATA for the diagnosis and management of thyroid diseases during pregnancyard postpartum[J]. Thyroid，57（4）：H62.

Bahn R S，Burch H B，Cooper D S，et al. 2011. Hyperthyroidism and other causes of thyrotoxicosis：management guidelines of the American thyroid association and American association of clinical endocrinologists[J]. Thyroid，21（6）：593-646.

Baloch Z，Carayon P，Conte-Devolx B，et al. 2003. Laboratory medicinepractice guidelines. Laboratory support for the diaghosis and monito ring of thyroid disease[J]. Thyroid，13（1）：3-126.

Flavaia Di Bari. 2017. Autoimmune abnormalities of postpartum thyroid diseases[J]. Frontiers in Endocrinology，（8）：1-8.

Galofré J C，Haber R S，Mitchell A A，et al. 2010. Increased postpartum thyroxine replacement in hashimoto's thyroiditis[J]. Thyroid，20（8）：901-908.

Glinoer D. 1997. The regulation of thyroid function in pregnancy：pathways of endocrine adaptation from physiology to pathology[J]. Endocr Rev，18（3）：404-433.

IdeA. 2014. Differentiation of postpartum graves' thyrotoxicosis from postpartum festructive thyrotoxicosis using antithyrotropin receptor antibodies and thyroid blood flow[J]. Thyroid，24（6）：1027-1032.

IdeA. 2016. Partial prediction of postpartum Graves' thyrotoxicosis by sensitive bioassay for thyroid-stimulating antibody measured in early pregnancy[J]. Endocrine Journal，63（10）：929-932.

Lazarus J H，Bestwick J P，Channon S，et al. 2012. Antenatal thyroid screening and childhood cognitive function[J]. N Engl J Med，366（6）：493-501.

Medici M，Korevaar T I，Visser W E，et al. 2015. Thyroid function in pregnancy：what is normal?[J]. Clin Chem，6（1）：704-713.

Negro R，Mestman J H. 2011. Thyroid disease in pregnancy[J]. Best PractRes Clin Endocrinol Metab，25（6）：927-943.

Ross D S，BurchH B，Cooper D S，et al. 2016. 2016 American thyroid association guidelines for diagnosis and management of hyperthyroidism and other causes of thyrotoxicosis[J]. Thyroid，26（10）：1343-1421.

Ruiz J K，Rossi G V，Vallejos H A，et al. 2003. Fulminant hepatic failure associated with propylthiouracil[J]. Ann Pharmacother，37（2）：224-228.

Sakaihara M，Yamada H，Kato E H，et al. 2000. Postpartum thyroiddysfunction in women with normal thyroid function duringpregnancy[J]. Clin Endocrinol（Oxf），53（4）：487-492.

第七章 甲状腺相关疾病的诊治精要

第一节 甲状腺相关性眼病

一、概述

甲状腺相关性眼病（thyroid-associated ophthalmopathy，TAO），又称作 Graves 眼病（Graves' ophthalmopathy，GO），是最为常见的眶周疾病，是最常见的致盲性成人眼眶疾病之一。临床上 25%～50%的 Graves 病患者在病程中会伴发 GO，多表现为单侧或双侧眼球突出，且在年轻女性甲亢患者中高发，但病情严重者更容易见于男性或 50 岁以上人群。还有少部分患者临床上有明显的 GO 表现而不伴甲状腺功能异常，被称为甲状腺功能正常性 GO。本病发病后有 66%的轻至中度的患者可以自行缓解，20%眼征无变化，14%的患者眼征继续恶化，其中只有 3%～5%的病例发展为极重度并危及视力。治疗方面，主要从预防危险因素、缓解眼部症状及阻断突眼发病机制、控制突眼进展等方面展开。

二、发病机制

TAO 的具体发病机制目前尚未明确，相关研究证实 T 淋巴细胞、B 淋巴细胞、成纤维细胞、各种细胞因子等在疾病进展过程中均起着关键的作用，目前认为本病是多因素共同作用的结果。其主要病理改变是眼眶软组织和眼外肌的炎症反应。早期淋巴细胞和浆细胞在眼外肌结缔组织中浸润，眼外肌肌内膜的成纤维细胞活化后分泌氨基葡聚糖（GAGs）和胶原，GAGs 结合水分后造成组织水肿，成为眼球后组织肿胀的主要原因。在疾病慢性阶段，受累的眼外肌胶原沉积，引起成纤维细胞增殖，纤维增生和脂肪沉积。

（一）基因相关性及信号通路

TAO 发病具有基因易感性，对于不同性别和不同种族的人群来说 TAO 的发病率都存在较大的差别。女性发病率较男性高，欧美人群较亚洲人群发病率高，其发病率也呈现出家族聚集性。目前已被证实与自身免疫状态相关的白细胞介素（IL）-21 及其受体，促甲状腺激素受体（TSHR）内含子 rs2284720 等都与 TAO 相关。TAO 相关基因涉及 Jak-STAT、Toll 样受体、抗原合成与递呈、细胞间黏附分子、细胞增殖分化等信号通路，其中促甲状腺激素受体、白细胞介素类因子是关键致病因素。

（二）环境因素

当病毒感染时，机体能诱导炎症反应引起共刺激因子的异常表达。自身抗原表达有时能引起抗原特异性 T 细胞激活及一系列下游因子变化。感染还能改变宿主自身蛋白表面表达，使免疫细胞失去耐受。对人泡沫病毒、耶尔森菌等病毒的免疫学检查研究表明，它们可能通过 TSH 等激素交叉结合位点等方式影响甲状腺功能，同时与眼外肌和眼眶成纤维细胞反应，产生特异性的组织病理改变。除病毒感染外，甲状腺疾病吸烟患者的突眼发生率要远高于不吸烟患者 7.7 倍（95%CI 4.3～13.7），而在治疗方面不吸烟患者对于局部放射及糖皮质激素治疗的应答则要优于吸烟患者。

三、西医诊治

（一）诊断要点

GO 的诊断主要根据患者的眼部临床表现、影像学表现、甲状腺功能及抗体检测三方面来明确。

1. 眼部临床表现 眼部的临床表现因轻重不同而分为单纯性（良性）突眼和浸润性（恶性）突眼。单纯性（良性）突眼主要表现为突眼（眼球突出度＜18mm）、眼裂增大、上眼睑挛缩、下视眼睑迟落、瞬目减少、辐辏不良，少数患者出现复视及眼睑下垂。浸润性（恶性）突眼除突眼外还伴有眼睛疼痛、流泪、畏光、充血、水肿，甚至角膜溃疡、穿孔、失明等。

2. 影像学改变 眶部 CT 或磁共振成像检查中 GO 的特异性表现为受累眼外肌肌腹肥大，而肌腱附着正常；其他表现包括眼球突出、球后脂肪增生、纤维紊乱、眼外肌肿胀、视神经增粗、眶隔前移等。

3. 甲状腺功能及抗体检测 通过测定患者血清 T_3、T_4、血清促甲状腺激素和 TgAb、甲状腺过氧化物酶抗体及血清促甲状腺激素受体抗体，了解甲状腺功能是否正常，是否存在自身免疫性甲状腺疾病迹象。但也有少数患者这些检查都正常，但也不能排除 GO 的诊断。应注意的是，典型的 GO 诊断并不困难，但对于非典型的眼部表现，尤其是甲状腺功能正常性 GO 和单侧 GO 的诊断应该谨慎，注意与眶周占位性病变相鉴别，此时主要应借助影像学手段鉴别诊断。

4. GO 活动度及严重度评估 较为简单全面的评估方法可参照 EUGOGO 推荐的评估方法，主要包括炎症活动度评分、眼病严重度分级 2 个方面。炎症活动度评分也称临床活动度评分（clinical activity score，CAS），其标准以下 7 项各为 1 分：①自发性球后疼痛；②眼球运动时疼痛；③结膜充血；④结膜水肿；⑤肉阜肿胀；⑥眼睑水肿；⑦眼睑红斑。CAS 积分≥3 分判断为疾病活动，积分越多，活动度越高。

严重度分级标准如下所述。

（1）轻度 GO：多为自限性。患者具备以下 1 种或多种表现，眼睑挛缩小于参考范围上限 2mm 内、轻度软组织损害、眼球突出度小于参考范围上限 3mm 内、无或短暂性复视。

（2）中-重度 GO：患者需要具备以下至少 1 项表现，眼睑挛缩超过参考范围上限 2mm、中或重度软组织损害、眼球突出度超过参考范围上限 3mm 以上，以及持续性复视。

（3）极重度 GO（危及视力 GO）：在中重度 GO 的基础上，合并甲状腺功能异常性视神经病变（dysthyroid optic neuropathy，DON）和（或）伴角膜溃疡、穿孔。

（二）西医治疗

从疾病预防到病情发展，TAO 的治疗涉及一般治疗、药物干预及外科手术或多者结合多个方面，要综合考虑患者的突眼严重程度、甲状腺功能状态及基础疾病等多方面情况。要重视并发症的发生、预防。

1. 预防危险因素　在甲状腺疾病导致的突眼中，有很多危险因素都能增加眼病的严重程度，如年龄、性别、吸烟、T_4、甲状腺结合抑制免疫球蛋白等。在这些危险因素中，吸烟对于突眼严重程度的影响最容易控制。对于未行治疗的 Graves 病患者来说，吸烟能增加患者突眼的严重程度，烟草暴露量在相似条件的患者中与突眼严重程度呈正相关。有研究表明吸烟可以增加眼球脂肪组织及肌肉组织的体积，加重眼神经病变的严重程度。在治疗过程中吸烟可降低患者对免疫抑制剂及放射治疗的敏感性，烟草提取物能明显提高眼球成纤维细胞内的活性氧浓度，刺激脂肪组织的增生。因此，不管在疾病的哪个阶段都应该告诫患者进行主动或被动戒烟。

2. 缓解眼部症状　甲状腺突眼的总体发病率并不高，初始表现大多是眼眶周围变化，在疾病进展过程中，随着眼干、暴露性角膜炎、复视等症状逐渐出现并进行性加重。在这一阶段，缓解患者症状成为重要的治疗目的。润眼液、人工泪液能有效解决患者干眼的症状，球后放射可暂时减轻复视，对于突眼较为严重的患者，外科治疗也是必要的，如提上睑肌后徙术、提上睑肌截除术、Müller 肌后徙术等能有效缓解上睑退缩。眼睑缝合、眶减压术、球后组织切除等外科方法也能较快解决患者的不适。但外科手术只是暂时起到缓解作用，作为创伤性治疗存在风险性，一般在疾病稳定期进行。

3. 抗甲亢治疗　TAO 患者通常合并甲状腺功能异常，甲亢得不到有效控制可能会加重眼部的症状。目前治疗甲亢的方法包括抗甲状腺药物、放射性碘治疗及甲状腺切除手术。抗甲亢治疗不是本节叙述的重点，可参考本书甲亢治疗章节的相关内容。但是值得注意的是，抗甲亢药物难以使伴有严重眼病和高 TBII 水平患者的甲状腺功能亢进获得缓解，建议对伴有严重眼病或高 TBII 水平的患者应采取更加明确有效的方式（如放射性碘治疗或手术治疗）治疗甲亢。

4. 阻断突眼发病机制　甲状腺突眼作为一个自身免疫性疾病，调节免疫功能的治疗处于一个重要的地位。糖皮质激素、免疫抑制剂治疗能有效调节相关免疫活动，有效减少淋巴细胞渗透、纤维母细胞活性、细胞因子的释放及黏多糖的合成与聚积。糖皮质激素治疗可单独使用，也可以结合免疫抑制剂、局部放射、外科手术等方法联合使用。使用方法包括口服、静脉滴注、球后注射等。对于严重的急性突眼或者累及视神经的突眼，可进行大剂量糖皮质激素的冲击治疗。但是需要较长期的逐渐减量，否则病情容易反弹。治疗过程中要注意糖皮质激素长期使用的不良反应，应适当给予质子泵抑制剂、二磷酸盐等对症药物。当连续使用 3～4 个月无明显好转时，可考虑与局部放射或环孢素等联合治疗。放射治疗能有效抑制对射线敏感的眼部淋巴细胞及纤维母细胞的活动，然而它的作用仅在疾病活动期效果较佳。免疫抑制剂常与糖皮质激素联合使用，较为经典的免疫制剂有环孢素，以及尚在疗效观察阶段的依那西普、西罗莫司、利妥昔单抗等药物。

四、中医论治

祖国传统医学将甲亢性突眼称为"目突出眶"、"神目自胀"、"状如鱼胞"等，本病发生多因情志不畅，肝失调达，日久气郁化火，肝火上逆或煎熬津液，炼液成痰，痰火内结，使脏腑功能失调，气血不得疏达，导致痰毒生成，痰毒邪结聚于目周，形成以突眼为主的多种见症。在分期论治方面，多将本病分为两期，即气郁化火证（浸润期）及阴虚阳亢证（非浸润期）；在分证论治方面，多将本病分为肝火亢盛、脾虚湿阻、肝肾阴虚三个证型，同时可兼有痰瘀阻络、脾虚痰毒内阻、肝肾阴虚痰毒内阻三个兼证，治疗上可从清肝明目、健脾补肾、清热解毒、清利湿热等方面着手，进行辨证论治。同时可根据病情采用多种中医外治法，诸如针刺治疗、雷火灸治疗、推拿治疗、中药熏洗等中医传统特色疗法，充分发挥祖国传统医学之优势，从而在甲亢性突眼的中医药治疗方面发挥更佳的疗效。

第二节　甲状腺疾病与骨质疏松症

一、概述

甲状腺疾病是常见的内分泌疾病之一，甲状腺疾病患者异常的甲状腺激素水平导致机体的内分泌代谢紊乱，其中包括骨代谢的异常与紊乱、骨吸收和重建的失衡，通常表现为骨质疏松。研究表明甲状腺激素对骨骼的作用具有十分重要的意义，随着骨代谢诊断技术和 TSH 测定技术的发展，人们能够更好地研究甲状腺激素与骨质代谢之间的内在联系，尤其是甲状腺激素改变对骨质疏松的影响。

骨质疏松症（osteoporosis，OP）是一种常见的全身性代谢性骨病，以单位体积内骨量减少及骨微结构改变为特征，多见于绝经后妇女和老年男性。骨质疏松症发病率往往随着年龄的增长而增加，其严重后果为发生骨质疏松性骨折（脆性骨折），即在受到轻微创伤时或日常活动中即可发生的骨折，以脊柱、髋部和前臂为好发部位。发生骨折会导致骨质疏松症患者的病残率和死亡率明显增加。

骨质疏松症分为原发性和继发性两大类。甲状腺疾病是引起继发性骨质疏松症的重要病因之一。适当水平的甲状腺激素对骨骼的生长发育和重建至关重要，部分甲状腺疾病如甲亢、甲减及 TSH 外源性抑制治疗时，因正常骨代谢受到干扰，导致骨质疏松症和骨折风险增加。

二、发病机制

（一）甲亢与骨质疏松症

甲亢患者骨质疏松症的发生率比较高。过量的甲状腺激素能使成骨细胞与破骨细胞的活性均增强，但由于骨吸收增加的幅度明显大于同时期的骨形成所增加的幅度，最终致使骨量的丢失增加。有研究表明，甲状腺激素可直接刺激成骨细胞，使其分泌碱性磷酸酶，临床上甲亢患者的碱性磷酸酶水平往往是显著升高的，说明骨的转换速率与甲状腺激素水平密切相关。甲亢患者的血清胰岛素样生长因子-1（IGF-1）水平明显上升，骨密度显著下降，这是 IGF-1 对骨合成的作用被抑制的原因。

甲亢时发生骨质疏松症的可能原因主要包括：

（1）甲状腺激素能直接与成骨细胞核受体与膜受体的结合，刺激成骨细胞的增生，并促使骨钙素和胶原的产生增加。

（2）甲状腺组织与细胞中均含有白细胞介素-6 信使核糖核酸，所以甲状腺激素可在细胞因子白细胞介素-6 等的直接参与下促进破骨细胞的形成与分泌；白细胞介素-6 因子还可通过成骨细胞膜上的受体信息传递，引起激酶的级联反应，并最终激活包括白细胞介素-6 在内的多种转录因子，调节多种细胞因子的合成与分泌，最终导致破骨细胞分化因子的表达，诱导破骨细胞分化与成熟；白细胞介素-6 还可与其他骨吸收因子共同作用，促进骨的吸收。

（3）甲亢时患者体内有时可出现高钙血症，可使分泌的甲状旁腺激素水平降低、降钙素水平增高，并抑制肾脏 1-α 羟化酶的活性，诱发骨质疏松。

（4）甲状腺激素增多时可干扰维生素 D 的合成，导致肠道中钙的吸收减少，诱发骨质疏松。

（5）甲亢时患者经常腹泻，可导致机体消耗增加，1，25-二羟维生素 D_3 的生成减少，使钙的吸收减少，出现负钙平衡，病程较长的患者可导致钙盐的丢失显著增加而发生骨质疏松。

（6）甲状腺激素水平增多可促进蛋白质分解代谢增加，引起钙、磷代谢紊乱，导致负钙平衡，出现骨质疏松。甲亢患者中均可伴有不同程度的骨代谢紊乱问题，在中青年甲亢患者中，骨量丢失还可能降低患者正常的骨峰值，增加其发生原发性骨质疏松症的发病概率。

（二）甲减与骨质疏松症

（1）甲状腺激素对成骨细胞、破骨细胞均有一定的调节作用。

甲状腺激素对骨代谢的调节主要可分为直接作用和间接作用。其中直接作用主要表现在甲状腺激素对成骨细胞的刺激方面，甲状腺激素可以通过生长激素/胰岛素样生长因子-1（GH/IGF-1）、成纤维细胞生长因子（FGF）、甲状旁腺激素相关肽（PTHr P）反馈回路等多条信号通路抑制细胞增殖，促进细胞分化，从而促进骨的纵向生长。对于成骨细胞，甲状腺激素通过与其核受体、膜受体结合发挥细胞效应。其中 T_3 通过成纤维细胞生长因子受体-1（FGFR-1）的活化来促进成骨细胞的增殖与分化。

甲状腺激素调节骨代谢主要通过对破骨细胞的间接作用来实现。破骨细胞由骨原细胞在破骨细胞分化因子（ODF）介导下发育成熟。甲状腺细胞产生的 IL-6 与成骨细胞膜上的受体结合，激活 NF-IL-6 等多种转录因子，诱导 ODF 表达。此外，IL-6 不仅能诱导破骨细胞形成，亦能与多种骨吸收因子一起共同促进骨吸收。

研究发现，甲减时反映破骨细胞活性的尿吡啶啉（urinary pyridinoline，U-Pyr）水平较低，甲状腺激素亦可通过细胞因子介导破骨细胞活性。在一定范围内，甲状腺功能亢进时成骨细胞活性随之增加，反之则活性降低，亦反映了甲状腺激素能直接刺激成骨细胞的兴奋性。甲状腺功能减退患者的 TSH 水平越高或 FT_3、FT_4 水平越低，血清骨钙素（bone gla protein，BGP）水平越低。低含量甲状腺激素对成骨细胞、破骨细胞的刺激均减弱，功能性成骨细胞数目减少，使得骨转化整体表现为低转换型。影像学检查则表现为骨密度下降，骨量丢失。

（2）甲状腺功能减退常协同体内低浓度降钙素水平。降钙素（calcitonin，CT）含量下降促使骨代谢速率减慢。一方面，降钙素能抑制肾小管对钙磷的重吸收，减缓骨矿化速率，使得骨量下降；另一方面，降钙素能促进成骨作用，抑制功能性破骨细胞数目及活性而抑制骨吸收。因此，降钙素水平下降，使得全身骨质表现为低转换型骨质疏松症。

（3）甲状腺功能减退常协同体内高浓度泌乳素水平。促甲状腺激素释放激素（thyrotropin releasing hormone，TRH）、催乳素释放因子（prolactin releasing factor，PRF）均由下丘脑分泌，TRH 和 PRF 作用于垂体前叶及后叶，分别分泌促 TSH 和泌乳素（prolactin，PRL）。T_4 水平降低可通过负反馈机制刺激下丘脑，促进 TSH、PRL 的释放，进而引起高浓度泌乳素水平。Wongdee 等的研究发现，PRL 可作用于成骨样细胞，使某些成骨细胞介导的溶骨因子表达上调，导致骨量丢失。一方面，高浓度的 PRL 能抑制成骨细胞中的 PRL 受体，使得成骨细胞活性下降，减缓骨的形成与矿化过程；另一方面，PRL 可以通过负反馈机制，使下丘脑促性腺激素释放激素（gonadotropin releasing hormone，GnRH）的分泌失调，进而导致促性腺激素及性腺激素（雌激素、雄激素）的缺乏。

（4）甲状腺激素的相对或绝对低效应，使得促成骨类激素（如生长激素、性激素等）分泌紊乱，影响骨代谢。甲状腺激素缺乏，对 GF（生长因子）刺激减弱，使得 GF 夜间分泌减少，骨骼发育减慢。此外，胰岛素生长因子-1（IGF-1）缺乏，以及机体对胰岛素生长因子-1（IGF-1）的应答下降，导致骨祖细胞生成减少，骨细胞的分化与增殖障碍。

（5）性腺激素（雄激素、雌激素）与骨质疏松症：雄激素一方面能直接作用于成骨细胞的雄激素受体产生生物学效应；另一方面需经芳香化酶作用转变为雌激素再作用于雌激素受体。雄激素缺乏使调控骨量代谢的细胞因子平衡紊乱，是导致男性骨形成降低和骨量丢失的原因之一。研究表明，前列腺癌患者接受去势治疗后，体内睾酮水平迅速下降，同时睾酮可在芳香化酶作用下，氧化脱去自身的 19-甲基，使 A 环芳香化（反应以后增加了苯环），转变成 C18 雌激素（雌酮和雌二醇）。因此，去势治疗也减少了雌二醇水平，最终出现性功能障碍、激素代谢紊乱、骨质疏松症等一系列临床症状。雌激素可与成骨细胞中雌激素受体结合发挥生物效应。较低的雌激素水平促使成骨细胞分泌 BGP 数量减少，而刺激破骨细胞对 I 型胶原交联氨基末端肽（pyridinoline cross-linked N-telopeptides of type I collagen，NTx）分泌增多，最终导致骨吸收与骨形成动态机制失衡，发展为骨质疏松症。性腺激素水平低下还可通过激活 IL-6 等炎症因子刺激破骨细胞活性，诱导骨吸收。其亦能通过降低 CT 水平，增加骨组织对甲状旁腺激素（parathyroid hormone，PTH）的敏感性等多种途径，协同导致破骨细胞活性增加，增强骨吸收速率，加快骨丢失。

甲状腺激素还可与 PTH 及 1，25-二羟维生素 D_3 等多种因子协同调节机体内钙、磷动态平衡，控制骨骼的吸收与形成。但也有学者在对比患有甲减与甲亢的绝经期前妇女骨代谢及骨密度指标变化的临床研究中发现，甲亢患者骨代谢及骨密度 6 个月后均明显降低，但甲减患者与正常对照组女性相比，骨代谢指标与腰椎及股骨颈部位骨密度没有明显统计学差异。

（三）亚临床甲状腺疾病与骨质疏松

在一项对女性亚临床甲状腺功能异常时促甲状腺激素与骨质疏松关系的研究中，研究者用双能 X 线吸收测量法测定脊柱腰部和股骨颈的骨密度，结果发现亚临床甲状腺功能异常时，无论是功能亢进或减低均可使股骨颈的骨量减少，而对照组甲状腺功能正常者的股骨颈骨量正常。在绝经后妇女中，任何情况导致的促甲状腺激素分泌受到抑制，都会增加髋部及脊柱骨折的风险。

研究结果表明，促甲状腺激素与骨质疏松有直接关系，但其机制目前还不清楚。促甲状腺激素对成骨细胞的成骨作用及破骨细胞的骨重建均有直接的作用。促甲状腺激素主要是通过与成骨细胞及破骨细胞上的促甲状腺激素受体结合而发挥作用。实验发现，减少50%的促甲状腺激素受体会导致大面积的骨质疏松及局灶的骨样硬化。实验还发现，促甲状腺激素受 NF-κB 受体活化因子配体与肿瘤坏死因子的激发，如果减弱 c-Jun N 端激酶与 NF-κB 的信号，可抑制破骨细胞的形成与存活；同时，促甲状腺激素还可通过减量调节 Wnt 信号与血管内皮生长因子信号，来抑制成骨细胞与 I 型胶原在核心结合因子 Runx-2/成骨分化转录因子 Osterix 中的表达。研究表明，促甲状腺激素可作为一个独立因子开关来控制骨的形成及骨的重建，由此推测骨质疏松症可能是血循环中促甲状腺激素作用的结果，而与甲状腺激素水平无关。

（四）甲状腺素替代治疗与骨质疏松症

甲状腺素目前主要用于：①甲减的替代治疗；②甲状腺癌术后；③^{131}I 治疗后的抑制治疗；④甲亢的辅助治疗等。甲状腺素抑制骨质疏松症的作用主要在于促甲状腺激素受抑制的程度。有临床研究表明，年龄>65 岁的老年女性甲状腺疾病患者促甲状腺激素≤0.1mU/L 时髋部骨折的发生率是正常对照组的 3 倍左右，椎骨骨折的发生率可为正常对照组的 4 倍。因此，较低水平的促甲状腺激素可能是导致骨折危险性增加的主要原因。但是，这种应用甲状腺素而导致骨矿物质含量丢失的情况是可控的，关键是应将促甲状腺激素水平控制在一个合理的范围内，并给患者及时补充钙或雌激素。研究发现，如果将促甲状腺激素的水平控制在 0.1～0.5mU/L，骨折的发生率无显著变化。在一项对绝经前后的女性甲状腺疾病患者的研究中，这些患者都因有甲状腺良性结节而应用 L-T$_4$ 干预治疗，控制其促甲状腺激素水平在 0.1～0.7mU/L。

结果显示，甲状腺素对骨密度没有显著的不良影响。因此，可对接受甲状腺素治疗的绝经期前后的女性患者进行骨矿物质含量的评估，尽可能减少患者骨质疏松症与骨折的发生概率。甲状腺素的替代治疗通常是将促甲状腺激素水平维持在 0.5～5.0μU/ml。L-T$_4$ 的剂量对青年与老年患者可分别控制在 1.7μg/（kg·d）和 1.0μg/（kg·d），一般认为对患者的骨矿物质含量没有影响。甲状腺素替代治疗时，骨的转换与促甲状腺激素的水平有一定相关性，促甲状腺素水平较高者，给予甲状腺激素治疗时可能更易发生骨质疏松。因此，原发性甲减患者可采用小剂量甲状腺素替代治疗，这样既可保持促甲状腺激素的水平在正常范围内，又能减少骨质疏松发生的危险性。

甲状腺激素水平及甲状腺疾病与骨质疏松有密切联系，甲状腺激素与促甲状腺激素水平正常与否均对骨代谢有重要影响。女性是甲状腺疾病的多发人群，深入研究甲状腺激素水平和甲状腺疾病对骨代谢的影响对于女性患者尤为重要。今后应进一步深入研究甲状腺相关激素对骨代谢影响的确切机制，揭示甲状腺激素水平异常导致骨质疏松的具体发病机制，为内分泌性骨质疏松的防治提供更加坚实的理论基础。

三、西医诊治

甲状腺疾病引发分骨质疏松症属于继发性骨质疏松范畴，从治疗原则出发，首先要治疗原发病，即积极纠正甲状腺功能；其次为抗骨质疏松治疗并防止骨折发生，注重以患者为中心的个体化疗法，治疗意见多是来源于临床经验。

1. 一般措施　注意进食含钙丰富、低盐和适量蛋白质的膳食，适当进行户外运动，以增加阳光照射，提高机体的协调能力，防止摔跤，避免酗酒和嗜烟，慎用可能影响骨骼健康的有关药物。

2. 药物治疗

（1）钙剂：根据 2013 版《中国居民膳食营养素参考摄入量》建议，成人每日钙推荐摄入量为 800mg（元素钙），50 岁及以上人群每日钙推荐摄入量为 1000～1200mg。钙剂选择需考虑其钙元素含量、安全性、有效性及不同种类钙剂中的元素钙含量，成人推荐维生素 D 摄入量为 400U/d（10μg/d）。尽可能通过饮食摄入充足的钙，饮食中摄入不足时，可给予钙剂补充。特别注意的是，如果患者患有高钙血症，如肿瘤或者甲状旁腺功能亢进症者，则应该禁忌使用钙剂及维生素 D 制剂。如果患者伴有肾结石及高尿钙，则应慎用钙剂及维生素 D 制剂。

（2）维生素 D：维生素 D 推荐剂量成年人 400U/d，老年人为 400～800U/d。目标为维持正常的钙平衡和 1, 25-二羟维生素 D 水平。在肾功能正常情况下，血 PTH 水平恢复至正常水平，表示维生素 D 缺乏状态被纠正。钙摄入可减缓骨的丢失，改善骨矿化。用于治疗骨质疏松症时，应与其他药物联合应用。目前尚无充分的证据表明单纯补钙可替代其他抗骨质疏松症的药物治疗。

（3）双膦酸盐：在继发性骨质疏松症的治疗中应用广泛，可以抑制骨吸收，增加骨密度，在糖皮质激素、男性性腺功能低下引起的骨质疏松症治疗中能够减少骨折发生。除口服双膦酸盐以外，一些依从性差、吸收不良或胃肠道耐受性差的患者可以选用静脉用药（伊班膦酸钠、唑来膦酸）。

（4）甲状旁腺激素：特立帕肽适用于严重的糖皮质激素引起的骨质疏松症（GIOP）、严重男性骨质疏松伴发骨折的患者，能够增加骨密度，减少骨折发生。

（5）锶盐、RANKL 拮抗剂：地诺塞麦、第三代雌激素受体调节剂、组织蛋白酶 K 抑制剂这些药物逐渐应用于继发性骨质疏松症的治疗，尚有待进一步验证。

（6）维生素 K_2（四烯甲萘醌）：维生素 K_2 有助于减少骨量丢失，降低椎骨骨折的发生率，目前维生素 K_2 已在日本、韩国和泰国用于治疗骨质疏松症。

四、中医论治

甲亢属于中医"瘿病"的范畴；骨质疏松症是现代医学病名，中医古籍中无明确记载，根据其临床所表现出的症状，大致与中医文献所记载的"骨痿"、"骨痹"相类似。如《素问·痿论》有载："肾气热，则腰脊不举，骨枯而髓减，发为骨痿。"瘿病日久者耗损五脏精气，导致精血津液亏虚，气血生化之源匮乏，又加重精血津液的不足，经脉肌肉因之失养，不通则痛，不荣则痛，故发为痿证。甲状腺功能减退，中医根据临床表现可分为"瘿病"、"虚劳"。虚劳一般病程较长，气血亏虚，而导致不能滋养全身，故而引发痿证，故可分为瘿病合并痿证及虚劳合并痿证。瘿病合并痿证的辨证论治：肝肾亏虚证予以天王补心丹合济生肾气丸加减；气郁血瘀证予以逍遥散合并补阳还五汤加减；脾肾两虚证予以济生肾气丸合四君子汤加味；虚劳并痿证可辨证论治：气虚证予以四君子汤加减；血虚证予以八珍汤加减；阳虚证予以金匮肾气丸加减。

近年来随着人们对甲亢的深入研究，个体化治疗原则越来越受到关注。对于甲状腺疾病合并骨质疏松症患者来说，应当要遵循中医的辨证论治原则，重视疾病的辨证分型、同病异治，即所谓的个体化治疗。个体化治疗对于患者来说更具有针对性，更能明确诊断，使患者治疗达到最优化。

第三节　甲状腺疾病与周期性麻痹

一、概述

周期性麻痹是甲状腺功能亢进患者比较急性的并发症。周期性麻痹（Hypo PP）也称为周期性瘫痪，是一组以反复发作的骨骼肌弛缓性瘫痪为特征的疾病，肌无力常涉及下肢或四肢，多数患者可自行缓解，严重者可以引发呼吸肌麻痹、恶性心律失常甚至死亡。发作时大多伴有血清钾离子浓度水平的异常改变，根据血清钾离子浓度的变化分为低钾型、正常血钾型和高钾型三种。临床上以低钾型周期性麻痹占绝大多数，正常血钾型和高钾型周期性麻痹少见。

周期性麻痹根据病因分为原发性和继发性两类。原发性系发病机制尚不明了和具有遗传性者，多为家族性周期性麻痹（FPP），少部分为散发病例周期性麻痹（SPP），研究已明确 *CACNA1S* 和 *SCN4A* 两个相关基因。原发性周期性麻痹既可发生于低钾血症，也可发生于正常血钾或高血钾中。继发性则是继发于其他疾病引起的血钾改变而致病者，最常见的病因是甲状腺毒症，其次有胰岛素增多症、醛固酮增多症、肾衰竭等合并引起钾摄入不足或排泄过多的内科性疾病。

甲亢性周期性麻痹（TPP）可发生于各个年龄段，多在 20～40 岁，以男性发病为主，男女比为 20∶1。其特点概括为低血钾，促甲状腺激素水平受抑制和 T_4 含量增加，多见于亚洲国家，尤其在中国及日本，发生率为 1.9%～8.8%，其次是拉丁美洲血统人，其他继发性周期性麻痹无明显流行病学特点。

二、发病机制

周期性麻痹是甲亢最常见的神经肌肉合并症，TPP 目前认为可能与下列因素有关，甲状腺激素合成及释放过多，导致肾素、肾上腺激素、醛固酮等的变化，钾、镁、钙、糖的代谢紊乱和障碍，还可能与多发性 HLA（人类白细胞抗原）有关，说明有遗传易感性，以及与免疫因素及精神因素等密切相关等。

（一）与血糖有关

患者血糖水平增高，以及 T_4 导致的高糖倾向均可刺激胰岛 B 细胞分泌胰岛素，促使钾离子再分布。

（二）与肾素-血管紧张素-醛固酮系统激活有关

甲亢时肾素活性增高，促使醛固酮合成和分泌增加，肾脏排钾增多。甲亢时削弱大脑皮质对皮层下中枢的调节，下丘脑自主神经中枢功能紊乱，醛固酮、胰岛素分泌增加，组织对儿茶酚胺的敏感性增强，加速钾的利用。

（三）与 Na^+-K^+-ATP 酶有关

TPP 早期研究提出 K^+ 由细胞外快速转移至细胞内（主要转移到肌肉细胞），引起膜电位过度极化，兴奋收缩偶联的改变，继而发生肌无力或麻痹。这一现象的出现被认为是与细胞膜 Na^+-K^+-ATP 酶活性的增强相关。高生理剂量的甲状腺激素通过直接和间接的方式促进 K^+ 的细胞内转移。研究表明甲状腺激素能刺激 Na^+-K^+-ATP 酶的合成，对其表达有正调节作用，骨骼肌细胞表达了 Na^+-K^+-ATP 酶基因中的 α1-亚基，α2-亚基，β1-亚基，β2-亚基和 β4-亚基，甲状腺激素反应元件（TREs）存于这些基因的上游部位，甲状腺激素被证实在转录和转录后修饰上增强 Na^+-K^+-ATP 酶活性。同时，甲状腺激素能够上调 β 肾上腺素能受体的数量和灵敏度，从而加强以儿茶酚胺为递质的细胞内 K^+ 的摄取，引起低钾血症。同样，甲状腺功能亢进时自主神经功能紊乱，胰岛素分泌增加，可加速 K^+ 的细胞内转移过程，而高胰岛素血症本身也能增强 Na^+-K^+-ATP 酶的活性，这可部分解释为何有患者在饱餐或高碳水化合物饮食后易诱发周期性麻痹发生。雄激素同样被报道可增强 Na^+-K^+-ATP 酶的活性，然而 TPP 的发生与雄激素水平存在关联的机制仍有待进一步探讨。

（四）TPP 与 HLA

对比于原发性周期性麻痹，TPP 存在明显的种族差异，以亚洲人多见。这一现象与 HLA 的类型可能相关。虽然没有普遍的 HLA 被发现，但仍然有许多来自不同种族群体的报道，研究表明 TPP 患者的 DRw8（日本人群常见）、A2、Bw22、Bw64（中国人群常见）、Aw19、17 及 B5 抗原频率显著增高。

（五）TPP 与离子通道性疾病

2002 年，Dias da Silva 等研究表明 TPP 是与 Na^+、Ca^{2+} 通道突变相关的潜在的离子通道性疾病，发表了 TPP 与 *KCNE3* 基因突变相关的报道，并表明 TPP 患者 Ca^{2+} 通道第 11 外显子 1551 位点 CPT 和 1564 位点 CPT 多态性明显高于对照组。但随后对我国 TPP 患者及单纯甲状腺功能亢进患者进行 K^+ 通道基因检测，结果两组均未检测出 *KCNE3* 的 R83H 点突变，这些结果对甲状腺功能亢进合并周期性麻痹患者 *KCNE3* 的 R83H 点突变提出异议。Kung 等发现 TPP 患者 Ca^{2+} 通道 α1 亚基基因 5′侧翼区第 476 位点 G/A、第 2 个内含子第 57 位点 G/A、第 26 个内含子第 67 位点 A/G 单核苷酸多态性，其 3 个位点都位于 TRE 附近，因此作者认为可能是多态性位点影响 TRE 的结合活性，改变了甲状腺激素对 *Cav1.1* 基因表达的作用，从而导致麻痹的发生。2010 年 Ryan 等在研究中再次证实离子通道基因突变这一说法，他们逐一筛选可疑基因时发现一个之前从未报道过的基因，并命名为：*KCNJ18*（*Kir2.6*）。*Kir2.6* 位于 17 号染色体 P11.1－2，能够编码有功能性内向钾电流通道。*Kir2.6* 与 *Kir2.2* 一样，可以在骨骼肌中表达，其转录受 T_3 调节。Ryan 等的研究报道了与 TPP 相关的 6 个突变位：R399X（Arg399X），Q407X（Gln407X），$T_3$54M（Thr354Met），K366R（Lys366Arg），R205H（Arg205His），I144fs（Ile144fs X7）。这些变异改变了 *Kir2.6* 的特性，可能与增强磷脂酰肌醇磷酸的亲和力有关，在甲状腺功能亢进的条件下，改变肌膜的兴奋性，由此导致麻痹。此次研究表明这些变异在欧洲甲状腺功能亢进导致的周期性麻痹患者中所占比例高达 33%。随后 Cheng 等对 TPP 患者和 SPP 患者基因进行筛选研究，发现 3 个新的 *Kir2.6* 基因突变位点：V168M（TPP 组）、R43C 和 A200P（SPP 组），并证实 *Kir2.6* 突变同时在 *Kir2.1* 上发挥负抑制作用，为治疗提供理论依据。2012 年 Jongjaroenprasert 等对泰国男性 TPP 患者和正常对照进行 TPP 全基因组相关基因研究分析，得出 TPP 与 *KCNJ2* 基因下游 75kb 的基因多态性相关。同年，Cheung 等对 TPP 患者和正常对照进行全基因组相关基因研究分析，明确在我国人群中在靠近 *KCNJ2* 基因的 17q24.3 上存在同 TPP 的相关性较强单核苷酸多态性 rs312691 位点，并提出在甲状腺功能亢进患者中 rs312691 可作为早期识别 TPP 易感个体的筛查位点。

TPP 的表现与甲亢的严重程度可不一致，有时甲亢症状很轻而 TPP 却很重。Graves 病是 TPP 的最常见原因，任何可诱发甲亢的原因，包括给予大量甲状腺激素，对敏感患者均可诱发 TPP 发作。TPP 与 FPP 的鉴别：FPP 患者甲状腺功能正常，外源性甲状腺激素不能诱发或加重麻痹症状；TPP 只有当甲亢时才发作，甲状腺功能恢复正常后 TPP 不发生，甲状腺毒症复发时麻痹可再出现；给予胰岛素或碳水化合物可诱发 FPP 发作而不能诱发 TPP 发作。

甲状腺激素过多是低钾性周期性麻痹的发病基础。及早控制甲亢，避免劳累，对预防周期性麻痹发作具有重要意义，对周期性麻痹患者应常规行甲状腺功能检查。

三、西医诊治

（一）诊断要点

TPP 有典型周期性麻痹发作时的临床表现，表现为不同程度的双下肢或四肢软瘫，发作时伴血钾<3.5mmol/L；甲亢的高代谢症候群，T_3、T_4高于正常；补钾治疗迅速有效，甲亢控制后周期性麻痹多数不再复发；需排除其他疾病如家族性低钾性周期性麻痹、低镁血症、原发性或继发性醛固酮增高症、类醛固酮增高症所致低血钾麻痹症。

（二）西医治疗

1. 一般治疗　饮食护理，甲亢患者的基本饮食是忌碘、高蛋白、高维生素、易消化的饮食，合并低钾麻痹的患者还要避免饱食，睡前不宜进餐。避免高糖膳食，多食含钾丰富的食物，如橘子、牛奶。禁饮咖啡、茶等兴奋性饮料。避免过度劳累。发生软瘫时，要注意保暖，帮助患者做好生活护理，用鼓励性语言增强患者战胜疾病的信心。

2. 心电监护及血钾浓度的测定　低钾发作时，心电图可有低血钾的改变，部分患者可出现心律失常，如补钾过多则可引起高血钾，而致心律紊乱或心搏骤停。因此，要密切观察患者的脉搏、心率、心律的变化和肌张力的改变，持续心电监护，同时加强血钾浓度的监测，抽血标本时，忌从静脉滴注侧肢体抽血，同时注意勿发生溶血，以免影响化验结果。

3. 药物治疗　治疗关键在于及时纠正低钾和控制甲亢。对轻、中型无呕吐者尽量采用口服氯化钾治疗，对重症TTP者或不能口服补钾者，需静脉补钾。口服氯化钾，首次顿服4～6g，以后每次2g，每日3～4次，待症状缓解和血钾恢复正常，改用维持剂量并逐渐停服氯化钾。低镁者补充硫酸镁。麻痹频繁发作病例，可给予螺内酯75～100mg，氨苯喋啶50～100mg并用，能防止发作。控制甲亢可予抗甲状腺药物、同位素治疗和手术治疗。对于GD患者，有频繁周期性麻痹发作，行手术治疗为宜。治疗甲亢则用抗甲状腺药物，以他巴唑为主，个别用丙硫氧嘧啶。他巴唑每次用10mg，每日3～4次，症状控制后逐渐减为维持剂量。甲亢症状控制，甲亢免疫功能正常，则口服维持剂量0.5～1年。重症肌无力应用胆碱酯酶抑制剂、肾上腺皮质激素中剂量冲击、小剂量维持疗法，同时补充氯化钾。

四、中医论治

甲亢，属中医"瘿病"的范畴；周围性麻痹，属中医"痿证"的范畴。脾虚则酿生本病，其病变部位主要在肝脾肾，筋脉肌肉。脾主肌肉，肝主筋，肾主水，肝郁则气滞，脾伤则气结痰湿，痰气交阻而生瘿病，瘿病日久者耗损五脏精气，导致精血津液亏虚，气血生化之源匮乏，又加重精血津液的不足，经脉肌肉因之失养，不通则痛，不荣则痛，故发为痿证。故其辨证论治：气阴两虚证予以生脉散加味；气郁血瘀证予以逍遥散合补阳还五汤加减；脾肾两虚证予以济生肾气丸合四君子汤加味。

中医对甲亢与周围性麻痹的病因、病机认识透彻，分型明确，遣方用药，方法多样，疗效确切。尤其在改善临床症状、调节人体免疫力等方面有独特的优势，且毒副作用小，复发率低。

第四节　甲状腺疾病与心血管疾病

一、概述

早在数十年前，心血管内科医师就发现甲状腺功能与心血管疾病的发生和发展息息相关，其中最典型的例子就是甲状腺功能亢进引起的窦性心动过速和心房颤动等快速型心律失常。近年来的研究显示，甲状腺功能减低的减低程度与心血管疾病急重症的严重程度和患者预后密切相关。虽然临床医生很早就关注到甲状腺疾病影响心血管疾病的发展和转归，但是随着临床分科越来越细，目前仍然较少有研究者或临床医师对甲状腺疾病与心血管疾病的联系进行深入研究，各个专科对此状况的建议和指南仍很少，导致临床医生对此类患者的处理相对棘手。在本节，我们将对甲状腺疾病与心血管疾病之间的发病机制、西医诊断及治疗、中医认识及诊治做具体的论述。

二、发病机制

（一）甲状腺激素对心血管的生理调控作用

甲状腺激素对心脏有正性肌力作用和正性频率作用，故而能使心脏排血量增加。甲状腺激素还能使血管扩张，降低血流阻力，增加血流量。甲状腺激素可使收缩压升高，舒张压降低，脉压加大。甲状腺激素对心血管系统的作用主要是通过基因组途径和非基因组途径来实现的。

1. 甲状腺激素对心脏作用的部分基因组途径　T_3 是对心肌细胞起生物学效应的甲状腺激素的分子形式。T_3 进入心肌细胞后，到达细胞核并与甲状腺激素核受体 TRs 结合，再通过甲状腺激素反应元件（thyroid-receptor element，TRE）发挥对多种靶基因表达的调控作用，使得维持心肌细胞正常功能的相关蛋白得以正确表达，实现甲状腺激素对心脏的生理作用。以上通路我们称之为 T_3-TRs-TRE-靶基因通路。对于正性 TRE，没有结合 T_3 的 TRs 对靶基因的转录有抑制作用。当 T_3 作为激活性配体与 TRs 结合后，TRs 的构象发生变化，其对靶基因的转录抑制作用随之解除，通过对染色质的结构调整等作用促进靶基因的转录。对于负性 TRE，T_3 直接移植靶基因转录，在没有 T_3 存在时，共阻遏因子却具有转录激活的作用，这其中的分子机制目前尚不清楚。除此之外，部分受到 T_3 直接调节的基因与心肌细胞膜除极化、肌肉收缩、钙离子处理和肾上腺信号传导通络相关。T_3 的调节作用同样包括转录激活和转录抑制作用。

甲状腺激素的正性肌力作用主要是通过对心肌肌球蛋白重链（MHC）和肌浆膜上的 Ca^{2+}-ATP 酶（SERCA2a）的表达实现的。同时这个过程也是甲状腺激素引起心肌重塑的重要机制之一。甲状腺激素对心脏的正性频率作用可能与其促进心肌某些离子通道及 B1 受体表达有关。比如上调 Na^+-K^+-ATP 酶基因、B1 受体基因、K^+ 通道基因等基因的表达等。

2. 甲状腺激素对心脏作用的非基因组途径　甲状腺激素也可以通过非基因组途径发挥作用。与基因组机制相比，非基因组途径需要的时间较短，其作用与包括环磷腺苷（cAMP）、磷脂酰肌醇和蛋白激酶在内的细胞信号转导通路有关，涉及细胞呼吸、细胞代谢、细胞形态学、血管紧张度和离子动态平衡等。

3. 甲状腺激素对血管作用的机制　目前，有部分研究表明了甲状腺激素对血管功能的影响。甲状腺激素影响血管紧张度的可能机制包括甲状腺激素与核受体 TRs 结合，正向调控 B1 受体，能舒张冠脉血管，改善心脏的血液供应；甲状腺激素可抑制肌球蛋白轻链，与血管张力增加有关。此外，甲状腺激素水平升高可促进内皮生成一氧化氮，也影响血管的舒张功能。还有一些神经内分泌因素参与甲状腺激素对血管紧张度的调节。如通过 RAAS 系统、通过旁分泌/自分泌内皮缩血管肽 1（ET-1）等。

除了影响血管紧张度外，甲状腺激素在血管重塑过程中扮演了重要的角色。一方面对血管生成有直接刺激作用，这与甲状腺引起血流增快、血管拉伸度增加，血管舒张期延长有关；另外一方面，甲状腺激素促进血管生成作用的分子机制包括其促进成纤维细胞生长因子 mRNA 及蛋白水平明显提高；激活丝裂原激活的蛋白激酶（MAPK），产生血管生成效应等。

4. 甲状腺功能异常与缺血性心脏病 甲状腺激素能够提高心肌对缺血应激抵抗力。在心肌梗死后左室重构中出现了甲状腺激素-甲状腺受体轴的时间依赖性变化，这种变化或许与急性心肌梗死后出现的心脏功能障碍的进展有关。急性心肌梗死的早期或者后期给予甲状腺激素治疗可以预防和逆转左室重构。甲状腺激素通过它经典的功效即调节收缩类蛋白的表达和其他的与心脏收缩相关的特色信号通路等途径来改善心脏的收缩功能。更重要的是甲状腺激素能够通过优化心脏的集合形状来改善血流动力学。甲状腺激素在心肌细胞可塑性和心肌细胞对缺血刺激的反应等方面的效用使其可被考虑应用于缺血性心脏病的治疗，有研究表明，甲状腺激素作为强心药具有抗细胞凋亡的特性可以考虑用作改善缺血-再灌注损伤引起的血流动力学改变。近年来，甲状腺激素的抗细胞凋亡作用和它具备的改变心脏几何形状的潜能使其被考虑作为改善缺血-再灌注和缺血后左室重构的血流动力学治疗的新方向。

（二）甲状腺功能异常对心血管系统功能组织学的影响

1. 甲状腺功能减退对心脏功能的影响 甲状腺功能减退时心肌重量减少，肌节延长使得心脏腔径增大，导致收缩功能减低，同时导致心肌微小动脉数量减少，使心脏血流量减少，从而促使心力衰竭的发生。亚临床甲减和甲减的上述心脏功能变化，在经过甲状腺激素替代治疗后均可得到改善。亚临床甲减到甲减所导致的心脏及血管变化呈连续性。

2. 甲状腺功能亢进对心脏功能的影响 甲状腺功能亢进时通常会出现可逆性的左心室功能异常，甲状腺功能亢进患者心排血量不能随体力活动而相应增加。甲亢患者在静息状态时左心室射血分数、每搏输出量和心脏指标明显增加，但是在运动时却无明显增加。这可能是因为甲亢患者静息状态时心脏的代偿机制已经完全激活导致，比如甲亢时心率增快、心肌收缩力增加、前负荷增加、后负荷降低等。而长期的甲亢可导致心肌肥厚，左心室重量增加，导致心室充盈和收缩功能受损。甲亢时心脏血管的上述变化可能与 T_3 受体和 B 受体活性等有关。

3. 甲状腺功能减退对血管的影响 甲状腺功能减退与早期动脉粥样硬化和冠状动脉疾病有关。亚临床甲减和甲减可能通过增加外周血管阻力和动脉僵硬度，通过改变内皮功能损害血管功能，从而增加动脉粥样硬化和心脑血管疾病的风险。Razai 和 Nagasaki 的研究显示，亚临床甲减患者的动脉僵硬度增加，表现为臂-踝脉搏波速度和踝肱指数明显增加。

4. 甲状腺功能异常对血流动力学的影响

（1）甲状腺功能减退对血流动力学的影响：甲状腺功能减退对血流动力学的影响表现为收缩压降低、心排血量减少、心脏指数降低、脉压变小、每搏心排血量减少、血管容量降低、左心室收缩功能降低。其中由于甲减导致的黏液性水肿与舒张压升高有关。导致上述改变的机制除了甲状腺激素对心肌细胞的直接作用外，还有降低外周组织耗氧量和改变血流动力学参数的间接作用。另外还可能与交感肾上腺激素系统敏感性降低有关。同时甲状腺功能减退能减低冠状动脉的血流储备，导致或加重心肌供血不足，增加缺血性心肌病的风险。

（2）甲状腺功能亢进对血流动力学的影响：甲状腺激素过量所导致的血流动力学改变是由于甲状腺激素对心脏和血管的直接作用所致，包括心率、血容量、左心室每搏输出量、射血分数和心排血量的增加。快速利用氧气、代谢末期产物增加及甲状腺激素引起的动脉平滑肌细胞松弛导致外周血管扩张。血管扩张导致外周血管阻力显著降低在甲状腺功能亢进的血流动力学变化中起到重要作用。甲亢使外周血管阻力下降50%，从而又会导致心率增加。

（三）甲状腺功能异常与心血管疾病的发病风险

1. 甲状腺功能减退与心血管疾病　甲状腺功能减退时可以出现一系列的临床症状，未经及时治疗的甲减可以导致心血管损害，甚至出现大量的心包积液、心力衰竭。有多项研究表明，甲减患者可以表现出明显的循环系统功能异常，血胆固醇增高。舒张性高血压，存在更大的血管粥样硬化风险，在应用L-T₄替代治疗后能够得到明显缓解。

（1）甲减与脂质代谢：甲状腺功能减退导致的脂质代谢紊乱主要表现为胆固醇和低密度脂蛋白胆固醇、三酰甘油升高，而高密度脂蛋白胆固醇水平有所下降。TSH是判断甲减严重程度的重要指标，当TSH小于10mU/L时，并没有发现TSH与血脂代谢异常的相关性，但是当TSH超过10mU/L时就能明显观察到显著的血脂代谢改变。同样，对于甲状腺功能减退患者，TC达到240mg/L以上的患者应用L-T₄治疗后TC及LDL出现明显下降；但TC未达到240mg/L时，患者在经过L-T₄治疗后TC、LDL并未出现显著改变。

（2）甲减与动脉硬化：高血压是多种心血管疾病的始动因素，血压增高、血管内膜损伤，促进冠状动脉粥样硬化的形成，甲减可以导致血压的明显升高。此外，甲状腺功能减低可以通过对血清标志物的干预，从而促进动脉粥样硬化的形成。比如C反应蛋白（CRP）、同型半胱氨酸等。

（3）亚临床甲减与冠心病：近年来越来越多的研究显示，甲状腺功能低下是冠心病的独立危险因素。国内外已经有多篇报道都提示亚临床甲减可促进冠心病的发生和发展。而亚临床甲减与冠心病的这层关系与患者年龄、TSH升高程度密切相关。有研究显示，60岁之前，甲状腺功能减退对冠心病的作用较明显；60岁之后，其影响则明显弱化。当TSH大于10mU/L时，患者患冠心病相关风险明显增加；小于10mU/L时则患冠心病的风险较小。同时，甲减病程增长，其冠心病的风险则也会增加。

2. 甲状腺功能亢进与心血管疾病　甲亢时心血管的表现为心率增快、心肌收缩力增加、心排血量增加、收缩期高血压、外周阻力降低、脉压增加、心脏节律障碍，容易发生室上性或室性心律失常。同时甲亢使原有心绞痛的患者可因心肌的需氧量增加和冠状动脉痉挛而症状加重,导致血流动力学的改变和心血管事件的增加。

（1）甲状腺功能亢进与心房颤动：心房颤动在普通人群中的发病率约 2.3%,但有 10%～15% 的甲亢患者会出现心房颤动,其发病率随年龄递增,其峰值位于大于 70 岁的年龄段。超过 50 岁、病情长、病情控制差合并器质性心脏病的患者,尤其高发。另外有研究显示,调整 TSH 在正常范围内,单纯的 FT_4 水平升高也与心房颤动的发生独立相关,并呈现剂量依赖性相关。

（2）甲状腺毒症性心脏病：甲状腺毒症对心脏有三个作用：①增强心脏 B 受体对儿茶酚胺的敏感性；②直接作用于心肌收缩蛋白,增加心肌的正性肌力作用；③继发于甲状腺激素的外周血管扩张,阻力下降,心脏输出量代偿性增加。上述作用导致心动过速、心脏排出量增加、心房颤动和心力衰竭。此类心力衰竭主要是由心脏高排出量后的失代偿或泵衰竭导致。

（3）甲状腺功能亢进与肺血管：甲状腺激素对全身血管阻力的影响同样适用于肺循环中,肺动脉高压和房室瓣反流在甲亢患者中异常高发。原发性肺动脉高压也是病因不明的进展性疾病,有研究显示,大于 22% 的原发性肺动脉高压患者合并甲亢。相对而言,甲状腺功能亢进对肺血管的影响较轻微,虽然较甲状腺功能正常者有差异,但临床更加关注的是这种差异是否产生了严重的临床损害和后果。

（4）甲状腺功能亢进与心力衰竭：甲亢患者可以出现心力衰竭,称之为高心脏排出量型心力衰竭,慢性甲亢患者常因窦性心动过速和心房颤动等快速型心律失常导致心室率相关的心功能不全。主要可以分为两大类,一类为心动过速和心脏排出量增加导致的心力衰竭,主要发生在年轻甲亢患者中,此类主要由于心脏高排量失代偿所致；另外一类是诱发和加重既有或潜在的缺血性心脏病发生的心力衰竭,多发生于老年患者,由泵衰竭导致。心肌缺血和高血压都促进心力衰竭的进展。

3. 甲状腺功能异常与心律失常 目前研究表明甲状腺激素通过直接和间接作用参与调节心脏对心律失常的易感性。直接作用包括在染色体水平和非染色水平调节靶蛋白,而间接作用包括靶蛋白的活化或移植,后者影响参与致心律失常作用的蛋白。这些重要的靶蛋白包括细胞膜离子通道、细胞间交流通道和钙转运系统。甲状腺激素是通过诱导细胞内信号通道的活化来调节靶蛋白。因此,甲状腺激素本身具有抗心律失常的作用,同时也具有致心律失常的作用。

（1）甲状腺功能亢进与心律失常：甲亢引起的心律失常主要包括两个类型,一为快速型心律失常,二为缓慢型心律失常。快速型心律失常主要包括窦性心动过速、室上性心动过速、心房扑动、心房颤动,其中室性心律失常少见。甲亢引起的缓慢型心律失常少见,合并一度房室传导阻滞者占 2%～30%,而发生二、三度房室传导阻滞者相对更加少见,有文献报道甲亢伴有严重的传导阻滞的患者发生阿-斯综合征的可能性较高,因此要引起临床医师的警惕。甲亢引起的心律失常的机制与以下几个因素有关。

1）长期大量的甲状腺激素对心脏的直接作用,可产生细胞毒性作用,导致心肌呈小灶性坏死,纤维化、间质水肿,结缔组织轻度增生伴有淋巴细胞浸润；心肌细胞体积显著增加,心肌缺血缺氧加重,心功能减退。

2）甲状腺激素可直接兴奋腺苷酸环化酶,造成环磷酸腺苷增多,损害心肌细胞膜,使其通透性增大，细胞内钾丢失。

3）甲状腺激素使细胞内线粒体释放 Ca^{2+}，造成细胞内钙增多，进而使得心肌细胞不应期缩短，兴奋及自律性增高。

4）甲状腺激素可以作用于交感神经系统，通过儿茶酚胺间接作用于心脏，增加心脏对儿茶酚胺的敏感性，使心肌的自律性增强。其中心房肌较心室肌的肾上腺能受体密度更高，心房对 T_4 的作用更加敏感。从而可以解释甲亢容易出现室上性心律失常的原因。

（2）甲状腺功能减退与心律失常：甲状腺功能减退引起的心律失常主要包括窦性心动过缓、QT 间期延、T 波地平或倒置、QRS 波低电压。其原因可能是甲状腺激素缺乏的直接作用，也可能是甲减引起心包积液的心电图表现。患者常常出现不完全性或完全性右束支传导阻滞，房性起搏点的功能正常，房性异搏少见。但是可以发生室性心律失常，包括室性期前收缩，偶尔可发生室性心动过速，尖端扭转型室性心动过速。尽管甲减患者可出现 QT 间期延长，但临床患者出现室性心律失常和猝死的情况不常见，心室颤动的发生率也不高。甲减患者的 QT 间期延长反映了电重塑导致的室性动作点位的延长，而后者可能反映了电压门控钾通道的减少。

三、西医诊治

对于与甲状腺功能异常相关的心血管疾病的治疗，目前还没有统一的指南和标准。通过上述对甲状腺功能异常与心血管疾病的相关性的论述总结，目前有较深入研究的此类心血管疾病主要包括高血压、冠心病、心律失常、缺血性心脏病和心力衰竭几个方面。其中高血压、冠心病的发病及进展目前只是证明了其与甲状腺功能异常有相关性，甲状腺功能异常目前还没有证据证明其可以作为高血压、冠心病的始动原因，因此在治疗上，高血压、冠心病的西医治疗仍按高血压的指南处理，但同时要兼顾甲状腺功能异常的及时纠正，一方面可以提高降压的疗效，尤其针对甲状腺功能异常引起的难治型高血压，另一方面，可以降低甲状腺功能异常和心血管疾病的风险且减少其并发症。在缺血性心肌病中甲状腺功能的纠正尽管还没有被列入相关指南中，但是在临床中已经引起重视。尤其对于伴有甲减的缺血性心脏病患者，甲状腺激素可以明显降低再灌注的心肌损伤，增加心肌对缺血缺氧的适应能力，可以明显改善心室重构，改善心功能，还可以调整心肌的结构，提高心肌的可塑性，对缺血性心脏病起到多方面的保护作用。

对于甲状腺功能异常引起的心律失常，我们可以分类而论。

1. 甲亢引起的心律失常的治疗 甲亢引起的快速型心律失常最常见的就是心房颤动，此类心房颤动治疗应该主要是先恢复甲状腺功能，仅在甲状腺功能恢复后考虑电转复或药物转复。此类心房颤动应用洋地黄效果较差，盲目增大剂量容易出现洋地黄中毒。个别心房颤动者予以 β 受体阻断药物可发生传导阻滞，从而增加其发生阿-斯综合征的风险。对于甲亢心房颤动的复律问题，一般在甲状腺功能恢复后会自行转复为窦性心律。对于甲亢患者出现心房颤动的抗凝治疗，目前仍有争论。

甲亢导致的房室传导阻滞，即使传导阻滞程度轻，也应该慎重应用心脏抑制药物。病理性窦性心律基础上发生心房颤动者不建议应用洋地黄、普萘洛尔等药物。心动过缓或血流动力学障碍者应给予阿托品、异丙肾上腺素等药物提高心律、改善传导。

2. 甲减引起的心律失常的治疗 临床工作中，在纠正慢性或急性甲减状态，以及在治疗黏液性水肿相关的心源性休克的过程中，应用甲状腺激素均是有益的。与实验室中的研究结果相类似，临床数据显示甲状腺激素的心脏保护和抗心律失常作用依赖于剂量调整，且因人而异。因其治疗窗相对较窄，因此在替代治疗过程中需要检测甲状腺功能。与甲减相关的心律失常，经甲状腺激素替代治疗后可恢复正常。

心力衰竭是各种心血管疾病的终末阶段。甲状腺功能亢进和甲状腺功能减退与大部分的心血管疾病都有关联。这些心血管病的最终结局都可能是心力衰竭。对于心力衰竭合并有甲状腺功能异常的患者，在对抗神经内分泌激活及心室重构治疗，如血管紧张素转化酶抑制剂、β 受体阻滞药及传统的利尿药、地高辛治疗的基础上，都要积极纠正甲状腺功能。因为甲状腺激素水平与心力衰竭的预后相关，尤其对顽固性、难治性心力衰竭可能有较好的疗效。

3. 甲状腺激素替代治疗在心血管疾病中的应用 中国医学科学院阜外医院研究小组既往的动物实验显示，补充甲状腺激素可以使得心力衰竭动物获益，包括阻止心肌细胞的损伤凋亡、逆转左心室重塑、改善冠脉血流等。甲状腺激素减慢心力衰竭进展的机制可能是：

（1）降低血管阻力，从而改善血流动力学。

（2）心脏疾病患者多有冠状动脉循环受损，而补充 T_4 可以改善冠状动脉微循环，提高冠状动脉供血。

（3）甲状腺激素可以改变心肌的基因表达，影响功能蛋白的产生和心肌的代谢，逆转心肌重塑。

既往的甲状腺激素治疗的研究多集中在心力衰竭方面，但目前已经扩展至冠心病、急性心肌梗死、血脂异常、外科手术恢复、高血压、肺动脉高压等诸多方面。

甲状腺激素替代治疗可以选择多种制剂，常用的有人工合成 T_3、T_4、甲状腺模拟剂，以及甲状腺激素受体激动剂或模拟剂。T_4 治疗在理论上更加符合人体生理规律。早期的临床研究中，多采用 T_4 替代治疗。但随着研究的进展，人们发现，心脏疾病中常合并的是低 T_3 综合征，其是由于疾病状态下，T_4 向 T_3 转化功能受损或者被调节抑制所致。补充 T_3 治疗，能够绕过 T_4 向 T_3 转化这一环节，直接提供具有生理活性的甲状腺激素，能更好地发挥作用。

非心力衰竭的心脏病患者的甲状腺激素替代治疗，经过多个临床实验研究，已经被证实，可以让急性心脏病、冠脉手术患者、先天性心脏病手术患者等获益。可以明显改善术后心房颤动的发生率，改善患者血流动力学，增加心排量，降低外周阻力，可以降低肌钙蛋白 I 的释放等。

应用甲状腺激素治疗心力衰竭是甲状腺激素替代治疗的热点。甲状腺功能减退虽然只是引起心力衰竭的众多因素之一，但是补充甲状腺激素对改善心力衰竭患者的心功能有着确切的作用。研究者发现，补充甲状腺激素可以改善患者心功能、血流动力学，提高运动耐力，并且显示出对神经内分泌系统的激活作用，可降低去甲肾上腺素和醛固酮。

现有的治疗方案主要有三种：一是人工合成的甲状腺激素 T_4 和 T_3，两者具有自身甲状腺素的全部作用，对人体产生全身性的影响。二是具有心血管选择性的甲状腺素模拟剂，能够特异性地作用于心血管系统，避免了甲状腺素对其他组织器官的作用。三是甲状腺激素受体拮抗剂。临床应用中，既要保证有效改善患者心脏功能，又要同时考虑到药物对患者全身状态的影响。甲状腺激素替代治疗中选择何种合成激素或模拟剂，以及剂量多少，尚无定论，还需要大规模、多中心的研究，以确认合理的用药方案。

四、中医论治

甲亢属于中医"瘿病"的范畴，其主要病因包括情志内伤、饮食水土失宜，也与体制因素有密切关系。其基本病机是气滞、痰凝、血瘀壅结。甲减可归属于中医"虚劳"的范畴，虚劳又称虚损，是以脏腑亏损，气血阴阳虚衰，久虚不复成劳为主要病机，以五脏虚证为表现。治疗重在补脾肾、扶正驱邪、祛瘀生新等。

甲状腺疾病合并心血管疾病，在中医临床病因病机分析和辨证施治时还需要分别论之，不可笼统概括。甲状腺亢进合并心血管疾病，其病因多与体质、情志、饮食相关，临床辨证主要以辨虚实为核心，虚证主要以气虚、阴虚为主，实证则多以痰瘀相兼、痰火相兼为主，另外，病情末期又以虚实夹杂为多见，如阳虚水泛，而全身水肿，其病位主要在心肝肾。对于甲减，其主要病因则是饮食不节、情志不畅、先天禀赋不足、久病和误治，临床辨证主要在于辨五脏气虚阴阳亏虚及兼夹病症，兼夹证又多以痰、瘀、水饮为多见，根据不同疾病发展时期，其兼夹之证也不尽相同。在治疗上多以复方为主，当要重视其兼夹之证，灵活加减。甲状腺疾病合并心血管疾病的中医辨证论治古籍无相关论述，但临床辨证当灵活应用掌握，急则治其标，缓则治其本。

第五节 甲状腺疾病与糖尿病

一、概述

甲状腺是人体内分泌系统的重要器官。甲状腺激素可作用于胰岛素的代谢，并对其有双重影响，既可以加速胰岛素的分解，又能降低机体对胰岛素的敏感性，致血糖升高。

糖尿病（DM）是一种以慢性高血糖为特征的终身性内分泌代谢性疾病，由于胰岛素绝对或相对不足及靶细胞对胰岛素敏感性降低，引起糖、脂肪、蛋白质代谢紊乱，继发电解质紊乱。

甲状腺疾病和糖尿病是内分泌代谢系统中最常见的两大类疾病，两者密切相关，都与家族遗传、自身免疫系统障碍及环境因素等有关，可合并存在，研究表明，甲状腺疾病和糖尿病存在共同的病因基础，都是在遗传缺陷或易感性的基础上，免疫平衡破坏而发生的免疫重叠现象。甲状腺疾病和糖尿病可同时或先后起病，且相互影响，有时症状叠加。甲亢时，由于超生理量甲状腺激素的刺激，使胰岛素功能减低，同时使肝糖原分解加快，同时加快胰岛素降解，导致对胰岛素的需要量相对增加，诱发或加重糖尿病，促进某些并发症的发展。1864 年，Dumonptller 首先报道了甲状腺功能亢进合并糖耐量减低。近年来文献报道的甲亢病例中，葡萄糖耐量异常或糖尿病的发生率为 1.7%～65%，并且甲亢患者亲属糖尿病的发生率也较高。而甲状腺激素分泌不足致甲减时，胰岛素的分泌和降解均减少，机体对胰岛素的需要量减少而敏感性增强,因而可使糖尿病症状减轻。故一旦明确诊断应两者兼顾,治疗中需注意血糖的控制及甲状腺功能的改善,如在 2 型糖尿病患者中应常规筛查甲状腺功能,对于已有甲状腺功能异常的糖尿病患者,应重视形态学的筛查及定期随访。

二、发病机制

(一)甲亢与糖尿病

甲亢与糖尿病之间的关系较复杂,目前尚无一致的看法。可能与下列因素有关。

(1)甲亢时可能由于交感神经活性增强,并且增加了肝脏对胰升糖素的反应性等引起肝脏葡萄糖产生增加,加之肝脏及肝外组织对葡萄糖的利用增加,使糖原分解及异生加速。

(2)肠道中己糖激酶和磷酸激酶活性增加,肠道葡萄糖吸收加速,导致血糖升高。

(3)甲亢时甲状腺激素升高,胰岛素降解加快,从而使胰岛素需求增加,导致胰岛 B 细胞负荷过重且存在严重缺陷,既不能增加胰岛素分泌以抑制餐后高血糖,又使空腹及餐后胰岛素原分泌增加,有可能加重或诱发糖尿病。

(4)甲状腺激素作用于肾上腺能 β 受体,通过第二信使 cAMP 介导,增加儿茶酚胺的活性,后者抑制胰岛素的释放,刺激胰高血糖素分泌增加,导致血糖升高。

(5)遗传缺陷及免疫紊乱。甲亢及糖尿病均有一定的遗传倾向。同卵双胞胎发病率较异卵双胞胎为高。甲亢伴糖尿病患者甲状腺抗体阳性率明显高于非糖尿病者。1 型糖尿病、Graves 甲亢及 Adissions 病以 HLA-8 多见。甲亢与 1 型糖尿病的发病机制均与自身免疫有关。

(6)有研究表明部分甲亢患者胰腺腺体易萎缩,具体机制不详。

(二)甲减与糖尿病

目前对甲减患者糖代谢异常的机制尚不清楚,但临床甲减及亚临床甲减被公认为存在胰岛素抵抗,葡萄糖的利用减少。甲减时由于甲状腺激素缺乏,机体基础代谢率降低,对胰岛素的降解减慢,肠道吸收葡萄糖减少,肝糖原输出、糖异生及外周组织对葡萄糖的利用均减少。国外研究显示母体甲状腺激素水平下降可造成胚胎期胰岛 B 细胞发育不良,导致胎儿出生后胰岛分泌功能减弱及糖代谢紊乱,提示孕期甲减可增加其子代糖尿病的发病风险,而胚胎期胰岛 B 细胞发育不良则是关键因素。经补充甲状腺激素的甲减合并糖尿病患者,其低血糖发生率明显下降。

(三)亚临床甲状腺疾病与糖尿病

亚临床甲状腺疾病是指一般不伴有临床症状及体征,甲状腺功能检查仅为 TSH 水平降低或者升高,游离 T_3、T_4 正常。研究认为亚临床甲状腺功能异常时无论 TSH 水平高或低,都可能通过影响胆固醇的代谢和凝血功能,导致血脂紊乱、高血凝状态、血流动力学异常及内皮功能损伤,从而促进动脉粥样硬化进展,增加糖尿病患者冠心病发病率。

研究证实亚临床甲减高 TSH 水平是糖尿病足的重要危险因素，一方面可能由于血脂紊乱，促进下肢血管动脉粥样硬化，影响下肢血供；另一方面随着甲减患者周围神经病的发病率提高，引起神经和肌肉的损伤，从而增加了糖尿病足的发生率，是 2 型糖尿病主要的大血管并发症之一。另外，有报道称亚临床甲减可促进糖尿病肾病的发生和发展。其发病机制可能为：①亚临床甲减与自身免疫机制异常密切相关，多种抗甲状腺自身抗体及抗原可继发并加重肾脏疾病。②亚临床甲减可反射性引起交感神经兴奋，儿茶酚胺分泌增多，肾血流量及有效肾血浆流量下降。

三、西医诊治

甲状腺疾病合并糖尿病一旦明确诊断，原则上应同时治疗。原发病治疗参见甲亢及甲减治疗章节，糖尿病治疗应根据病情特点，密切观察其症状、体征，及时调整降糖药物的剂量，避免产生低血糖。

（一）一般措施

注意饮食营养，两病均系消耗性疾病，适当补充优质高蛋白、维生素，适时增加总热量，病情稳定后则应适当控制饮食；运动要适量，可以选择散步、慢跑或打太极拳、八段锦等。甲亢应禁碘；甲减应低盐饮食，以防止水钠潴留，增加心脏负担。

（二）药物治疗

1. 降糖药 原则上对于并发的轻型糖尿病患者，予口服降糖药如瑞格列奈，3～6mg/d。
2. 胰岛素 较重病例须改用胰岛素如诺和灵，18～46U/d。胰岛素的用量应比单纯糖尿病患者稍大些。有些人认为，治疗早期对部分患者采用降糖药物对血糖较难控制，仅能选择大剂量胰岛素治疗，待控制甲亢症状后再选择降糖药对病情进行控制。

四、中医论治

祖国医学认为甲亢多属于"瘿病"、"瘿瘤"等范畴，主要由水土失宜、情志内伤等因素致气滞、痰凝、血瘀等壅结于颈前而发病，甲亢可归属于瘿病中"气瘿"（或"瘿气"）的范畴，以《医学入门》为代表，有"心悸、失眠、多汗、舌质红"、"消谷善饥"、"大便溏泄，消瘦疲乏"等类似甲亢症状的零星记载。甲亢的病机主要是气阴不足，兼有痰火瘀结，本虚标实以虚为主，临床上甲亢以阴虚阳亢或气阴两虚多见。甲减，中医多属"虚劳"范畴，病机为脾肾阳虚，可有"水湿"、"痰浊"、"瘀血"等病理改变。糖尿病属于"消渴"范畴，病机主要为消渴日久、耗气伤阴、阴虚燥热致气阴两虚及肝肾不足，而痰、瘀等因素也始终贯穿于其中。

瘿病与消渴两者在病因、病机及中医辨证论治中都有"情志不遂"、"阴虚火旺"、"痰瘀互结"等因素，有一定相关性，均可表现出消渴的症状，故临床上两者病情相互影响，甲亢与糖尿病并见较多，中医可诊断为"瘿病合并消渴"。甲减与糖尿病并见，中医可诊断为"虚劳合并消渴"。

瘿病合并消渴的辨证分型大致可分有两类：①肝郁化火型、阴虚化火型、肝肾阴虚型等；治疗可根据辨证分型分别予疏肝泻火、清热安神，滋阴降火、疏肝明目等处理；②热盛伤津、阴虚火旺和气阴两虚 3 型，以阴虚火旺或气阴两虚等虚候为主，遣方用药以滋阴、降火、益气等为主。虚劳合并消渴的辨证分型大致可分为脾肾阳虚型、气血两虚型等；治疗可根据辨证分型予以温补脾肾及气血，利水消肿等处理。

第六节 甲状腺疾病与消化系统疾病

一、概述

甲状腺与胃肠道之间存在多种关联，脊椎动物甲状腺来自原始前肠。成人甲状腺生理功能依赖于甲状腺素的肝内储存、代谢及释放，以及肠道对碘化物及甲状腺激素的吸收。甲状腺激素具有促进代谢的作用，能够影响胃肠蠕动。甲状腺功能亢进患者由于胃肠蠕动增强导致排空增快，食物在小肠内转化时间缩短，因此患者常有食欲亢进、大便次数增多或腹泻甚至较顽固性腹泻并含有不消化食物等临床症状。部分甲亢患者中还可检出针对胃壁细胞的抗体，导致胃酸缺乏，影响食欲，因此不典型的甲亢消化道系统症状患者容易被误诊、误治。此外，甲状腺激素过多对肝有直接毒性作用，加上高代谢综合征致使耗氧量增加，肝缺氧和营养供应缺乏，氨基转移酶、血丙氨酸氨基转移酶（GPT）、胆红素指标出现异常，肝糖原缺乏，肝细胞缺氧而变性坏死，表现为肝功能减退、肝大、黄疸，甚至出现肝硬化，易误诊为肝疾病如病毒性肝炎，1874 年 Habersen 首先报道甲亢患者伴有肝损害，它的发生率及严重度不一致，其中肝功能异常者占 45%～90%。肝是人类最主要的外周器官，对甲状腺激素进行储存和代谢，T_4 在达到高峰，逐渐下降后，最终 30% 的甲状腺外 T_4 仍在肝，此已为肝活检所证实。胆道分泌 T_4 与血清甲状腺激素浓度有关，血清 T_4 增加，能使灌注的肝内胆道分泌 T_4 增加。甲状腺功能减退患者胃肠蠕动减慢，胃肠排空迟缓，常出现食欲缺乏、胀气和便秘等症状。

二、发病机制

（一）甲亢与消化系统疾病

甲亢患者甲状腺激素增高和儿茶酚胺协同作用直接刺激胃肠道，使胃肠道蠕动增强，营养物质吸收减少而导致腹泻。研究发现甲亢性腹泻患者的血液中胃泌素明显升高。胃泌素是调节胃肠运动的主要激素，它能刺激胃肠平滑肌收缩，促进胃肠蠕动，还可明显抑制小肠对水和电解质的吸收。因此，甲亢患者易发生胃肠功能紊乱、大便次数增多。

中、重度甲亢患者常出现肝功能异常，可有低蛋白血症、血清转氨酶和碱性磷酸酶升高，严重者可导致肝脾大及黄疸，肝糖原消耗，患者可有中心小叶脂肪浸润，斑片样门脉周围纤维化，淋巴细胞浸润，胆管增生。显微镜下可见到增大的线粒体和肥大平滑的内质网。肝活检发现肝细胞质空泡、苍白、核不规则及色素过多。甲亢性肝功能损害最常见的异常指标是碱性磷酸酶增高，甲亢性肝功能损害与甲亢病程和甲状腺激素水平有关，甲亢病情越重、病程越长的患者易合并肝功能损害。甲亢引起肝功能损害的原因可能如下所述。

（1）甲状腺激素的直接毒性作用，因其20%在肝内降解，长期过多的甲状腺激素在肝内转化、代谢增加了肝负担，引起肝损害。

（2）过多的甲状腺激素可促进肝糖原分解、脂肪氧化分解和蛋白质代谢，引起负氮平衡及维生素缺乏，减弱了肝自身的保护机制，导致肝损害。

（3）甲亢引起的高代谢导致肝相对缺血缺氧和营养不良，引起自由基对肝细胞的损害。

（4）甲亢可以影响肝内酶的活性，导致肝内库普弗细胞增生，肝内还原性谷胱甘肽耗竭，从而导致肝损害。

（5）当肝功能受损时，肝合成甲球蛋白减少，导致 FT_3、FT_4 增加，从而加重肝损害。

此外，国内外研究报道抗甲状腺药物可引起肝损害，最常发生于初次用药后3个月内，多表现为恶心、呕吐、血清氨基转移酶及胆红素水平的升高；丙硫氧嘧啶引起肝损害的发生率为16.3%~27.7%，他巴唑（甲巯咪唑）引发肝损率约3.7%，其具体机制尚不明确，目前认为主要与机体的异质性反应有关，免疫介导的肝细胞损伤或变态反应可能也发挥重要作用。另外，治疗甲亢的中药也可引起肝功能损害，如黄药子，其代谢产物在肝内达到一定浓度时干扰细胞代谢，对肝细胞产生直接毒性作用。久服之常引起恶心、呕吐、厌油等症状，并常引起中毒性肝炎，出现肝大、黄疸，甚至肝昏迷。

（二）甲减与消化系统疾病

甲减致甲状腺激素分泌不足，使各系统对葡萄糖、氧的代谢降低，导致肌肉松弛无力，神经反射迟钝，影响胃肠道的运动功能，产生便秘和腹胀。严重病例可引起麻痹性肠梗阻，剧烈呕吐，甚至死亡。一般有食欲减退，中度的体重增加。胆囊造影可发现胆囊膨大及收缩缓慢，偶可见腹水合并有胸腔及心包腔的积液，内富含蛋白和黏蛋白。唾液和胃液分泌减少，原发性甲减患者约1/3有胃酸减少，是黏液水肿的一个特点，可能与血循环中存在有抗胃壁细胞抗体有关。组织病理学检查可发现胃和肠黏膜的萎缩及肠壁的黏液水肿性浸润，特征性地累及十二指肠和结肠。

三、西医诊治

甲状腺疾病引发的消化系统疾病，首先要积极治疗原发病，应详细地询问患者病史，认真细致做全面的体格检查及实验室、其他辅助检查以及时地作出准确的诊断，临床上应做好并且要加强对甲亢不典型症状的认识和重视，以使不典型的甲亢患者能早发现、早诊断，从而得到早期有效的治疗。原发病治疗参见甲亢及甲减治疗章节，其次应对症处理消化道症状。

（一）一般措施

注意休息，适当活动；酌情注意营养补充，如优质蛋白、维生素等；腹泻严重者注意饮食需清淡易消化，便秘腹胀者忌食易产气食物如薯类、豆类等，可多食新鲜果蔬，多饮水。

（二）对症治疗

1. 腹泻治疗　轻度大便次数增多无需对症处理，若腹泻较严重，可选用盐酸洛哌丁胺胶囊、诺氟沙星胶囊等予止泻，及时静脉补充营养以维持机体水、电解质平衡。

2. 护胃治疗　胃酸低者可给予胃蛋白酶合剂等；伴高胃泌素血症者可应用氢氧化铝凝胶；伴恶心、呕吐时可用促胃动力药如多潘立酮片、全胃肠动力药如西沙必利，呕吐严重者可予止吐剂如甲氧氯普胺，必要时静脉补充营养以维持机体水、电解质平衡；合并消化性溃疡者可应用制酸剂。

3. 护肝治疗　可使用还原型谷胱甘肽、甘草酸制剂、中草药提取的黄芪多糖、香菇多糖及重组白细胞介素-2 等；以淤胆为主的肝损害经上述治疗效果欠佳的患者，可以配合使用适量糖皮质激素短期治疗，但需密切观察其不良反应，如诱发感染、炎症扩散、库欣综合征、血糖升高、粒细胞减少、消化道溃疡等。

（1）甲亢伴肝功能损害者为数不少。若血 ALT 不超过 80U（以 40U 为正常值），不妨用抗甲亢药物（如丙硫氧嘧啶、甲巯咪唑等），即使不用护肝药物，单用抗甲亢药后血 ALT 可以降至正常范围。

（2）合并活动性肝炎者宜卧床休息一段时期，以减少能量消耗，减轻肝脏负担，保障肝血流供应有利肝细胞的再生修复。

（3）急性期肝炎食欲不振时，宜以清淡食物为主，不宜高糖及高脂饮食，防止诱发糖尿病及脂肪肝，应避免饮酒，慎用止痛剂和镇痛剂。

（4）合并原发性胆汁性肝硬化者，主要是对症及支持治疗，饮食以低脂肪、高热量、高蛋白为主；有脂肪泻时可给予中链三酰甘油，针对腹泻和脂溶性维生素缺乏，可肌内注射维生素 A、维生素 D_3、维生素 K；瘙痒时可用消胆胺。

4. 神经反应迟钝治疗　主要的治疗方法为 L-T_4 替代治疗，其他如使用抗抑郁药物，还有一些非药物治疗方法如瑜伽、心理疗法等，这些治疗对改善抑郁情绪的有效性尚不确切。

四、中医论治

祖国医学中，甲亢多属于"瘿病"、"瘿瘤"等范畴，瘿病乃七情内伤所致，同时与水土失宜、体质因素和外邪侵袭等亦相关。甲亢合并肝损害多属于"黄疸"、"胁痛"等范畴。若长期情志刺激，致肝之疏泄功能失常则肝气郁结，肝郁气滞，气滞则痰凝，壅结颈前；或暴怒伤肝，气郁日久化火，肝火亢盛，灼津成痰，痰火壅结颈前；或素体阴亏，虚火妄动，煎熬津液成痰，凝结颈前亦可发为本病。甲亢合并腹泻多属于"瘿病"、"泄泻"范畴，多由脾胃素虚，加之情志影响，忧思恼怒，精神紧张，以致肝气郁结，横逆乘脾，运化失常，而成泄泻。甲减，中医学多属"虚劳"、"瘿病"等范畴，甲减者机体代谢减慢，阳气虚衰，肾阳寓于命门之中，为先天之真火，是人体热能的源泉；脾阳根于肾阳，肾阳虚衰不能温运脾土，脾阳亦衰而致腹胀、纳呆。中医认为"阳根于阴，阴根于阳"，阳衰日久必致阴虚，而致便秘。

瘿病合黄疸、胁痛的辨证分型大致可分为以下5型。

（1）肝胆湿热型，常见症状有胁肋胀痛，伴有脘闷纳呆，恶心呕吐，厌食油腻，口干口苦，腹胀尿少，或有黄疸，舌苔黄腻，脉弦滑。治以清热利湿、理气通络之法，方以龙胆泻肝汤加减。

（2）气阴两虚型，常见症状有胁痛，心悸，乏力，多汗，舌质红或淡，脉细弱。治以益气养阴通络之法，方以生脉散合二至丸加减。

（3）肝郁气滞型，常见症状有胁肋胀痛，走窜不定，甚则连及胸肩背，疼痛随情绪变化而增减，喜太息，脘腹胀满，舌苔薄白，脉弦。治以疏肝理气，方用柴胡疏肝散加减。

（4）痰瘀阻络型，常见症状有胁肋刺痛，痛处固定而拒按，疼痛持续不已，入夜尤甚，或胁下有积块，脘闷呕恶，面色晦暗，舌体胖，舌质紫暗，或舌边尖见有瘀点，舌苔腻，脉滑或结代。治以化痰活血通络，方以血府逐瘀汤合导痰汤加减。

（5）肝阴不足型，常见症状有胁肋隐痛，绵绵不已，遇劳加重，口干咽燥两目干涩，心中烦热，头晕目眩，舌红少苔，脉弦细数。治以养阴柔肝，佐以理气通络之法，方以一贯煎加减治疗等。瘿病合泄泻的辨证主要为肝郁脾虚型，治疗可予疏肝健脾，调理气机等。

第七节　甲状腺疾病与心理疾病

一、概述

甲状腺功能异常与抑郁障碍密切相关，甲状腺功能亢进或减退都会引起情感异常，其中以抑郁最为常见。随着医学的发展，目前已从单纯的生物医学模式向生物-心理-社会医学模式转变，人们对社会心理致病因素越来越重视。中医情志致病的理论在疾病的治疗及疾病的转归中起着不可或缺的重要作用。甲状腺疾病多由情志不畅、饮食失调、水土失宜等因素所致，其中情志不畅是甲状腺疾病发病的重要因素，情绪的好坏对本病的发生、发展及转归具有重要影响。中医情志因素与现代心理社会因素密切相关。甲状腺功能异常患者较正常人群更容易发生焦虑、抑郁症状，甲状腺疾病与精神疾患可能是相同生化异常的结果。有研究发现超过40%甲减患者发生抑郁症状。甲减患者同样存在不同程度的情绪障碍，以抑郁最常见，其发生率可高达65.3%。抑郁不论发生于甲减前或后，都与甲减密切相关。甲状腺激素分泌过多或过少时可直接影响脑组织本身，或激素的代谢物引起中毒，导致神经、精神症状出现。

二、发病机制

（一）甲亢与心理疾病

甲状腺功能与精神活动密切相关。甲亢患者中有 28%～40%发生抑郁，33%～61%发生焦虑。Farid 等发现甲亢伴发突眼症状严重患者的情绪障碍明显重于症状较轻者。目前，甲状腺功能异常导致焦虑、抑郁的发病机制至今尚不明确。甲状腺激素分泌过多或过少时可直接影响脑组织本身，或激素的代谢物引起中毒，导致神经、精神症状出现。

1. 神经生化改变假说　按照神经生化改变的假说推断，甲亢由于受到甲状腺激素的长期刺激，使去甲肾上腺素神经系统活化而导致去甲肾上腺素神经递质耗竭，从而引发双相情感障碍症状。

2. 甲状腺功能活动与中枢神经系统　甲状腺功能活动不同程度依靠中枢神经系统的控制，而甲状腺激素对调节中枢神经起着重要的作用。因此，精神疾病患者常常出现甲状腺功能异常的现象，当患者甲状腺功能出现异常时，往往容易并发多种精神症状或精神障碍。关于甲亢伴发精神障碍的原因有不同意见，具体如下。

（1）高桥三郎认为急性谵妄可能是由于激素直接引起中毒或由于代谢亢进，甲状腺产生的毒性物质引起，也可能是脑细胞代谢亢进导致缺氧和营养不良所致。

（2）Rukin 等提出动物甲状腺毒性对脑细胞膜渗透性增强，因而有毒物质容易渗入，可能引起脑代谢障碍。

（3）Burto 发现约占 50% 以上的病例有精神因素作用。引起大脑皮质功能紊乱，皮层下中枢发生病理兴奋，通过丘脑下部刺激垂体分泌过多促甲状腺激素，使甲状腺功能增强，大量的甲状腺激素进入血液，加强了中枢神经和交感神经的兴奋性和肾上腺素类激素作用，从而引起甲亢的各种临床症状并伴发精神障碍。

3. 甲亢与心理健康及冲动人格　有资料表明，甲亢不仅可能与患者心理健康状况有关，还可能与冲动性人格有关。

（二）甲减与心理疾病

已有大量的流行病学资料显示甲减者存在情绪障碍，主要表现为思维缓慢及抑郁，目前甲减与心理疾病的主要发病机制尚不明确，可能的发病机制如下。

（1）脑代谢障碍学说：由于甲状腺激素缺乏导致神经组织代谢缓慢，物质代谢紊乱，同时累及心脏，致使血循环不良，加重脑组织的代谢障碍。

（2）脑循环障碍学说：黏液水肿时脑水肿和脑内蓄积神经纤维蛋白或由于脑动脉硬化（血胆固醇增高）导致循环功能减退。

（3）甲状腺系统活性是维持正常行为和应激反应的一种重要成分，甲状腺功能减退与情感障碍关系密切。

（4）社会心理学因素的影响也不可忽视。

三、西医诊治

1. 甲状腺疾病伴精神障碍的治疗

（1）一般治疗：首先要避免诱发意识障碍的各种因素，如精神刺激、受寒、感染、手术等。根据情况嘱患者休息、给予支持治疗。

（2）甲状腺内科药物治疗：是治疗甲状腺疾病的主要方法，详细内容见甲状腺疾病的内科治疗。不仅能使躯体症状明显改善，对精神症状也有良好效果。有学者发现，有的患者的精神症状，对精神药物反应不好，但对抗甲状腺药物却反应良好。

（3）放射性核素治疗及手术治疗：需在精神症状得到控制后再予考虑。需要强调的是，抗甲状腺药物治疗后甲亢的复发率较高，而放射性核素治疗及手术治疗的治愈率高，特别是放射性核素治疗，疗效好，复发率低，无需手术，副作用小，很适用于这类患者。

（4）精神症状的治疗：对急性焦虑状态，可采用抗抑郁药物治疗，如劳拉西泮、阿普唑仑、氯硝西泮、普萘洛尔等。对抑郁状态，可采用抗抑郁药物治疗，如帕罗西汀、曲唑酮等。对躁狂及精神分裂样症状可采用抗精神病药物治疗，如利培酮、奋乃静、氯丙嗪、氟哌啶醇等。失眠时，可对症处理。有条件者最好请精神科医生会诊。

（5）心理治疗：应对所有患者做好耐心的解释、安慰工作，讲解有关疾病的知识，特别是关于精神症状的知识，让患者了解目前的精神表现只是一种症状，经过恰当的治疗，精神症状及甲亢的其他症状是可以明显减轻、消除的，以解除患者的顾虑、紧张等情绪。应给患者讲解有关疾病及治疗的注意事项。还应给患者鼓励、支持，使患者有信心并配合治疗。必要时，可进行个别心理治疗，这需要专业的心理治疗师来进行。

2. 甲状腺相关激素与抗抑郁治疗

（1）甲状腺相关激素水平异常与抑郁症：甲状腺相关激素包括 T_3、T_4、TSH 及 TRH。甲状腺相关激素水平与抑郁症的关系一直备受关注，已有证据表明甲状腺相关激素水平异常与抑郁症的发病机制相关，30%～50%的重度抑郁症患者存在下丘脑-垂体-肾上腺皮质轴（HPA 轴）的紊乱，其中甲状腺轴的异常主要表现为急性期基线 TSH 降低，T_4 增加；夜间 TSH 分泌高峰受损；TSH 对 TRH 反应减低；继发于糖皮质激素增加的 TSH 分泌减少。抗抑郁药可能通过调节 HPA 轴发挥作用。

（2）甲状腺相关激素作为增效剂治疗抑郁症：多项研究表明，正常低限甲状腺相关激素水平会影响临床抗抑郁疗效，甲状腺激素已作为增效剂用于抑郁症辅助治疗。

1）T_3 作为抗抑郁治疗增效剂：尽管甲状腺激素单药疗法不能应用于原发性抑郁症，但多个随机对照试验及 Meta 分析表明 T_3 能促进三环抗抑郁药的抗抑郁疗效。有研究表明，T_3 结合选择性五羟色胺抑制剂（SSRI）对 62.5%治疗无效的女性抑郁患者起增效作用，故临床推荐 T_3 可作为难治性情感障碍的辅助用药，且 T_3 是用于抗抑郁治疗的最广泛的甲状腺激素。

2）T_4 作为抗抑郁治疗增效剂：在部分非双盲研究及个案报道中，生理剂量的 L-T_4 对维持治疗无效的双相情感障碍有一定的作用。T_4 在以下两种情况可被用于抗抑郁治疗：①作为增效剂用于对常规抗抑郁治疗无效者；②作为情绪稳定剂用于快速循环性双相情感障碍者。L-T_4 的使用存在骨量流失风险，所以要常规监测骨密度，尤其是存在潜在骨量流失风险者，如绝经期妇女、老年人、吸烟及营养不良人群等。

（3）情绪稳定剂锂盐对甲状腺激素的影响：锂盐是复发性情感障碍的一线用药，也被广泛应用于难治性抑郁症患者。有研究报道使用锂盐治疗的人群中约 20%患者发生甲减，约 50%患者出现甲状腺肿大，相关的机制可能为锂盐阻断甲状腺释放甲状腺激素所致。故使用锂盐治疗前应使用 L-T_4，4～8 周监测 1 次甲状腺功能。锂盐导致的甲减更易发生在患甲状腺自身免疫性疾病的患者中，包括女性及老年人群。有研究认为甲状腺抗体阳性是锂盐导致甲减的危险因子，故近期的指南推荐评估甲状腺过氧化物酶抗体来预测接受锂盐治疗导致的甲减。锂盐也被报道与甲亢相关，有 1.7%～2.5%的发生率，锂盐相关性甲亢大多发生于长期使用锂盐后，与炎症及自身免疫反应相关。

四、中医论治

甲状腺疾病多由情志不畅、饮食失调、水土失宜等因素所致，其中情志不畅是甲状腺疾病发病的重要因素，情绪的好坏对本病的发生、发展及转归具有重要影响。

甲状腺疾病伴发精神障碍的辨证论治可参照中医内科学郁证的辨证分型来治疗。

（1）肝气郁结证，常见症状有精神抑郁，情绪不宁，善太息，少腹或胁肋胀痛，痛无定处，脘闷嗳气，腹胀呕吐，大便不调，女子月事不行。舌苔薄白或薄腻，脉弦。治以疏肝解郁，理气畅中。方以柴胡疏肝散加减。

（2）气郁化火证，常见症状有急躁易怒，胸胁胀满，口苦咽干，或头痛，目赤，耳鸣，或嘈杂吞酸，大便秘结。舌质红，苔黄，脉弦数。治以疏肝解郁，清肝泻火。方选丹栀逍遥散加减。

（3）痰气郁结证，常见症状有精神抑郁，胸部满闷，胁肋胀满，咽中不适，如有异物梗阻，咽之不下，咯之不出，但吞咽食物自如，喉中异物感常随情志变化而轻重。舌苔白腻，脉弦滑。治以行气开郁，化痰散结。方选半夏厚朴汤加减。

（4）心神失养证，常见症状有精神恍惚，心神不宁，多疑易惊，喜悲善哭，时时欠伸，或手舞足蹈，骂詈躁扰。舌质淡，苔薄白，脉弦细。治以甘润缓急，养心安神。方选甘麦大枣汤加减。

（5）心脾两虚证，常见症状有心悸胆怯，多思善疑，失眠健忘，面色无华，头晕神疲，食欲不振。舌质淡，苔薄白，脉细弱。治以健脾养心，补益气血，方选归脾汤加减。

（6）心肾阴虚证，常见症状有虚烦少寐，惊悸多梦，头晕耳鸣，健忘，腰膝酸软，五心烦热，盗汗，口咽干燥，男子遗精，女子月经不调。舌微红，少苔或无苔，脉细数。治以滋养心肾。方选天王补心丹加减。

参 考 文 献

蔡胜杰，刘喜明. 2014. 刘喜明治疗甲状腺相关性眼病心悟[J]. 辽宁中医杂志，41（8）：1598-1599.

陈锐雄，李文锐. 2007. 促甲状腺素及其受体与骨质疏松关系的研究[J]. 中国骨质疏松杂志，13（10）：746-749.

陈希，秦帅，代芳. 2011. 中药熏蒸治疗 Graves 眼病 90 例疗效观察[J]. 健康必读杂志，4（4）：317-318.

费翠霞，王军. 2012. 针刺治疗格雷眼病 1 例[J]. 中国医药导报，9（4）：106.

何长武，黄莺，屈伟，等. 2012. 甲亢患者碘治疗前心理健康水平与人格分析[J]. 实用医学杂志，28（1）：67-68.

江淼. 2012. 中西医结合治疗中度甲状腺相关性眼病 25 例[J]. 福建中医药，43（6）：17-18, 21.

姜海红，刁迎斌，赵宏，等. 2010. Graves 病患者甲状腺激素与骨密度及骨转换指标的相关性[J]. 中国骨质疏松杂志，16（7）：480-482.

姜艳，孔晶，邢小平. 2012. 继发性骨质疏松症治疗[J]. 药品评价，9（19）：41-46.

李晨曦，章秋. 2015. 常见垂体疾病与骨质疏松的研究进展[J]. 安徽医药，19（11）：2053-2056.

陆再英，钟南山. 2010. 内科学[M]. 7 版. 北京：人民卫生出版社.

罗斌玉，赵永桔. 2008. 甲状腺激素对心血管系统的影响[J]. 国际内分泌代谢杂志，28（4）：246-248.

闵晓俊，厉晶萍，华川，等. 2011. 陈如泉教授治疗甲亢合并肝损害经验述议[J]. 中西医结合肝病杂志，21（1）：43-44.

闵晓俊，厉晶萍，华川，等. 2011. 陈如泉诊治甲状腺相关性眼病经验[J]. 中医杂志，52（23）：1994 -2012.

欧文新，成子惠. 2006. 53 例甲状腺功能亢进症患者血清中钙磷镁水平与骨质疏松的关系[J]. 广东医学，27（7）：1068-1069.

沈艳军，毕会民. 2012. 亚临床甲状腺功能减退对 2 型糖尿病慢性并发症的影响[J]. 武汉大学学报（医学版），（3）：415-419.

沈渔顿. 2001. 精神病学[M]. 4 版. 北京：人民卫生出版社.

石开发，廖洪春，陆秀燕. 2009. 甲状腺功能亢进术后并发精神障碍患者的护理对策[J]. 现代医药卫生，25（13）：111.

孙艳红，韦企平. 2013. 韦企平教授治疗眼眶疾病临证经验[J]. 中国中医眼科杂志，23（2）：145-146.

王雷，朱明东. 2015. 中西医结合治疗甲亢病突眼和甲状腺肿的临床观察[J]. 临床心身疾病杂志，21（s1）：251.

王奇. 2005. 黄药子现代临床应用及毒副作用[J]. 中华现代医学与临床，2（4）：57-58.

王炜，陈一兵，秦伟，等. 2014. 甲状腺相关性眼病中西医结合诊疗体系的初步构建[J]. 新中医，46（7）：222-223.

王小玲. 2011. 健康教育对治疗前甲亢患者不良情绪影响调查[J]. 齐鲁护理杂志，17（21）：36-37.

王学祥. 2010. 甲亢合并糖尿病临床诊治分析[J]. 中国实用医药，5（7）：75-76.

王雪宁，周茜，周兰英. 2009. 应用健康教育路径对 ^{131}I 治疗甲亢患者临床护理效果的探讨[J]. 中国当代医药，16（20）：84.

王燕，周力，陈晓琴，等. 2011. 误诊为消化系统疾病的甲状腺功能亢进症 35 例[J]. 重庆医学，40（9）：934-935.

卫生部疾病控制司，中华医学会糖尿病学分会. 2010. 中国糖尿病防治指南（试行）[M]. 北京：北京大学医学出版社.

吴路楠，张亚飞，李旭. 2012. 甲状腺功能亢进症合并肝功能损害的发生及治疗[J]. 安徽医学，33（6）：778-780.

夏勇，舒适，李艺，等. 2010. 针药结合治疗甲亢性突眼症临床分析[J]. 上海中医药大学学报，24（3）：34-36.

谢传钞，吴镇阳. 2014. 耳背放血配合针刺治疗甲状腺相关性眼病临床观察[J]. 光明中医，29（9）：1942-1943.

薛耀明，曹瑛，谢翠华. 2011. 甲状腺疾病防治指导[M]. 北京：人民军医出版社.

于文畅，吴歌. 2011. 药物性骨质疏松症 48 例临床回顾性分析[J]. 中国临床研究，24（10）：943-944.

于忠，凌峰，王振东，等. 2009. 甲状腺功能亢进症致缓慢型心律失常 16 例临床分析[J]. 心脑血管病防治，9（1）：58-59.

袁晓，魏佳平，倪海祥，等. 2014. 2 型糖尿病中医证型与甲状腺功能的关系研究[J]. 中华中医药学刊，32（8）：1896-1898.

张宝贵，王瑞美，罗小萍. 2009. 胃肠道症状为突出表现的甲亢 8 例误诊分析[J]. 中国当代医药，16（20）：108.

张贵生，瞿玲玲，周坤，等. 2011. 充血性心力衰竭患者甲状腺激素及心功能改变的临床研究[J]. 中国医药，6（10）：1163-1164.

张玉玺. 2016. 甲亢合并糖尿病临床诊治分析[J]. 中国实用医药，11（24）：160-161.

朱洁，任建民，唐宽晓，等. 2003. 初诊 Graves 病患者抑郁状态的分布特点及危险因素的研究[J]. 中国行为医学科学，12（5）：527-529.

Abe E，Marians RC，Yu W，et al. 2003. TSH is a negative regulator of skeletal remodeling[J]. Cell，115（2）：151-162.

Aydemir S，BayraktarogluT，Demircan N，et a1. 2005. Effect of hyperthyroidism and propylthiouracil treatment on liver biochemical tests[J]. lnt J Clin Pract，59（11）：1304-1308.

Baldini M，Gallazzi M，Orsatti A，et al. 2002. Treatment of benign nodulargoiter with mildly suppressive doses of L-thyroxine：effects on bonemineral density and on nodule size[J]. J Intern Med，251（5）：407-414.

Bocchetta A，Cocco F，Velluzzi F，et al. 2007. Fifteen year followup of thyroidfunction in lithium patients[J]. J Endocrinol Invest，30（5）：363-366.

Chen H S，Wu T E，Jap T S，et al. 2007. Subclinical hypothyroidism is a risk factor for nephropathy and cardiovascular diseases in type 2 diabetic patients[J]. Diabet Med，24（12）：1336-1344.

Cheng C J，Lin S H，Lo Y F. et al. 2011. Identification and functional characterization of Kir2. 6 mutations associated with nonfamilial hypokalemic periodic paralysis[J]. J Biol Chem，286（31）：27425-27435.

Cheung C L，Lau K S，Ho A Y，et al. 2012. Genomewide association study identifies a susceptibility locus for thyrotoxic periodic paralysis at 17q24. 3[J]. Nat Genet，44（9）：1026-1029.

Demartini B，Masu A，Scarone S，et al. 2010. Prevalence of depression in patients affected by subclinical hypothyroidism[J]. Panminerva Med，52（4）：277-282.

Duyff R F，Bosch J V D，Laman D M，et al. 2000. Neuromuscular findings in thyroid dysfunction：a prospective clinical and electrodiagnostic study[J]. Journal of Neurology Neurosurgery and Psychiatry，68（6）：750-755.

Farabani H，Ghasemi A，Roghani M，et a1. 2010. The effect of maternal hypothyroidism on the carbohydrate metabolism and insulinsecretion of isolated islets in adult male offspring of rats[J]. Horm Metab Res，42（11）：792-797.

Gaber J R，Cobin R H，Gharib H，et al. 2012. Clinical practiceguidelines for hypothyroidism in adults：cosponsored by the American association of clinical endocrinologists and the American Thyroid Association[J]. EndocrPract，18（6）：988-1028.

Guimaraes J M，Desouzalopes C，Baima J，et al. 2009. Depression symptoms and hypothyroidism in a populationbased study of middleaged Brazilian women[J]. J Affect Disorders，117（1−2）：120-123.

Heuer H，Visser T J. 2009. Minireview：pathophysiological importance ofthyroid hormone transporters[J]. Endocrinology，150（3）：1078-1083.

Jadresic D P. 1990. Invited review psychiatric aspects of hyperthyroidism[J]. J Psychosom Res，34（6）：603-615.

Joffer T. 2011. Hormone treatment of depression[J]. Dialogues Clin Neurosci，13（1）：127-138.

Jongjaroenprasert W，Phusantisampan T，Mahasirimongkol S，et al. 2012. A genomewide association study identifies novel susceptibility genetic variation for thyrotoxic hypokalemic periodic paralysis[J]. J Hum Genet，57（5）：301-304.

Kashkouli M B，Jam S，SabzvariD，et al. 2011. Thyroid-associated ophthalmopahy in Iranian patients[J]. Acta Med Iran，49（9）：612-618.

Kim D J，Khang Y H，Koh J M，et al. 2006. Low normal TSH levels areassociated with low bone mineral density in healthy postmenopausal women[J]. Clin Endocfinol（Oxf），64（1）：86-90.

Lakatos P，Foldes J，Nagy Z，et al. 2000. Serum insulinlike growth factor-Ⅰ，insulinlike growth factor binding proteins，and bone mineralcontent in hyperthyroidism[J]. Thyroid，10（5）：417-423.

Lambadiari V，Mitrou P，Maratou E，et al. 2011. Thyroid hormones are positively associated with insulin resistance early in the development of type 2 diabetes[J]. Endocrine，39（1）：28-32.

Lee W Y，Oh K W，Rhee E J，et al. 2006. Relationship between subclinical thyroid dysfunction and femoral neck bone mineral density inwomen[J]. Arch Med Res，37（4）：511-516.

Maciel R M，Lindsey S C，Dias da Silva M R. 2011. Novel etiopathophysiological aspects of thyrotoxicperiodic paralysis[J]. Nat Rev Endocrinol，7（11）：657-667.

Marques-Deak A，Cizza G，Sternberg E. 2005. Brain-immune interactionsand disease susceptibility[J]. Mol Psychiatry，10（3）：239-250.

Mosher M C. 2011. Amiodaroneinduced hypothyroidism and other adcerse effects[J]. Dimens Crit Care Nurs，30（2）：87-93.

Mowla A，Kalantarhormozi M，Khazraee S. 2011. Clinical characteristics of patients with major depressive disorder with and without hypothyroidism：a comparative study[J]. J PsychiatrPract，17（1）：67-71.

Nasser E，Mikhail M S C. 2004. Methimazoleinduced cholestatic iaundice[J]. Southern Medical Journal，97（2）：235-238.

Ruiz J K，Rossi G V，Vallejos H A，et al. 2003. Fulminant hepatic failure associated with propyhhiouracil[J]. Ann Pharmacother，37（2）：224-228.

Ryan D P，Silva M R，Soong T W. et al. 2010. Mutations in potassium channel kir2. 6 cause susceptibility to thyrotoxic hypokalemic periodic paralysis[J]. Cell，140（1）：88-98.

Singer M A. 2001. Of mice and men and elephants：metabolic rate sets glomerular filtration rate[J]. American Journal of Kidney Diseases，37（1）：164-178.

Smith TJ，Padovani-Claudio DA，Lu Y，et al. 2011. Fibroblasts expressing the thyrotropin receptor overarch thyroid and orbit in Graves' disease[J]. J Clin Endocrinol Metab，96（12）：3827-3837.

Suwalska A，Lacka K，Lojko D，et al. 2005. Quality of life，depressive symptoms and anxiety in hyperthyroid patients[J]. Rocz Akad MedBialymst，50（Suppl 1）：61-63.

Thompson M P，Pinckard J K. 2011. A rare case of thyrotoxic periodic paralysis presenting to the medical examiner[J]. Am J Forensic Med Pathol，32（3）：232-235.

Tuchendler D，Bolanowski M. 2013. Assessment of bone etabolism in premenopausal females with hyperthyroidism and hypothyroidism[J]. Endokrynologia Polska，64（1）：40-44.

Visser W E，Friesema E C，Jansen J，et al. 2008. Thyroid homone transport in and out of cells[J]. Trends Endocrinol Metab，19（2）：50-56.

Yamazaki K，Yamada E，Kanaji Y，et al. 1996. Interleukin-6（IL-6）inhibits thyroid function in the presence of soluble IL-6 receptor in cultured human thyroidfollicles[J]. Endocrinology，137（11）：4857-4863.